Atlas of
Regional and Free Flaps for
Head and Neck Reconstruction

头颈部组织瓣
重建手术图谱

原著　[美]　Mark L.Urken, M.D.
　　　　　　Mack L.Cheney, M.D.
　　　　　　Michael J. Sullivan, M.D.
　　　　　　Hugh F.Biller, M.D.

主译　张维天　时海波　易红良
审校　殷善开

中国出版集团
世界图书出版公司
西安 北京 广州 上海

图书在版编目（CIP）数据

头颈部组织瓣重建手术图谱/（美）厄肯（Urken，M. L.）
著；张维天，时海波，易红良译.—西安：世界图书出版西安
有限公司，2011.9
书名原文：Atlas of Regional and Free Flaps for Head and
Neck Reconstruction
ISBN 978 – 7 – 5100 – 3924 – 9

Ⅰ.头… Ⅱ.①厄…②张…③时…④易… Ⅲ.①头
部—外科手术—图谱②颈—外科手术—图谱
Ⅳ.①R65 – 64
中国版本图书馆 CIP 数据核字（2011）第 178994 号

陕版出图字 25 – 2007 – 061

头颈部组织瓣重建手术图谱

原　　著	［美］Mark L. Urken　　Mack L. Cheney Michael J. Sullivan　　Hugh F. Biller
主　　译	张维天　　时海波　　易红良
责任编辑	马可为

出版发行	**世界图书出版西安有限公司**
地　　址	西安市北大街 85 号
邮　　编	710003
电　　话	029 – 87214941　　87233647（市场营销部） 　　　　87235105（总编室）
传　　真	029 – 87279675
经　　销	全国各地新华书店
印　　刷	陕西金和印务有限公司
开　　本	889 ×1194　　1/16
印　　张	20.75
字　　数	250 千字
版　　次	2011 年 9 月第 1 版
印　　次	2011 年 9 月第 1 次印刷
书　　号	ISBN 978 – 7 – 5100 – 3924 – 9
定　　价	218.00 元

译者名单

主　　译　张维天　时海波　易红良
审　　校　殷善开
学术秘书　邹建银
译　　者　（按姓氏笔画排序）

马士鋈	王　杰	王　慧	王林娥
王建波	刘业海	刘清明	关　建
阮清伟	孙晓强	苏开明	杨　敏
杨见明	肖根生	吴　剑	时海波
邱建鹤	何景春	余　新	邹建银
沈　伟	张建华	张维天	陈　钢
陈　斌	陈正侬	易红良	周　详
周卫东	练　状	孟丽丽	钟水军
姜　晓	顾美珍	顾能荣	倪凌达
郭小平	郭金宝	唐旭兰	陶宝鸿
黄加云	接惠群	董　钏	蒋志云
傅锡品	楼正才	鲍学礼	蔡志毅
潘军燕			

译者序 **P**reface

近年来,头颈外科手术技术,尤其是重建技术的进步,使得许多原本没有手术治疗机会的患者获得了根治性的病灶切除、满意的缺损修复、最大程度的容貌与功能保护以及生存质量的显著提高。

在过去的十余年中,译者所在的科室在头颈部重建方面也进行了初步探索,然而,总体诊治水平尚难令人满意,因此,我们通过各种方式努力获取相关技术。偶然的机会我们得到由 Mark L. Urken 等精心编纂的 *Atlas of Regional and Free Flaps for Head and Neck Reconstruction* 一书。该书的四位作者均为头颈部重建外科领域颇有造诣和建树的学者,他们多次在西奈山医学中心举办对于头颈部修复重建学科具有重要影响的学习班,随着学习班总课程的不断增加,注册学员人数逐年大幅度的上升,他们应参加学习班学员的强烈要求而出版该书。该书 1995年出版,那时局域瓣技术已趋成熟,而游离瓣技术方兴未艾。因此,尽管该书描述的绝大多数皮瓣技术仍然是当今头颈部重建的常用技术,但不可否认,其中部分技术,尤其是某些局域瓣技术已逐渐淡出主流,为后来迅猛发展的游离瓣技术所代替。但该书所具备的鲜明特色以及对于基本技术的详细讲解使之仍不愧为头颈部重建外科领域的经典之作,因此,我们将其翻译出来,供广大头颈外科医师参考。

该书具有以下三个显著特征:①利用新鲜标本清晰演示每一关键手术步骤,营造真切的手术实况感受;②以精练的语句表述每一步操作要点及解剖学特征,尤其注重细节;③全面收录多种头颈部局域性皮瓣、肌瓣、肌皮瓣,以及能够获取血管化皮肤、肌肉、骨质、神经等组织并转移至头颈部的游离组织瓣。该书对于新鲜尸体解剖细节的关注及其优美的解剖示意图使其成为了医学文献中永恒的精品,这也是该书与其他同类书籍最大的区别所在。如果读者能够掌握其精髓,并将其融汇到临床实践中,必将会使自己的临床工作如鱼得水,游刃有余。

由于时间所限以及我们对于头颈部重建外科理解深度的不足,难免在翻译中存在差错和不足,肯请广大同道海涵与指正!

殷善开 张维天 时海波 易红良

2011 年 6 月

序 言 **P**reface

 我很荣幸地受邀为这部头颈部重建手术图谱作序。头颈部重建手术定位于人体最敏感的区域,涉及许多与机体高级生理功能相关的特殊感觉器官,同时兼具较高的美学要求。基于情感因素与保留重要生理功能的双重考虑,临床上通常忌讳于此区域进行大创伤的手术。头颈部重建一直是我在头颈外科职业生涯中最感兴趣的领域,令我感到欣慰的是,我的同行们继续对头颈肿瘤术后重建怀有如此浓厚的兴趣及热情。

 对于头颈重建外科领域已经取得的巨大成就,没有单独的个人或者团体突显统治地位。锲而不舍的调查、探索,以及新技术的临床应用已经带来了众多疾病处理上的新理念。普外科、整形科以及耳鼻咽喉科医师均对该领域作出了卓越贡献。每个学科均贡献了其独特的经验及视角,并最终转化为治疗水平的提高及患者生存质量的改善。

 我们可能会惊奇于发现早在150年前即有斜方肌瓣的报道,而颞肌、胸锁乳突肌及咬肌瓣已经分别问世了96、86和83年。鉴于那个特定时代的外科技术水平所限,采用局部组织瓣进行重建的原则存在固有的局限性。但每一段时期的积累、拓展及发现均为实现头颈部广泛缺损创面的更精确修复之必需。至20世纪六七十年代,对合适的局部供区及局部血管解剖的更深入的理解,使得外科医生能够运用更多种类的局部组织进行一期、安全的修复。

 伴随着局部组织瓣应用经验的积累,游离微血管组织移植技术也几乎同时蓬勃发展起来。对于移植包括全身诸多供区的皮肤、肌肉、骨、黏膜和神经组织而言,它们是非常重要和精妙的技术。移植成功的秘诀在于更加注重血管解剖及更加精细的外科操作,以上两点在本书中均得到了完美的体现。四肢的特殊解剖结构已被成功应用于头颈部的重建,其他独特供区的可行性也正在探索之中。下颌骨缺损的修复重建可能是微血管外科对头颈外科领域产生重要影响的最明晰的例证。我至今还能清楚地记起使用非血管化骨重建面部骨性结构时所亲历的挫折。大约20年前,我开始使用靠局部组织瓣提供营养来移植血管化骨。然而,将这些局部复合瓣应用于肿瘤一期修复时还是经常有并发症发生,而且从未达到微血管骨瓣所获得的最大程度上的重建。我曾惊叹于种植牙技术在美学及功能方面的成就,它使得重建完全意义的牙齿成为可能。在修复重建方面的这种进步非但没有减少局域瓣的使用,反而丰富了头颈部的重建手段。

该书的可贵之处在于以清晰、准确的风格阐述了局部皮瓣、肌瓣、肌皮瓣，以及远隔部位能够获取并移植至头颈部的血管化皮肤、肌肉、骨及神经等组织的应用。该书不仅向初学者介绍了这些新进展，同时为经验丰富的头颈重建外科医生提供了翔实的极有价值的信息。该书对于新鲜尸体解剖细节的关注及其优美的解剖示意图，使其成为医学文献中适时而永恒的精品。

目前对于复杂头颈部缺损的处理有很多选择。因此，读者首先要理解该书的精髓，并充分利用其实用性以增强我们对于这一临床棘手问题的处置能力。我们必须能够预见所有外科领域都在不断地变化与发展，头颈外科领域当然也在其中。所有参与头颈部肿瘤诊治的外科医生均需要进行深入的自省及自我挑战，换位体验一下头颈部肿瘤切除术后患者的困境及其给患者所带来的挫折。这种自省及自我挑战是创新的基础，同时能够防止我们满足于已有的成功。而自满与拒绝接受新观念将会使我们抱残守缺、创新乏力。未来的发展要依靠我们突破目前认识上的局限并为最完美的重建结局而付出的努力。

John J. Conley, M.D.

前 言

Foreword

头颈部重建最具魅力且最具有挑战性的特征是该区域解剖及功能的复杂性。该部位修复重建所需的组织类型远比机体任何其他部位广泛。因此，由于对常规的局部皮瓣和肌皮瓣重建效果不满意带来的对于高水平重建渴求的与日俱增也变得不足为奇。获取更加细薄、易于折叠、含有血管化骨组织以及具有运动和感觉潜能的组织瓣的能力，推动了游离组织瓣时代的到来。然而，游离组织瓣的应用并不意味着要放弃常规技术。局域性供区可为许多类型的重建提供理想的极具价值的组织来源。对于特定患者和特定的缺损，在决定最佳的重建方案之前，需要考虑众多不同的因素。"越简单越好"这一原则也同样适用于供区选择。然而，出于简便易行的考虑而选用局部组织瓣时，一个基本的原则是其最终疗效应当与使用远处游离组织进行修复所能得到的效果相当。

当前的头颈部重建需要对局部及游离组织瓣有较为全面的认识。本书涵盖了对一系列组织供区及20世纪60年代至90年代初期皮瓣获取创新性技术的介绍。具有多样性重建选择的头颈外科手术技术已完全演变为极具创造性的探索。无论缺损或者曾经仅用于某一特定病例的修复技术有多复杂，对于不同供区的精通与熟练掌握会给予外科医生充分的自信，使其实际上可以为每一个重建难题找到解决方案。

此外，我们越来越意识到一个供区在大部分的复杂缺损中都是不敷使用的。我们通常使用多种游离组织瓣或联合运用游离组织瓣与局部组织瓣以得到令人满意的最终重建效果。再次强调，熟练掌握多种组织瓣可使外科医生能够根据需要采取联合应用。

在过去的几年里，我和我的同事在西奈山医学中心每年举办修复学习班，该书在很大程度上是应参加学习班的学员的要求而诞生的。该学习班从多个方面反映了头颈部重建外科技术的发展：总课程不断增加反映了可供运用的重建选项的扩充，注册学员的不断增长反映了人们对该学科的兴趣与热情日益高涨。我们意识到迄今为止，就当前头颈部重建中最常使用的局部及游离组织瓣的解剖以及获取技术而言，还没有一本书能够为头颈外科医生提供详尽描述。我们以新鲜尸体解剖为媒介，逐步详解最接近真实的手术步骤，从而使住院医师和主治医师透彻地理解每一个供区。鉴于注重细节对于手术的成功至关重要,本书的描述会尽可能地反映细节。

对于解剖的透彻理解是所有手术成功的基石,重建外科也不例外。对于供区复杂细节的理解,外科医生能够创造性地塑造组织瓣,使其满足患者及特定的缺损的需求。本书每一个章节均讲述了供区正常的解剖及解剖变异、每个组织瓣最重要的设计及最主要的用途。在掌握了解剖及外科技巧后,医生的想象力是解决特定问题的唯一限制。

第23、24章详细描述了前臂内侧皮神经和腓肠神经的解剖及获取技术。功能重建是头颈部重建中的重点,感觉与运动神经的再支配是功能重建的主要内容,头颈外科医师会发现精通这两个供区将使自己受益匪浅。

本书内容涵盖了每一个供区的解剖、组织瓣设计及应用、解剖变异、术前和术后护理、潜在的风险以及组织瓣获取技术,可供头颈外科住院医师及执业医师使用。然而,这并不意味着阅读该书就能够替代在将该技术应用于临床实践之前在显微外科实验室和尸体解剖实验室进行的艰苦学习过程。

如同头颈部肿瘤的治疗水平在不断演进一样,此类患者的重建与修复技术也在不断进步当中。毫无疑问,新的供区将被开发和运用,并进一步扩展可获取的组织范围。当然,不断产生的新技术甚至会完全改变该学科。外科医生必须以开放的心态去接纳这些革新。善于接受会催生改变,并能给我们的患者带来新的希望。

Part 1　局部组织瓣
Regional Flaps

目录 Contents

1

Part 2 游离组织瓣
Free Flaps

内脏器官组织瓣

移植的技术考量

Part 3　神经移植供区
Nerve Graft Donor Sites

目录 Contents

郑重声明

本书中提供了药物的确切适应证、不良反应和用法用量，但这些可能会发生改变。希望读者可审查书中提及的药物制造商所提供的包装信息资料。作者、编辑、出版者或经销商不对书中的错误或疏漏以及应用其中信息产生的任何后果负责，关于出版物的内容不作任何明确或暗示的保证。作者、编辑、出版者和经销商不就由本出版物所造成的人身或财产损害承担任何责任。

**Regional Flaps
局部组织瓣**

Muscle and Musculocutaneous Flaps

肌瓣和肌皮瓣

第1章

胸大肌

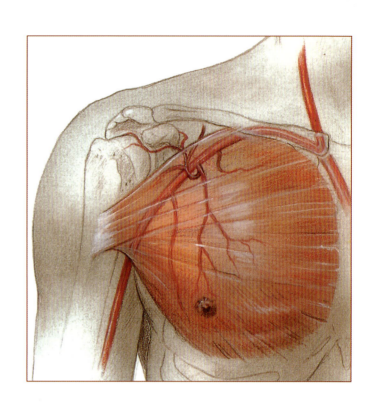

Mark L. Urken, M.D.
Hugh F. Biller, M.D.

自从 1947 年 Pickerel 等[42]报道使用胸大肌作为翻转瓣以来，胸大肌已被用来修复各种胸壁的缺损。Sisson 等[52]使用以近中线区域为蒂的胸大肌瓣，对喉癌全喉切除术后造瘘口复发癌病例行纵隔清扫后的大血管保护及死腔清除。1977 年 Brown 等[13]介绍了使用双侧岛状胸大肌组织瓣修复上胸部中线处及下颈部的缺损。肌肉的起止点被切断后完全游离，仅保留神经血管蒂。应用皮片覆盖双侧肌肉转移后的创面。1968 年 Hueston 和 McConchie[26]报道了 1 例采用胸大肌作为其表面皮肤的载体修复胸骨上部缺损的病例。作者设计的皮瓣以肩部为蒂且很宽，这限制了皮瓣旋转的弧度。另外，他们采取分期手术以确保皮肤的血供。

直到 20 世纪 70 年代后期，Ariyan、Cuono[2]和 Ariyan[1]认识到以胸大肌为蒂的肌皮瓣在修复大量头颈部缺损中的巨大潜力。这一发现意义极其重大，因为，该技术使得通过一期手术转移大量具有良好血供的皮肤，来修复几乎所有因手术或创伤所致的上消化呼吸道、面部及颅底的缺损成为可能。此外，因其血供稳定，故而可通过把中间部位的皮肤去上皮而创造两个皮岛，这样，内层和外层组织均可伴随各自的组织瓣移植来修复复杂的多组织缺损。

这种新的重建技术对于头颈外科手术的重大意义几乎立刻得到了业界认同。它迅速取代了许多已经存在的重建技术。来自众多不同医疗中心的大量病例报告证实了这种组织瓣具有高度可靠性，适用范围广泛，且容易获取。迄今为止，尽管已报道了多种针对其不足之处而进行的技术改良,但胸大肌组织瓣仍然是头颈外科最重要的重建技术[11,48]。

　　胸大肌是一块扇形的肌肉,它覆盖了大部分胸前壁,不同程度地覆盖着其下方的胸小肌、锁骨下肌、前锯肌和肋间肌。胸大肌的起点可分为两或三部分。头侧部起自锁骨的内侧 1/3,中间部或称为胸肋部范围广阔,起自胸骨及第 1~6 肋软骨部。第三部分起自腹外斜肌腱膜,大小不一,肌纤维聚集形成肌腱穿过三角肌深面止于肱骨大结节嵴[12]。胸大肌在向肱骨走行时逐渐变窄而形成腋窝前皱襞(图 1-1)。三角肌内侧部的肌纤维几乎无法和胸大肌分离。两块肌肉之间的间隙称为三角肌胸大肌间沟,其间有头静脉经过,系一个恒定的解剖标志。

　　胸大肌被一层深筋膜包裹,该筋膜与锁胸筋膜是分离的。锁胸筋膜包绕胸小肌后向锁骨方向延伸,包裹锁骨下肌后向头侧附着于锁骨下方。供应胸大肌的血管和神经均走行于胸大肌深面的锁胸筋膜内(图 1-12)。

　　胸大肌的作用是使手臂内收、内旋。只有在手臂内旋遇到阻力时该肌肉才发挥作用。上部肌纤维可协助手臂屈曲至水平高度,下部肌纤维协助手臂伸展。胸大肌收缩时能使手臂向体侧内收[13],但超过界点进一步内收时,则胸大肌将无任何作用。

　　虽然还没有一个大样本的关于胸大肌肌皮瓣转移的研究,就胸大肌力量的缺失对手臂功能的真正影响进行深入探讨,但胸大肌力量的丧失似乎很容易为患者所耐受。

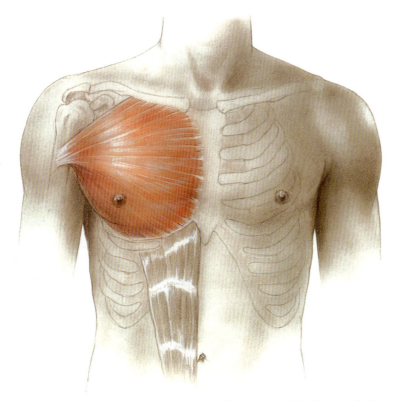

图 1-1　胸大肌有 3 个不同的起点:锁骨部、胸骨-胸骨柄部及腹外斜肌部。锁骨部肌肉在功能及神经血管供应方面明显不同于肌肉的中部和下部。中部的肌肉起源于胸骨、胸骨柄及第 1~6 肋软骨部。胸大肌使手臂内收、内旋。应注意胸大肌头部与腹直肌尾部之间的解剖关系。

胸大肌功能丧失和根治性颈清扫术并存时的发病情况也未被系统研究过。胸大肌大部分内收功能被强有力的背阔肌代偿,后者是腋后襞的组成部分。

◆ **组织瓣的设计与应用**

与目前广泛使用的另外三种主要皮瓣 (胸三角皮瓣、颈背部皮瓣及额部皮瓣)相比,胸大肌肌皮瓣具有以下几个方面的主要优势:

1. 血供丰富。

2. 皮区面积大。

3. 转移组织瓣可一期完成。

4. 旋转弧度大。

5. 移植组织体积较大。

6. 供区可一期闭合。

7. 唾液腺瘘或颈部皮肤坏死时其富含血供的组织可用于颈动脉的覆盖。

8. 仰卧位即可方便地获取组织瓣。

9. 具备同时移植两面皮肤作为内衬、外衬使用的能力。

胸大肌表面皮肤的总面积通常超过了 $400cm^2$,不过很少有缺损需要使用全部皮肤进行修复。随着胸大肌肌皮瓣的广泛使用,人们开始认识到了它的一些局限性,并针对这些局限性提出了改良的方法,这将在下文讨论。

● **改善旋转弧度的方法**

在使用胸大肌组织瓣的早期, 学者就认识到胸大肌尾部的皮岛不仅血供丰富,且可以提供更大的旋转弧度[4]。Ariyan[1]最早报道利用胸大肌组织瓣时,切取了从上方的锁骨一直延伸到胸大肌尾部的很长一段的皮肤。皮肤覆盖于胸肩峰动脉胸肌支之上,多余的皮肤常常需要二次修剪。将皮岛置于肌肉下部的另一优点是可以保留胸三角皮瓣以备同期或以后使用[55]。Magee 等[32]将皮岛设计于胸大肌下部,部分延伸到腹直肌。这样不仅能减轻对女性患者乳房形态的破坏,而且如前所述,还可使皮瓣的旋转弧度增大,有利于修复更靠近头侧的缺损。Magee 等描述了腹直肌鞘膜表面的血管束,建议在获取组织瓣时要带有该筋膜,以保证其表面的皮岛能够获得充足的血供。尽管多数学者普遍认同可获取一部分"随机皮肤",但他们也同样认为这样做可能并不可靠。至于 Magee 等提出的可以获取完全位于胸大肌远端以外的部分皮肤,其依据并不充分。一般观点认为,皮岛的大部分必须覆盖在胸大肌表面以捕获足够数量的肌皮穿支滋养(图 1-2)。有关皮肤的血供将在后文详述。

其他能用来增加旋转弧度的方法与转移肌肉的方法相关。在大多数情况下,肌肉越过锁骨上方于颈部皮下隧道中穿过,这有助于覆盖颈动脉和填充根治性颈清扫术后组织缺损。若未行根治性颈清扫术,肌肉的体积过大就可能成为一个问题,需要在其表面植皮以覆盖之。Ariyan[1]早期的做法是将肌肉完全外置,待新生血管形成后再切除。Fabian[21-22]及后来的 Lee 和 Lore[31]建议切掉一部分锁骨以使组织瓣增加大约 3cm 的长度。作为进一步的改良,Wilson 等[62]将肌肉蒂部通过锁骨深面的骨膜下隧道转移,同时,作者提醒这种方法有压迫组织瓣血管蒂的风险。De Azevedo[19]也报道了类似的通过锁骨下隧道转移肌肉的改良方法。此外,他还报道了仅仅获取位于远端皮岛下的肌肉

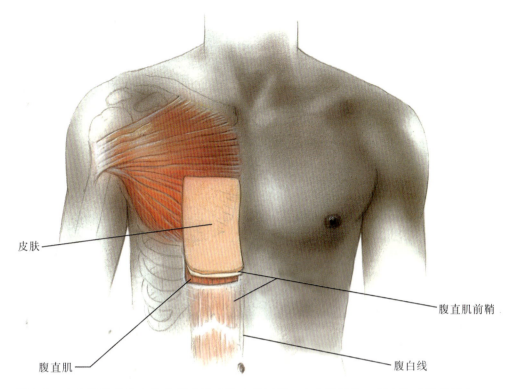

图 1–2　皮岛设计于胸大肌尾部及腹直肌头部区域。皮肤深面的一部分腹直肌前鞘也包含在组织瓣中以加强该部分皮肤的血供。覆盖在胸大肌之上的皮瓣面积要足够大,以确保有足够的肌皮穿支血管滋养皮瓣。

而保留胸大肌锁骨部的方法。这种技术可保留供应近端肌肉的神经血管,报道称其可以改善上臂的功能。尤为可贵的是, 他发现接受此种修复技术的患者可以对抗阻力向前、向下移动手臂。

- **组织瓣体积过大的处理方法**

对于多数罹患头颈部恶性肿瘤的患者无须担心移植物的体积过大, 然而, 对于某些患者,尤其是在需要采用皮管来重建咽食管或者向口腔内转移过多的组织会影响舌的正常功能的情况下,移植物体积过大可能会带来麻烦[22]。为了减少皮肤、皮下组织的体积,Sharzer 等[47]描述了一种获取垂直方向"胸骨旁"皮岛的技术,该皮岛越过胸骨,包含了对侧乳内动脉穿支处的皮肤。虽然皮岛大部分仍然附着在肌肉上,但是,来自胸骨上的皮肤明显减少了组织瓣的体积(图 1–3)。

解决移植物体积过大的另一种方法是彻底切除皮岛。Murakami 等[39]描述了一种需二期手术的方法,先将裂层皮片贴在肌肉上,过 3~4 周待皮片成活后再移植肌皮复合瓣(图 1–4)。他们使用这种较薄的肌皮瓣为 4 例女性患者成功重建了下咽,否则,较厚的组织瓣会影响重建效果。这一理念得到了 Robertson 和 Robinson[46]的进一步拓展,他们报道了将裂层皮片缝在胸大肌上一期重建咽食管。

小面积的黏膜缺损只需要小块皮肤进行修复,缩小皮岛的尺寸可造成肌皮穿支的数量不足, 因而会增加皮肤血供不足的风险。为了避免使用比实际需要大的皮岛,

图中标注：
- 皮肤
- 腹直肌
- 腹直肌前鞘
- 腹白线

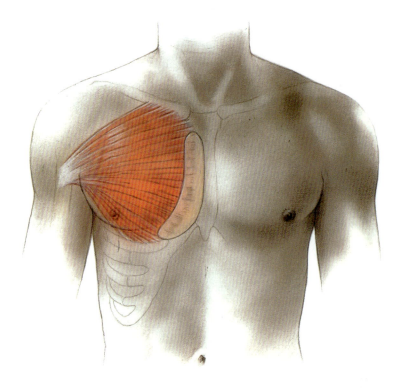

图1-3 可以把胸骨旁皮瓣设计成横过胸骨并到达其对侧。皮肤覆盖在胸骨上能显著减少该皮瓣的体积。

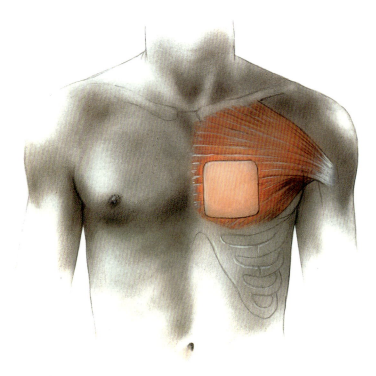

图1-4 手术可分两期进行,先将皮肤移植在肌肉表面,2周后待皮肤在肌肉上成活再移植这块复合组织瓣。

Johnson 和 Langdon[28]报道了仅用胸大肌为 7 例口腔缺损的患者实施重建,结果发现肌肉很快再上皮化并取得了令人满意的长期疗效。

- **用双面上皮化的肌皮瓣修复复合缺损的方法**

修复涉及黏膜及其被覆皮肤同时缺失的复合性缺损富有挑战性。胸大肌皮瓣技术发展早期,人们认为因为皮肤血供丰富,可以通过去除细胞间桥的方法获取两块可移植的皮肤[11]。这种设想的成功实施需有额外的条件,即皮瓣要有足够的长度来对折。这样处理会增加其自身的体积、厚度,因而有利也有弊,主要取决于缺损部位的具体状况。Weaver 等[60]介绍了一种具有两片相对皮岛的"双子座"组织瓣,它由两片相邻的独立皮岛构成。作者把两瓣之间的皮肤连同下面的肌肉切开使两个皮岛更彻底的分离。Tobin 等[58]进一步发展了该技术,他们在同一块胸大肌上设计了两块独立的肌皮瓣,一片由胸外侧动脉供血,另一片则由胸肩峰动脉胸肌支供血(图 1-5)。

在考虑保留同侧胸三角皮瓣的情况下,可由同侧胸部移植皮瓣和肌皮瓣,完成内衬和外衬的重建[33]。胸三角皮瓣虽然增加了血供,但其供区也同时需要另外取皮片覆盖。Bunkis 等[14]曾报道同时应用上述两种组织瓣修复颊部全层缺损,可保留胸三角皮瓣但不进行一期移植,二期手术时在胸三角皮瓣的上方和下方各做一个平行切口,再

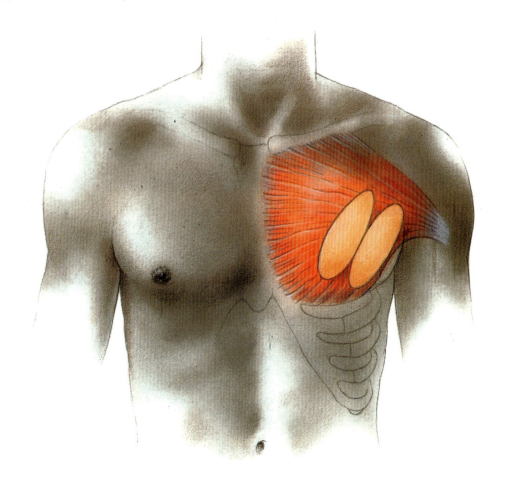

图 1-5   获取两片独立的肌皮瓣单位的技术,一片由胸肩峰动脉胸肌支供血,另一片则由胸外侧动脉供血。

抬起切口之间的皮肤做成隧道以移植胸大肌瓣[18]。无论是一期移植还是二期移植胸三角皮瓣，都需要在获取胸大肌肌皮瓣时保留乳内动脉穿支。

Dennis 和 Kashima[20]发明了"双面"瓣用于同时需要内衬和外衬的缺损的修复。作者报道采用两期手术，先将皮片置于胸大肌深面使其愈合，1~2 周后可收获肌肉呈"三明治"状夹在皮岛和移植皮片之间的肌皮瓣（图 1-6）。

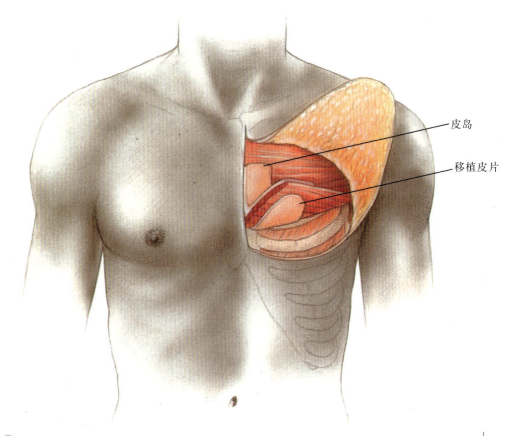

皮岛

移植皮片

图 1-6　移植双面瓣需分两期进行，先将裂层皮片植于肌肉深面，2 周后，获取的肌皮瓣的一面有皮岛，另一面由移植的裂层皮片覆盖。

● **获取含有血管化骨的肌皮瓣方法**

将血管化的骨融入胸大肌肌皮瓣的技术扩大了其在修复头颈部复合缺损时的应用范围。20 世纪 70 年代早期的实验性工作证明了在污染及放疗区域移植血管化骨的优点[36,41]。Cuono 和 Ariyan[17]首先报道了应用胸大肌骨肌皮瓣修复口腔下颌缺损。他们用荧光显微镜证实了移植的第 5 肋成活（图 1-7）。不同颜色的脉冲标记物显示有新的骨质沉积从而证明有活跃的新陈代谢。然而，其他学者研究发现移植物血供欠佳，失败率分别为 21%[30]、28%[9]、75%[11]。截取肋骨导致的并发症有气胸和胸腔积液。

胸骨是另一种能和胸大肌一起移植的血管化骨。Green 等[25]阐述了随胸骨旁皮岛一同转移胸骨骨皮质。获取此种复合组织瓣，其胸部并发症发生率比切取肋骨要少，但该技术未受到明显的青睐（图 1-8）。

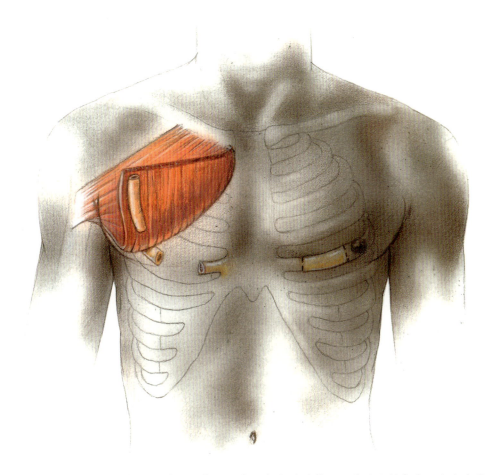

图 1-7　第 5 肋的一部分可作为血管化的骨肌复合瓣移植。肋骨的血供来自肌肉发出的骨膜滋养支。

● 处理颈部肌蒂的其他组织瓣改良方法

在多数情况下，胸大肌被用于覆盖颈动脉和改善根治性颈清扫术后的轮廓畸形。由于患者的肌肉发达程度不同，肌蒂在横跨锁骨时可能产生明显的膨隆。切断胸内侧和外侧神经会加速肌肉萎缩。未做过根治性颈清扫或曾接受过颈部大剂量放疗的患者,可能很难一期闭合移植肌肉表面的皮肤。此时,无须勉强缝合颈部皮肤,可直接在裸露的肌肉上移植皮片;或者干脆将肌肉完全外露 2~3 周,待皮岛血管再生后切除肌肉。如前所述,肌肉的外露可增加血管蒂的长度。

Wei 等[61]阐述了另一种获取胸大肌胸肋部肌肉表面皮岛的方法。胸肋部肌肉的血供独立于锁骨部肌肉。锁骨部肌肉的血供来自胸肩峰动脉的肩峰支、三角肌支和锁骨支,胸肌支供应胸肋部。因此,胸肋部肌肉可单独游离后穿过锁骨部肌肉下方的隧道,或者将锁骨部肌肉切断以方便转移胸肋部肌肉。这样做可使跨越锁骨的组织体积明显缩小,因为仅保留了血管蒂周围的组织。

Reid 等[45]就肌肉体积过大及延伸长度有限等问题提出了最终的解决方案。他们用显微血管外科技术转移由胸大肌的锁骨部连同其表面皮岛和近中线的一段锁骨组成的复合瓣,并成功应用该游离皮瓣修复了 4 例口腔癌术后及 1 例胫骨部外伤后的组

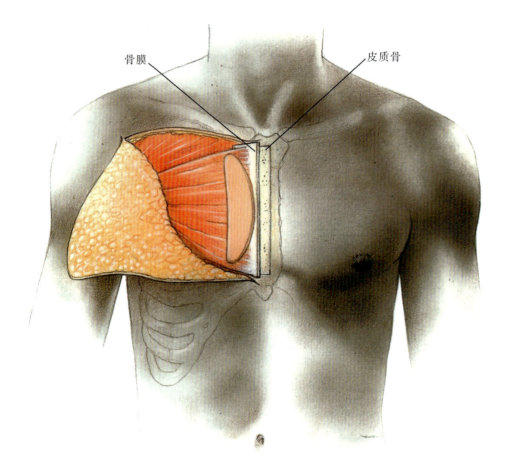

骨膜 　　　　　　　　　　　　　　　　　　　　　皮质骨

图 1-8　胸骨外层骨皮质可以作为血管化骨复合瓣进行移植。胸骨旁皮岛的设计有效减少了软组织体积。

织缺损。覆盖锁骨的皮肤较薄、活动度好等特点有利于口腔内部重建。此外,作者还讨论了通过获取锁骨上感觉神经使皮瓣具有感觉功能的可能性。

◆ 胸大肌组织瓣的应用

胸大肌肌皮瓣被引进后,其广泛的应用解决了大多数用现行的技术尚不能完全解决的重建难题。该瓣早期主要用于修复口腔、咽部黏膜,以及颈部皮肤的缺损[4]。Ariyan和 Cuono[2]及 Ariyan[1]报道应用这种皮瓣成功修复了因颞骨和眶颌部切除造成的颅底缺损。用先前所描述的,包括同侧胸三角皮瓣在内的任何一种能够获得双上皮面的组织瓣,均可毫不费力地修复咽部和颊部的全层缺损[14]。1970 年,Snyder 等[54]描述了大量利用局部皮瓣将血管化骨转移到头部和颈部的技术。用血管化骨一期重建下颌骨,引发了胸大肌骨肌皮瓣的应用热潮。然而,随着上世纪 70 年代后期及 80 年代早期显微血管外科技术的发展,人们可以从不同的远端部位转移血管化骨,从而获得更为可靠、精确的下颌骨连续性重建[59]。

胸大肌肌皮瓣可用来重建受损口腔的形态和功能。Conley 和 Parke[15]报道了行舌切除和下颌骨前端切除术后用胸大肌肌皮瓣重建下颌。他们指出仅用大块软组织就可改善颏部的外部轮廓，但需要注意的是，如果所用组织瓣的体积过大，随着时间的推移，重力作用可造成颏部轮廓变形。这可通过一期或二期下颌整形来矫正。1981 年，Conley 等[16]报道了采用神经再支配的胸大肌肌皮瓣修复全舌切除术后的缺损。肌电图检测证明胸神经与舌下神经断端吻合恢复了肌瓣的神经支配。虽然可以避免肌肉萎缩，但"新舌"并不能产生有意义的协调运动。应用该技术在鼠模型上所做的研究显示，舌下神经吻合可以恢复肌肉的神经支配。肌电图记录及等长收缩测量证实了肌肉功能的存在。辣根过氧化物酶逆行追踪显示中枢运动神经元的冲动通过舌下神经传导[29]。

胸大肌运动功能的另一种用途为修复面部的运动功能。Milroy 和 Korula[37]分两期转移胸大肌的锁骨头。第一期手术是横跨面部的神经移植，胸大肌锁骨部的血管神经支配不同于胸骨部。他们报道应用这种技术为 1 例患者恢复了面部的运动功能。

重建咽食管仍然是头颈外科医生面临的挑战，因为无论采用管状胸三角皮瓣还是采用 Wookey 技术都需要分期手术[7,64]。1980 年 Theogaraj 等[57]报道了 7 例采用胸大肌皮瓣重建咽部和食管的患者，其中 6 例经历了二期手术，1 例一期重建。5 例咽食管狭窄的病例，切开狭窄段，保留咽后壁条状黏膜采用胸大肌皮瓣扩大咽腔。由于皮下组织较厚，将胸大肌肌皮瓣卷成管状重建整个咽食管有一定难度。如前所述，Murakami 等[39]找到了解决这一难题的方法，他们在肌肉上移植皮片，然后二期将带移植皮片的肌肉卷成管状形成新的咽食管。Baek 等[5]建议将皮岛向胸骨延伸使皮瓣更薄以便于做管状皮瓣。Fabian[21]介绍了一种新的修复咽食管环形缺损的方法，即在椎前筋膜上放置皮片，同时使用胸大肌皮瓣修复咽前壁和侧壁。1988 年，在他报道的 22 例应用该技术重建咽食管的患者中，成功率为 88%，1 例失败，1 例形成狭窄。Lee 和 Lore[31]通过在重建的咽后壁覆盖真皮移植物对该技术进行了改良。

切除造瘘口复发癌并修复上胸部和下颈部缺损是高风险的手术，手术带来的大血管暴露可产生多种并发症。另外，在胸大肌皮瓣技术出现前，此类缺损的修复技术不能完全消除纵隔死腔。1981 年，Biller 等[10]报道使用胸大肌皮瓣连续为 7 例患者成功修复了此类缺损。当造瘘口复发癌累及气管造瘘口上缘时，可把皮岛设计成半月形。若造瘘口复发癌累及四周皮肤造成环形缺损，可在胸大肌皮瓣的中央开窗，进而形成新的造瘘口（图 1-9）。将气管断端与组织瓣皮肤开窗边缘缝合，内陷的胸大肌皮岛就构成了新的气管造瘘口的一部分。未内陷卷入的皮岛则覆盖颈部缺损的部分。该技术不但解决了"短气管"的问题，还能覆盖大血管，消除死腔。Sisson 和 Goldman[53]1981 年报道了 7 例病例，证实了该重建技术在造瘘口复发癌挽救性手术中的价值。

作为该技术的进一步拓展，Fleischer 和 Khalif[23]把卷成管状的胸大肌肌皮瓣用于全喉切除和因甲状腺复发癌而行气管切除后的气管重建。气管切除后仅在气管隆嵴上保留一个气管软骨环。胸大肌管状皮瓣的一端缝于气管，另一端与皮肤缝合，重建新的气道。在保留胸骨的情况下，当气管断端距离皮肤很深，使用中央开窗的胸大肌皮瓣修复很困难时，该重建技术特别适用。气管造瘘口下陷成漏斗状会对气管缝合线产生额外的张力，笔者的解决方案是对管状胸大肌皮瓣采用梯形设计。这样处理可在胸壁皮肤表面保持较大的开口，方便观察气道深部，同时有助于防止气道狭窄。

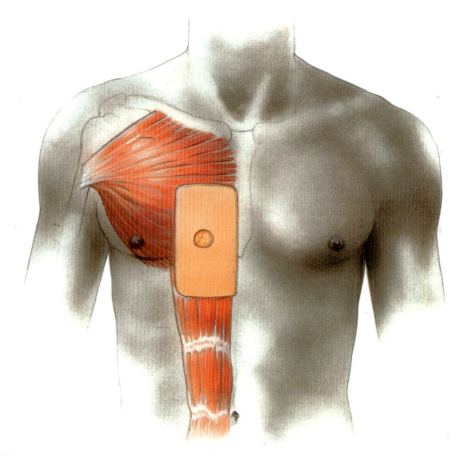

图1-9 胸大肌皮瓣的丰富血供使其可以经过改良而用于造瘘口复发癌切除术后缺损的重建。将皮瓣中央的开口与气管末端缝合,这样可解决气管过短及纵隔内大血管覆盖的问题。

◆ **神经血管解剖**

根据 Mathes 和 Nahai 的分类方法[35],胸大肌是 V 型肌肉,其主要血管来自胸肩峰动脉以及从乳内动脉内侧发出的胸骨旁第二穿支。胸肩峰动脉发自腋动脉第二段(图1-10),通常分成 4 支:三角肌支、肩峰支、锁骨支和胸肌支(图1-11)。胸肌支在胸小肌肌腱内侧下行,滋养胸大肌。

一般认为胸外侧动脉对于胸大肌的供血并无重要作用,但是 Freeman 等[24]的研究并不支持这一结论。在针对胸大肌血供的尸解研究中,他们发现全部 17 例标本均存在胸外侧动脉供血。该动脉自腋动脉发出,穿过位于胸小肌肌腱外侧的锁胸筋膜,在走行于肌筋膜的过程中,为胸大肌供血,它也是女性乳房皮肤的主要营养支。X 线造影显示胸肩峰动脉的胸肌支为胸大肌的锁骨部以及胸骨部的上部供血,胸外侧动脉为胸大肌胸骨部的中、下部供血。

Moloy 和 Gonzales[38]通过对 10 例主动脉弓动脉脉搏图的分析及 35 例胸大肌的详细解剖得出如下结论,所有病例中胸外侧动脉的直径等于或大于胸肩峰动脉胸肌支的直径。Manktelow 等[34]报道在 70%以上的解剖标本中,胸外侧动脉的一个直径在1mm

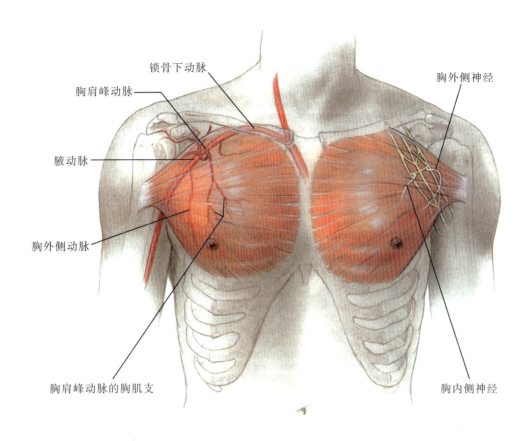

图 1-10 胸大肌的血供主要来自胸肩峰动脉,它发自腋动脉的第二段。胸外侧动脉也在一定程度上为胸大肌供血,但所占比例还存在争议。胸外侧动脉大小多有变异,它的作用可被肋间动脉外侧穿支完全替代。胸内侧神经和外侧神经支配肌肉不同部分的活动。胸大肌锁骨头主要由胸外侧神经支配,胸肋头由胸内侧神经支配。

左右的分支在肌肉的下 1/5 处进入胸大肌。虽然胸外侧动脉在大多数手术中被切断以提高胸大肌肌皮瓣的旋转弧度,但这些解剖研究表明它可能是胸大肌皮瓣的重要血供之一。

    Reid 和 Taylor[44]在 50 例固定的尸体标本和 50 例新鲜的尸体标本中进行了迄今为止针对胸大肌血供的最大样本量的研究。在新鲜的尸体标本的动脉树中注入墨汁和钡造影剂。虽然他们的研究重点是胸肩峰动脉,但也得出胸外侧动脉在胸大肌的血供中并未扮演重要角色的结论。他们发现胸大肌的血供呈区域分布的特点,胸肌支供应胸肋部,三角肌支供应锁骨头部。全部标本都有胸肌支,其中只有 1 例胸肌支非常纤细。经胸肌支注射墨汁可使胸大肌外侧部和胸肋部的皮肤着色,而锁骨头部肌肉需在经胸肩峰动脉三角肌支注入墨汁后方见着色, 同时三角肌及其表面的皮肤也见着色。在他们的研究中还有另外两个有趣的发现:①无论是在胸肌支还是三角肌支注射显色剂,胸大肌内侧部一块较大的区域都不显色,这一区域被认为是乳内动脉穿支的主要供血区;②供应胸大肌区域内皮肤的主要血管其实是行走在肌肉下外侧游离缘以外的筋膜皮肤穿支,这些穿支血管要比肌肉中发出的肌皮穿支粗大。

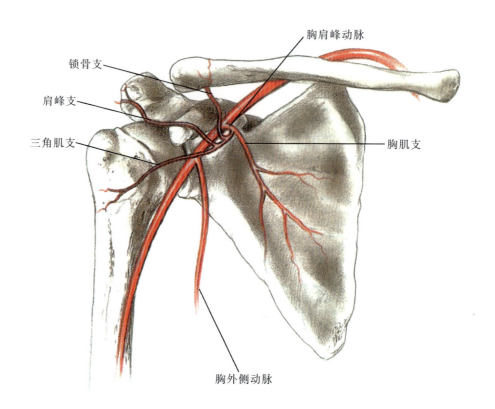

图 1-11 胸肩峰动脉通常有 4 个主要的分支:锁骨支、三角肌支、胸肌支和肩峰支。胸外侧动脉虽然也可发自胸肩峰动脉,但更常见的是独立地来自腋动脉。胸肩峰动脉通常分为 2 个主要的分支:胸肌支和三角肌支。肩峰支和锁骨支可发自其中任何一个分支。三角肌支与头静脉伴行,沿三角肌胸大肌间沟行走,供应胸大肌和三角肌。三角肌支在三角肌胸大肌间沟的中段发出皮肤穿支。肩峰支与三角肌支、肩胛上动脉及旋肱后动脉共同构成血管丛。锁骨支向内上方行至胸锁关节。胸肌支穿过锁胸筋膜后在胸大肌深面从头侧向尾侧走行,为胸大肌供血。

胸上动脉发出一个小血管供应胸大肌。胸骨旁的乳内动脉穿支供应肌肉的内侧部,这使得该肌皮瓣可被用做翻转瓣来修复中线处胸壁的缺损。

胸肩峰动脉的胸肌支和胸外侧动脉由胸内、外侧神经伴行穿过锁胸筋膜(图 1-12)。两动脉都有它们的同名静脉伴行。在穿过锁胸筋膜后,进入胸大肌之前,两动脉自头向尾行走。来自胸肩峰动脉胸肌支或胸外侧动脉的分支供应近锁骨的胸小肌,这可以解释胸大肌与胸小肌之间的无血管解剖平面。胸肩峰动脉的三角肌支和头静脉相伴走行于三角肌胸大肌间沟内。肩峰支或三角肌支在三角肌胸大肌间沟的最头端直接发出皮肤血管。此外三角肌支常在三角肌胸大肌间沟的中部发出皮肤穿支。

借助于"血管体区"的概念理解前胸壁血供有助于理解胸大肌肌皮瓣的生物学行为。Taylor 和 Palmer[56]定义"血管体区"为由单一动静脉供应的一块组织。扼流动脉系统是指连接相邻血管体区的动脉。临床观察和造影研究表明在阻断其供血动脉后能可靠地"捕获"一个相邻的血管体区。然而,当要获取的组织扩展到下级血管体区,或"曾经被隔离的血管体区",则组织很可能会坏死。Taylor 和 Palmer 猜测这种现象是由连接血管体区的扼流血管间的压力梯度所致。获取的血管体区越多,压力下降的越明显。

图中标注:
- 胸肩峰动脉
- 锁骨支
- 肩峰支
- 三角肌支
- 胸肌支
- 胸外侧动脉

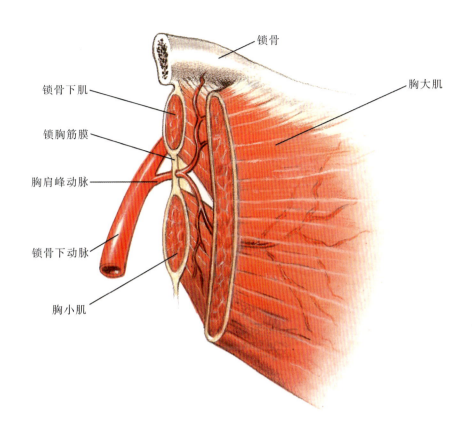

图 1-12 锁胸筋膜是包绕着胸小肌的筋膜。覆盖胸小肌前后面的筋膜层融合为一层筋膜鞘后向头侧延伸到锁骨。在到达锁骨前,锁胸筋膜再次分开包绕锁骨下肌。胸肩峰动脉穿过该筋膜后形成终末支。胸肌支发出小动脉滋养胸小肌,然后终末形成滋养胸大肌的主支。

    胸大肌及其表面的皮肤可以被分成不同的供血区域或血管体区。虽然,胸大肌外侧部的血供来自胸肌支还是胸外侧动脉仍有争议,但是,近中线部分的肌肉由乳内动脉的穿支供血似乎很清楚。腹直肌鞘表面的皮肤属于腹部上动静脉血管体区的一部分。毫无疑问,捕获来自于上腹部的皮肤(以胸肌支供血)会比较脆弱,因为该部位皮肤所在的血管体区与主要的血管体区互不相通。这种假设认为,在穿过包绕乳内动脉的扼流血管系统的过程中,来自胸肌支的血流压力梯度显著降低,并导致上腹部皮肤血供的贫乏。这一点可通过经胸肌支注射墨汁后该区域的皮肤着色很浅得以证明。Reid 和 Taylor[44]注意到腹直肌鞘表面的血管网着色明显,提示该层鞘膜应该与延伸到胸大肌以外的皮肤一同切取。作者认为应该谨慎选择在肌肉下表面离断乳内动脉穿支时采用的技术。他们警告说乳内动脉要么结扎,要么采用双极电凝处理。过度使用单极电凝可能会导致乳内动脉血管体区中血管的上行损伤,从而影响该血管体区皮肤末梢的血流。

    胸大肌的神经支配来自于外侧(C5~C7)和内侧(C8~T1)的胸神经。Manktelow 等[34]发现了胸大肌不同部位的多支神经支配,其中胸肋部肌肉约有 4~10 支独立的神经支配。将胸大肌的运动神经同受体运动神经吻合后,可把胸大肌肌皮瓣作为具有运动功能的游离皮瓣进行移植[27,37]。

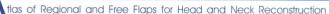

◆ 解剖变异

先天性胸大肌缺失很少见。临床研究发现,人群中这种变异发生率大约是 1/1.1万[12]。Alfred Poland[43]1841 年首次报道胸大肌胸肋头的先天性缺失。这种变异伴有同侧的并指畸形,被称为 Poland 综合征或 Poland 变异,报道的发病率是 1/2.5 万。引起这种变异的可能原因包括人工流产和白血病[8,63]。

Moloy 和 Gonzales[38]研究了胸大肌血供的变异。他们研究了 10 个主动脉弓的血管造影,进行了 35 例新鲜标本的解剖。研究发现,90%的标本中胸外侧动脉的直径等于或大于胸肩峰动脉胸肌支的直径,在所有标本中两动脉之间存在广泛的交通支。只有 1 例因锁骨下动脉有广泛的动脉硬化而没有显现胸肩峰动脉系统。

◆ 潜在的缺陷

胸大肌肌皮瓣的完全坏死率很低,证实了其总体的可靠性。数个大样本研究报道的皮瓣完全坏死的发生率分别为 1.0%[40]、1.5%[6]、3%[51]和 7%[62]。全瓣坏死的低发生率也反映出该肌皮瓣解剖结构的稳定性和获取的简易性,而文献报道的皮瓣部分坏死的发生率要高得多。Schusterman 等[50]报道皮肤表面坏死 50%以上的部分坏死的发生率是 14%。其他大型研究报道的部分皮瓣坏死率为 4%[40]~7%[6]。部分皮瓣坏死率可能与所获取的皮肤向尾端延伸的程度有关。Shah 等[51]回顾了 10 年中 211 例接受胸大肌肌皮瓣移植患者出现的并发症,总体的部分皮瓣坏死率为 29%,但作者并未具体描述由于皮岛延伸至腹直肌鞘膜(容易导致部分坏死)所导致的部分皮瓣坏死率。作者证实了一系列与皮瓣坏死有关的患者因素,这些因素包括:年龄大于 70 岁,女性,超重,白蛋白水平低于 4g/dl,以及口腔缺陷,特别是舌大部或全舌切除。此外,多种全身性疾病也会增加皮瓣坏死的风险。虽然该组患者的许多并发症无须额外的外科处理,但会使住院时间延长。

切取胸大肌肌皮瓣的潜在缺陷从选择皮瓣时即已存在。使用该瓣修复面部与头皮等偏头端的缺损时,需要将皮岛设计在胸壁更尾端或上腹部。如前所述,这可能会增加皮瓣的部分坏死率。组织瓣体积过大也是麻烦,不仅会影响功能,也会影响伤口愈合。在那些术前有放疗和(或)营养不良等病史,并可能由此引发愈合不良的病例,重力影响可能非常有害,这就需要改换一个不受重力影响的供区[3]。

蒂部受压可能源于外部原因,比如气管套管的固定带或局部环形包扎。容纳皮瓣蒂部的皮下隧道空间不足也可引起血管受压。皮岛与肌肉之间的剪切力可能损伤肌皮穿支,从而导致皮瓣部分或全部坏死。

供区很少出现问题。切断肌肉的肱骨头部而没有彻底止血会引起血肿。所取皮岛面积过大,可造成关闭供区时切口张力过大而导致胸壁皮肤坏死。从理论上讲,缝合时张力过大也会引起限制性肺部疾病,但这种情况很少发生。Schuller 等[49]将患头颈部恶性肿瘤并行手术切除的患者分为两组,对一组患者施行胸大肌肌皮瓣重建,另一组未行,研究了影像学上的肺不张及有临床意义的肺不张的发生率。两组再细分为此前已患有肺部疾病组和未患有肺部疾病组。采用胸大肌肌皮瓣重建的患者进一步按皮岛面积大小分为大于 40cm² 或小于 40cm² 组。虽然各组患者影像学意义上的肺不张发生率都较高,但有临床意义的肺部并发症发生率很低。已患有肺部疾病组及取皮面积大于 40cm² 组患者具有最高的肺不张主要影像学特征及临床症状的发生率,然而,他们的报道缺少统计学分析。需要指出的是术后肺部并发症可能是多因素的,作为一个重要因素,术前营养状态在该研究中未被考虑。当转移双侧胸大肌时第二侧常常需要植皮才能关闭创面。暴露肋软骨部可引起严重的感染,包括软骨炎[60]。对于女性患者,取乳房下皮岛可减轻术后乳房畸形(图 1-13)。

对于男性患者,移植胸大肌区的皮肤可引起口腔和咽部毛发过度生长。术后放疗可使之减轻。最后,Schuller[48]认为肌蒂的体积过大可能妨碍及时发现颈部的复发病灶。他也指出在斜方肌去神经支配的情况下转移同侧的胸大肌可对肩功能造成很大影响,但这些因素并未被充分研究过。

◆ 术后护理

取皮瓣部位的胸壁要放置负压引流以防止皮下积液。术后数天即可进行肩部被动和主动的运动和力量锻炼。

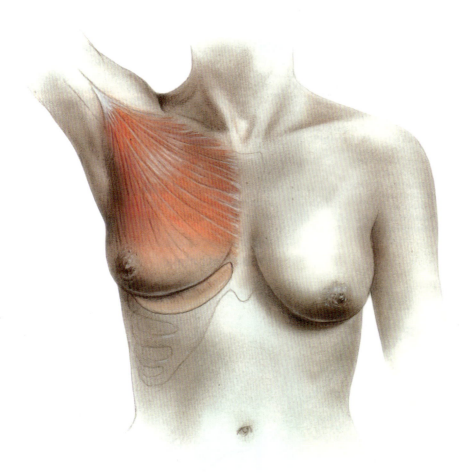

图 1-13 对于女性,切取乳房下皮岛可避免缝合切口后乳房向中线移位所致的乳房变形。

组织瓣采集技术

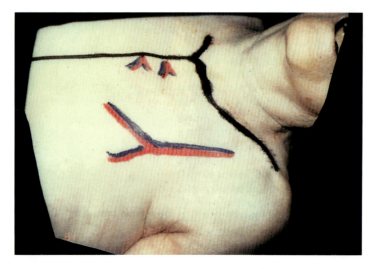

图 1-14 在胸壁上标记出锁骨和胸骨侧缘。沿肩峰至剑突的轴线标记出主要血管蒂的大致走向。同时标记出供应胸三角皮瓣的胸骨旁穿支。

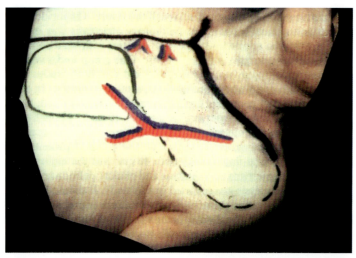

图 1-15 在胸壁的内下方勾画出皮岛。胸大肌皮瓣的上缘相当于胸三角皮瓣的下缘,保留胸三角皮瓣。根据缺损区域的具体情况获取不同形状和大小的皮岛。

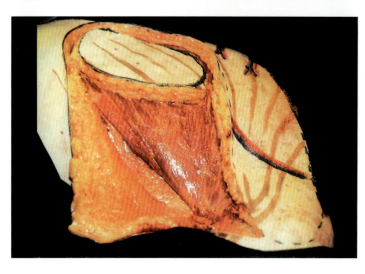

图 1-16 分离胸外侧壁的皮肤及皮下组织后辨认胸大肌的外缘。早期显露肌肉外缘有助于术者判断胸大肌向尾侧延伸的边缘,进而判断皮岛的"随机"部分延伸的程度。图中所示的皮岛完全位于胸大肌上。

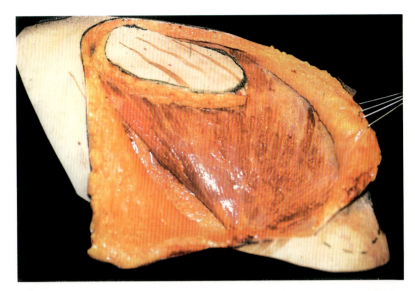

图 1-17 皮岛四周的环形切口已经完成并且完全暴露出胸大肌。胸三角皮瓣向上抬起至锁骨水平，避免损伤其胸骨旁血供。虽然原来主张在皮肤肌肉间做缝合以预防剪切力对肌皮穿支的损伤，但目前认为没有必要，重要的是处理皮瓣时应特别小心以防止损伤这些血管。

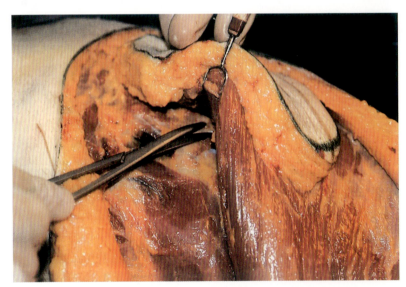

图 1-18 采用钝性和锐性分离将胸大肌从胸壁上抬起。进入肌肉深面的肋间动脉穿支必须结扎或电凝。在深面解剖时要沿肋间肌进行，避免进入胸腔。

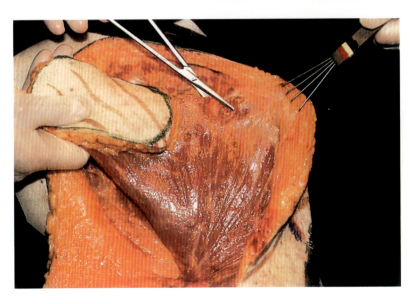

图 1-19 切开胸大肌内侧附着于胸骨的组织直至锁骨水平。在第 2~3 肋间隙需在乳内动脉穿支外侧切开肌肉。低位的乳内动脉穿支必须仔细辨认并结扎。

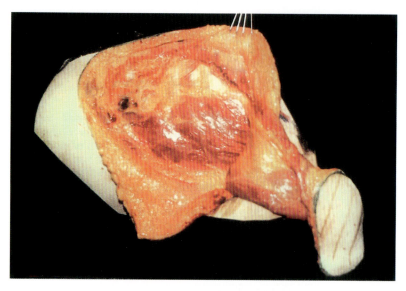

图 1-20 胸大肌和胸小肌之间的解剖层没有血管，可主要采用钝性分离。胸大肌的肌袖仍然附着于第 2~3 肋间隔的胸骨处，以保护胸三角肌皮瓣的血供。

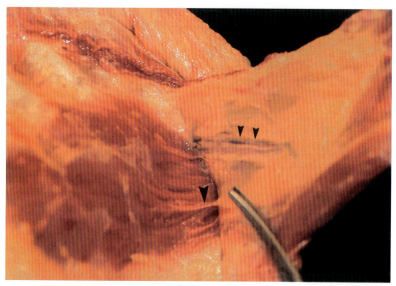

图 1-21 很容易在胸大肌深面找到胸肩峰动脉胸肌支(小箭头所示)。血管蒂通常位于胸小肌近中线侧。另外，可以看到一支胸神经(大箭头所示)由胸小肌穿出，须切断该神经以增加肌肉游离度。

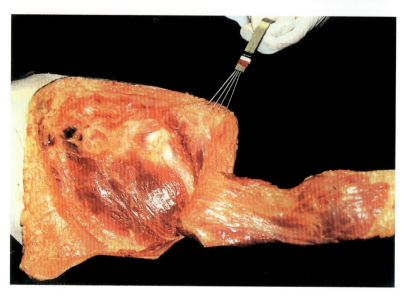

图 1-22 在离断附着于肱骨上的肌肉时，需在直视下观察血管蒂以防止损伤。切断肌肉外侧面时必须彻底止血，这里是术后出血最常发生的部位。

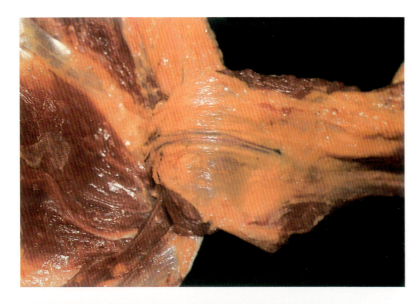

图1-23 肌肉深面的特写镜头显示血管蒂及已经离断的越过腋窝附着于肱骨部的肌纤维。

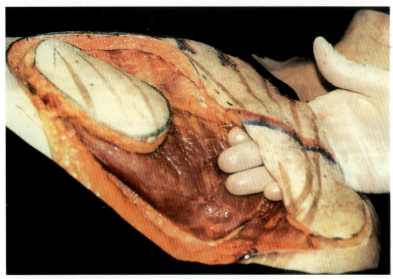

图1-24 做一个皮下隧道以便把胸肌皮瓣转移至颈部。应做充分游离以防止血管蒂受压。能宽松地容纳四指通常说明空间已经足够。为了将来需要时改善皮瓣血供,已在胸三角肌皮瓣末端做切口。也可以通过只抬高胸三角肌皮瓣,而不做皮瓣末端切口来实施延迟术,以避免过早限定皮瓣的长度。

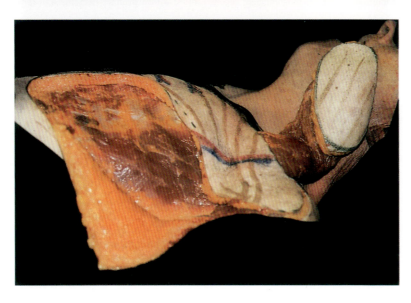

图1-25 胸大肌皮瓣由锁骨浅面转移到颈部。转移过程中应避免蒂部的折叠或对其施加过度的张力。

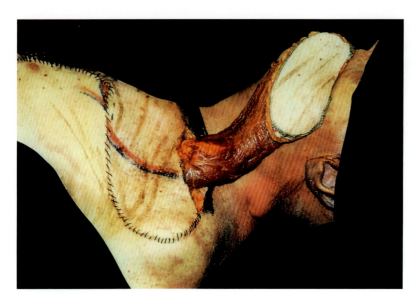

图 1-26　广泛游离胸壁皮肤后关闭供区，放置负压引流以防止血肿和积液的发生。

参考文献

[1] Ariyan S. The pectoralis major myocutaneous flap. A versatile flap for reconstruction in the head and neck. *Plast Reconstr Surg*, 1979, 63:73.

[2] Ariyan S, Cuono C. Use of the pectoralis major myocutaneous flap for reconstruction of large cervical facial or cranial defects. *Am J Surg*, 1980, 140:503.

[3] Aviv J, Urken ML, Lawson W, Biller HF. The superior trapezius myocutaneous flap in head and neck reconstruction. *Arch Otolaryngol Head Neck Surg*, 1992, 118:702.

[4] Baek S, Biller HF, Krespi Y, Lawson W. The pectoralis major myocutaneous island flap for reconstruction of the head and neck. *Head Neck*, 1979, 1:293.

[5] Baek S, Lawson W, Biller HF. Reconstruction of hypopharynx and cervical esophagus with pectoralis major island myocutaneous flap. *Ann Plast Surg*, 1981, 7: 18.

[6] Baek S, Lawson W, Biller HF. An analysis of 133 pectoralis major myocutaneous flaps. *Plast Reconstr Surg*, 1982, 69:460.

[7] Bakamjian VA. A two-stage method for pharyngoesophageal reconstruction with a primary pectoral skin flap. *Plast Reconstr Surg*, 1965, 36:173.

[8] Beals R, Crawford S. Congenital absence of the pectoral muscles. A review of twenty-five patients. *Clin Orthop*, 1976, 119:166.

[9] Bell M, Barron P. The rib-pectoralis major osteomusculocutaneous flap. *Ann Plast Surg*, 1981, 6:347.

[10] Biller HF, Baek S, Lawson W, Krespi Y, Blaugrund S. Pectoralis major myocutaneous island flap in head and neck surgery. Analysis of complications in 42 cases. *Arch Otolaryngol Head Neck Surg*, 1981, 107:23.

[11] Biller HF, Krespi Y, Lawson W, Baek S. A one-stage flap reconstruction following resection for stomal recurrence. *Otolaryngol Head Neck Surg*, 1980, 88:357.

[12] Bing R. Ueber angeborene Muskeldefecte. *Virchows Arch*, 1902, 170:175.

[13] Brown R, Fleming W, Jukiewicz M. An island flap of the pectoralis maior muscic. *Br J Plast Surg*, 1977, 30:161.

[14] Bunkis J, Mulliken J, Upton J, Murray J. The evolution of techniques for reconstruction of full thickness cheek detects. *Plast Reconstr Surg*, 1982, 70: 319.

[15] Conley J, Parke R. Pectoralis myocutaneous flap for chin augmentation. *Otolaryngol Head Neck Surg*, 1981, 89:1045.

[16] Conley J, Sachs M, Parke R. The new tongue. *Otolaryngol Head Neck Surg*, 1982, 90:58.

[17] Cuono C, Ariyan S. Immediate reconstruction of a composite mandibular defect with a regional osteomusculocutaneous flap. *Plast Reconstr Surg*, 1080, 65:477.

[18] Davis K, Price J. Bipedicled delay of the deltopectoral flap in raising the pectoral myocutaneous flap. *Laryngoscope*, 1984, 94:554.

[19] De Azevedo JF. Modified pectoralis major myocutaneous flap with partial preservation of the muscle: a study of 55 cases. *Head Neck Surg*, 1986, 8:327-331.

[20] Dennis J, Kashima H. Introduction of the Janus flap. A modified pectoralis major myocutaneous flap for cervical esophageal and pharyngeal reconstruction. *Arch Otolaryngol Head Neck Surg*, 1981, 197:431.

[21] Fabian R. Reconstruction of the laryngopharynx and cervical esophagus. *Laryngoscope*, 1984, 94:1334.

[22] Fabian R. Pectoralis major myocutaneous flap reconstruction of the laryngopharynx and cervical esophagus. *Laryngoscope*, 1988, 98:1227.

[23] Fleischer A, Khafif R. Reconstruction of the mediastinal trachea with a tubed pectoralis major myocutaneous flap. *Plast Reconstr Surg*, 1989, 84:342.

[24] Freeman J, Walker E, Wilson J, Shaw H. The vascular anatomy of the pectoralis major myocutaneous flap. *Br J Plast Surg*, 1981, 34:3.

[25] Green M, Gibson J, Bryson J, Thomson E. A one-stage correction of mandibular defects using a split sternum pectoralis major osteomusculocutaneous transfer. *Br J Plasl Surg*, 1981, 34:11.

[26] Hueston J, McConchie I. A compound pectoral flap. *Aust N Z J Surg*, 1968, 38:61-63.

[27] Ikuta Y, Kubo T, Tsage K. Free muscle transplantation by microsurgical technique to treat severe Volkmann's contracture. *Plast Reconstr Surg*, 1976, 58:407.

[28] Johnson M, Langdon J. Is skin necessary for intraoral reconstruction with myocutaneous flaps? *Br J Oral Maxillofac Surg*, 1990, 28:299-301.

[29] Katsantonis G. Neurotization of pectoralis major myocutaneous flap by the hypoglossal nerve in tongue reconstruction: clinical and experimental observations. *Laryngoscope*, 1988, 98: 1313.

[30] Lam K, Wei W, Sui K. The pectoralis major costomyocutaneous flap for mandibular reconstruction. *Plast Reconstr Surg*, 1984, 73:904.

[31] Lee K, Lore J. Two modifications of pectoralis major myocutaneous flap (PMMF). *Laryngoscope*, 1986, 96: 363.

[32] Magee W, McCraw J, Horton C, McInnis W. Pectoralis "paddle" myocutaneous flaps. The workhorse of head and neck reconstruction. *Am J Surg*, 1980, 140:507.

[33] Maisel RH, Liston SL. Combined pectoralis major myocutaneous flap with medially based deltopect-oral flap for closure of large pharyngocutaneous fistulas. *Ann Otol Rhinol Laryngol*, 1982, 91:98-100.

[34] Manktelow R, McKee N, Vettese T. An anatomical study of the pectoralis major muscle as related to functioning free muscle transplantation. *Plast Reconstr Surg*, 1980, 65:610.

[35] Mathes S, Nahai F. Clinical Applications for Muscle and Musculocutaneous Flaps. St. Louis: CV Mosby, 1991.

[36] McCullough D, Fredrickson J. Neovascularized rib grafts to reconstruct mandibular defects. *Can J Otolaryngol*, 1973, 2:96.

[37] Milroy BC, Korula P. Vascularized innervated transfer of the clavicular head of the pectoralis major muscle in established facial paralysis. *Ann Plast Surg*, 1988, 20:75-81.

[38] Moloy P, Gonzales F. Vascular anatomy of the pectoralis major myocutaneous flap. *Arch Otolaryngol Head Neck Surg*, 1986, 112:66.

[39] Murakami Y, Saito S, Ikari T, Haraguehi S, Okada K, Maruyama T. Esophageal reconstruction with a skin grafted pectoralis major muscle flap. *Arch Otolaryngol Head Neck Surg*, 1982, 108:719.

[40] Ossoff R, Wurster C, Berktold R, Krespi Y, Sisson G. Complications after pectoralis major myocutaneous flap reconstruction of head and neck defects. *Arch Otolaryngol Head Neck Surg*, 1983, 109:812.

[41] Ostrup L, Fredrickson J. Reconstruction of mandibular defects after radiation using a free, living bone graft transferred by microvascular anastomoses: an experimental study. *Plast Reconstr Surg*, 1975, 55:563.

[42] Pickerel KL, Baker HM, Collins JP. Reconstructive surgery of the chest wall. *Surg Gynecol Obstet*,

1947,84:465.

[43] Poland A. Deficiency of the pectoral muscles. *Guy's Hosp Rep*,1841,6:191.

[44] Reid C,Taylor GI. The vascular territory of the acromiothoracic axis. *Br J Plast Surg*,1984,37:194.

[45] Reid C,Taylor GI,Waterhouse N. The clavicular head of pectoralis major musculocutaneous free flap. *Br J Plast Surg*,1986,39:57.

[46] Robertson M,Robinson J. Immediate pharyngoesophageal reconstruction. Use of a quilted skin grafted pectoralis major muscle flap. *Arch Otolaryngol Head Neck Surg*,1984,110:386.

[47] Sharzer LA,Kalisma M,Silver CE,Strauch B. The parasternal paddle: a modification of the pectoralis major myocutaneous flap. *Plast Reconstr Surg*,1981,67:753–762.

[48] Schuller D. Limitations of the pectoralis major myocutaneous flap in head and neck reconstruction. *Arch Otolaryngol Head Neck Surg*,1980,106:709.

[49] Schuller D,Daniels R,King M. Analysis of frequency of pulmonary atelectasis in patients undergoing pectoralis major museulocutaneous flap reconstruction. *Head Neck*,1994,16:25.

[50] Schusterman M,Kroll S,Weber R,Byers R,Guillamondegui O,Goepfert H. Intraoral soft tissue reconstruction after cancer ablation: a comparison of the pectoralis major flap and the free radial forearm flap. *Am J Surg*,1991,162:397.

[51] Shah JP,Haribhakti V,Loree TR,Sutaria P. Complications of the pectoralis major myocutaneous flap in head and neck reconstruction. *Am J Surg*,1990,160:352–355.

[52] Sisson G,Bytell D,Becker S. Mediastinal dissection—1976: indications and newer technique. *Laryngoscope*,1977,87:751.

[53] Sisson G,Goldman M. Pectoral myocutaneous island flap for reconstruction of stomal recurrence. *Arch Otolaryngol Head Neck Surg*,1981,107:446.

[54] Snyder C,Bateman J,Davis C,Warder G. Mandibulofacial restoration with live osteocutaneous flaps. *Plast Reconstr Surg*,1970,45:14.

[55] Strelzow V,Finseth F,Fee W. Reconstructive versatility of the pectoralis major myocutaneous flap. *Otolaryngol Head Neck Surg*,1980,88:368.

[56] Taylor G,Palmer J. The vascular territories (angiosomes) of the body: experimental study and clinical applications. *Br J Plast Surg*,1987,40:113.

[57] Theogaraj S,Meritt W,Acharya G,Cohen I. The pectoralis major musculocutaneous island flap in single–stage reconstruction of the pharyngoesophageal region. *Plast Reconstr Surg*,1980,65:267.

[58] Tobin G,Spratt J,Bland K,Weiner L. One–stage pharyngoesophageal and oral mucocutaneous reconstruction with two segments of one musculocutaneous flap. *Am J Surg*,1982,144:489–493.

[59] Urken ML. Composite free flaps in oromandibular reconstruction: review of the literature. *Arch Otolaryngol Head Neck Surg*,1991,117:724.

[60] Weaver A,Vandenberg H,Atkinson D,Wallace J. Modified bilobular("Gemini") pectoralis major myocutaneous flap. *Am J Surg*,1982,144:482.

[61] Wei W,Lam K,Wong J. The true pectoralis major myocutaneous island flap: an anatomical study. *Br J Plast Surg*,1984,37:568.

[62] Wilson J,Yiacaimettis A,O'Neill T. Some observations on 112 pectoralis major myocutaneous flaps. *Am J Surg*,1984,147:273.

[63] Wolfson R. Syndactyly,a review of 122 cases. Proceedings of the Western Orthopaedic Association. *J Bone Joint Surg [Am]*,1971,53A:395.

[64] Wookey H. Surgical treatment of carcinoma of the pharynx and upper esophagus. *Surg Gynecol Obstet*,1942,75:499.

第 2 章

斜方肌系统

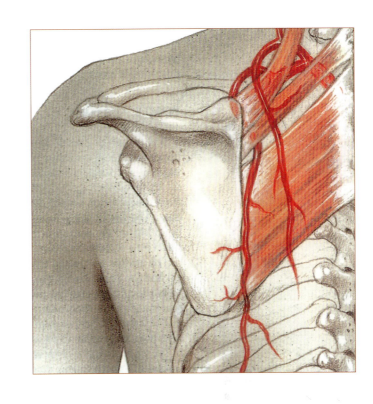

Mark L. Urken, M.D.

　　从斜方肌可以切取 3 种完全不同的肌皮瓣,这使得它在所有用于头颈部修复的局部皮瓣中显得很独特。Conley[4]于 1972 年首次报道了应用斜方肌作为皮肤的载体。该皮瓣的皮肤设计和 1842 年 Mutter[17]报道的类似。Mutter 使用以上背部中线为蒂并延伸至肩部的肌皮瓣来松解颈部烧伤皮肤的挛缩。1957 年,Zovickian[26]报道了使用"以乳突–枕部为蒂的肩瓣"关闭咽瘘的病例。他通过将一块皮片放在皮瓣的底面作为衬里,另一块皮片覆于移植床上关闭供区的创面来分期转移这些皮瓣。该皮瓣在移植前经过了再次处理。Conley[4]曾报道了一个有着相同皮肤设计,但不需要延迟的斜方肌皮瓣。另外,他还报道斜方肌可以作为移植血管化锁骨瓣至颌面骨的载体。Ariyan[1]和 McCraw 和 Dibbell[16]将这种我们现在称为上斜方肌皮瓣的设计加以推广,这是对 Conley 设计[4]的延伸。虽然这种以棘突旁穿支为蒂的上斜方肌皮瓣的应用受到本身旋转弧度较小的限制,但仍非常可靠。

　　1978 年,Demergasso[6]报道了一种以棘突旁穿支和颈横动静脉为蒂的双蒂斜方肌皮瓣。1979 年,在美国面部整形与修复外科学会的一次国际会议上,Demergasso[6–7]和 Panje[21]分别介绍了一种仅以颈横动静脉为蒂的单蒂外侧岛状斜方肌皮瓣,这种肌皮瓣确有用处,然而,其应用受到了旋转弧度较小及血管解剖结构易变的限制。正是由于这种限制妨碍了该肌皮瓣在大部分患者中的应用。

　　第 3 种肌皮瓣,即下斜方肌岛状肌皮瓣,是 Baek 等[3]于 1980 年提出的。利用移植皮岛覆盖斜方肌下部的方法增加了旋转弧度,该皮瓣不受颈后三角内颈横动静脉血管解剖结构变异的影响。但是,下斜方肌岛状肌皮瓣的切取需要患者保持侧卧姿势,因而限制了此种皮瓣的广泛应用。

◆ 肌肉解剖

斜方肌是一块薄而宽阔的三角形肌肉,它覆盖了上背部和颈后部的大部分区域(图2-1)。它的主要作用是提升肩胛骨外侧角,这对手臂的内收非常重要。将斜方肌划分为3个功能和解剖单位有助于理解。上部起自上项线、枕外隆突和项韧带。上部肌纤维嵌入锁骨的外1/3,构成了颈后三角的外侧界。上斜方肌纤维的功能是上提肩顶点。

斜方肌中部起自C7和T1~T6椎骨。这些肌纤维横向排列并嵌入肩峰和肩胛冈上缘。斜方肌中部纤维的主要功能是收肩。

斜方肌的下部纤维起自T7~T12椎骨并斜行向上嵌入肩胛冈的内侧缘。这部分斜方肌与背阔肌的内上缘部分重叠。斜方肌下部与上部在功能上有协同作用,它们对肩胛冈的根部有下拉的作用,有助于肩胛骨的旋转。

◆ 神经血管解剖

斜方肌的血供或许是所有局部皮瓣中最没有规律的。Mathes和Nahai[13]将斜方肌的血供模式归类为Ⅱ型,它以颈横动静脉为主,还有来自枕动脉、枕静脉和颈胸部肋间后穿支血管的较小的血管蒂。然而,这种分类方法并未考虑肩胛背动脉对斜方肌远端的供血。虽然肩胛背动脉与颈横动脉通常起源于相同的母血管,但是它们常在不同的位置进入斜方肌;它们对斜方肌不同区域的独立供血已有描述(图2-1)[19]。在报道斜方肌肌皮瓣的"潜在缺陷"时,Nichter等[20]描述了一个病例。将一支来自于肩胛冈平面的分支血管结扎以实现移植肌肉更大的活动度,可是,肌肉远端及其被覆皮肤随即出现缺血迹象,并在血供阻断后不久出现坏死,而颈横动静脉完好无损。为了阐明这种状况,最简单的方法就是在获悉众多的血管变异之前首先了解一下这些血管的经典解剖。

按照经典描述,颈横动脉起源于甲状颈干并经颈后三角延伸入斜方肌(图2-2)。颈横动脉分出一个越过肩胛提肌表面走行于斜方肌深面的浅支和一个从肩胛提肌深面穿过并沿肩胛骨内缘下行深入菱形肌的深支(图2-1)。颈横动脉的浅支又分为降支和升支。前者于斜方肌深面向尾端走行,而后者向头端走行,与枕动脉一起供应斜方肌上部。颈横动脉深支,即我们现在所说的肩胛背动脉,发出一个非常重要的分支到斜方肌下缘,它大多出现在大小菱形肌之间,较少见于小菱形肌与肩胛提肌之间。

颈横动脉和肩胛背动脉起源的变异很常见(图2-2)。两个分支均可独自起源于锁骨下动脉的第二段或者第三段。这种变异的重点是经肩胛提肌上部(颈横动脉)或下部(肩胛背动脉)穿过颈后三角之前,这些血管可能迂回、缠绕在臂丛中。这种变异对上斜方肌皮瓣和下斜方肌岛状肌皮瓣没有影响。但是,外侧岛状皮瓣的功能很大程度上取决于颈横动静脉的完全游离[19],如果颈横动脉从臂丛穿过,这是不可能实现的。

Netterville和Wood[19]研究了颈横动脉与肩胛背动脉在供应斜方肌方面的相互关系。他们发现,在大多数情况下两者之间存在互补的关系,其中任何一个占优势,另一个则提供补充。他们通过解剖发现,50%的病例是肩胛背动脉占优势,而颈横动脉作为

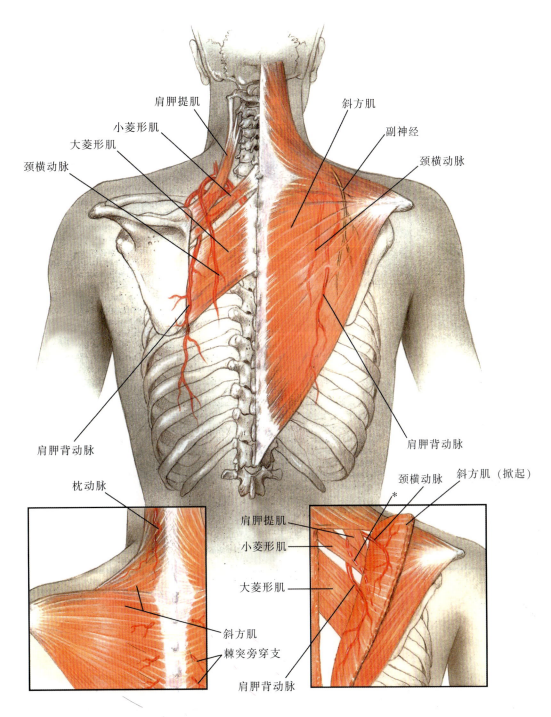

图 2-1 斜方肌是一块扁而阔的肌肉，起于上项线、枕外隆突、项韧带及 C7 至 T12 椎骨的棘突。斜方肌的附着处是锁骨的外侧 1/3、肩峰内侧缘及肩胛冈全程。斜方肌头部和尾部的起点有一些变异，上部可能达不到颅骨，下端可能起自 T8 至 L2 椎骨。位于斜方肌深面的肌肉有肩胛提肌、小菱形肌及大菱形肌。在其外侧，斜方肌还覆盖冈上肌及冈下肌。斜方肌的上部由颈横动脉供血，颈横动脉于肩胛提肌的表面从颈后三角穿出。肩胛背动脉为斜方肌尾部供血，它通常出现在大、小菱形肌之间，少数情况下位于小菱形肌与肩胛提肌之间（虚线）。斜方肌的血液供应还来自于枕动脉及位于棘突旁的肋间穿支动脉。

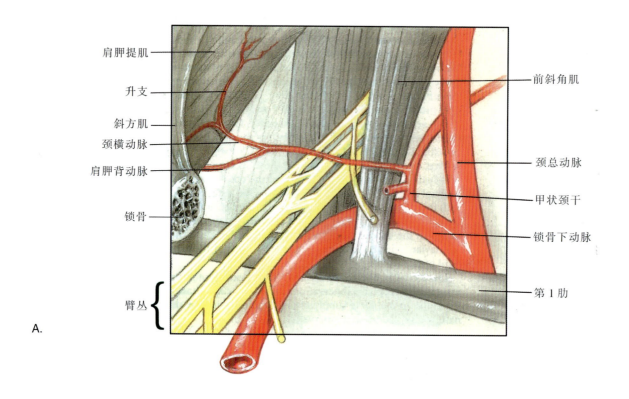

A.

肩胛提肌
升支
斜方肌
颈横动脉
肩胛背动脉
锁骨
臂丛

前斜角肌
颈总动脉
甲状颈干
锁骨下动脉
第 1 肋

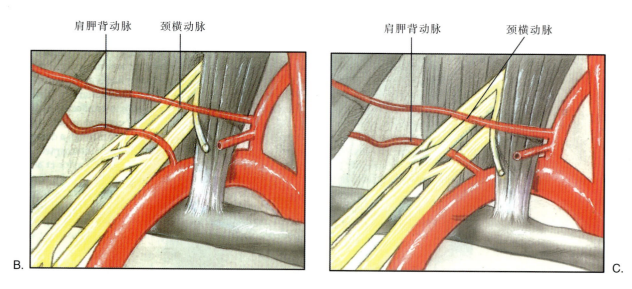

肩胛背动脉　颈横动脉

B.

肩胛背动脉　颈横动脉

C.

图 2-2　颈后三角内的颈横动脉与肩胛背动脉的解剖结构是高度可变的。A. 经典观点认为颈横动脉起源于甲状颈干，并穿过颈后三角。颈横动脉分出一条位于肩胛提肌表面的浅支和一条位于肩胛提肌深面的深支。浅支又分成升支和降支，分别供应斜方肌的上部和下部。颈横动脉的深支位于肩胛提肌的深面并发出一个浅支，该浅支可能出现在肩胛提肌和小菱形肌之间，或者更为常见地出现在大、小菱形肌之间，供应斜方肌的远端。B. 图中所示为一个常见的解剖学变异，肩胛背动脉独立地起自锁骨下动脉的第二段或第三段。颈横动脉也可直接起源于锁骨下动脉。C. 在一些病例中，肩胛背动脉和颈横动脉可能在臂丛下走行或者与臂丛缠结在一起。在获取外侧岛状斜方肌皮瓣时，识别这种变异是最重要的，因为，此时颈横动脉的游离是获得足够的旋转弧度的关键。

肩胛背动脉的分支；30% 的病例是颈横动脉占优势，而肩胛背动脉则作为颈横动脉的分支；在剩余的 20% 的病例中，肩胛背动脉和颈横动脉呈现相同的优势和直径，并且在锁骨下动脉有各自的起点。另外，针对颈横动脉与肩胛背动脉的墨汁注入研究显示，前者供血给位于小菱形肌上方的斜方肌表面的皮肤，而后者供应小菱形肌下方的背部皮肤。这些发现与 Maruyama 等所做的选择性前列腺素 E_1 动脉内注入的结果矛盾[11]。Maruyama 等发现通过选择性颈横动脉插管注射前列腺素 E_1 可致所有被覆于斜方肌的皮肤均发红。这些发现可以通过肩胛背动脉是颈横动脉分支的假设来解释，因此，在 Maruyama 的研究中，远端和近端的血管内可能都注入了前列腺素 E_1。

　　静脉的解剖结构也存在变异。Goodwin 和 Rosenberg[9]发现了颈横静脉解剖的 3 种主要模式。大多数情况下，颈横静脉是一支单一的血管，但它也可以呈双支形式。颈横静脉从斜方肌的深面离开，非常靠近颈横动脉的入肌点，后者位于锁骨上方 2~5cm 处。虽然颈横动脉总是走行于肩胛舌骨肌的深面，但有 25% 的颈横静脉位于肩胛舌骨肌的浅面。作者发现，在 60% 的患者中颈横静脉与颈横动脉伴行；15% 的患者是颈横静脉在臂丛下方或穿过臂丛走行；剩余的 25% 是颈横静脉在更尾端的锁骨下方走行，并汇入锁骨下静脉。大多数情况下，颈横静脉注入锁骨下静脉内侧段，有 1/3 的患者颈横静脉可能注入颈外静脉的下部。

　　副神经在分支支配胸锁乳突肌后也提供斜方肌的运动神经支配。C2~C4 段神经在斜方肌的神经支配方面也有作用，但是，这种额外的神经支配的具体属性还不能确定。

◆ 上斜方肌皮瓣

　　对于没有超过中线的颈后外侧损伤而言，上斜方肌皮瓣是一种非常可靠的组织缺损修复材料。在关于上斜方肌皮瓣的文献回顾中，没有发现任何皮瓣移植完全失败的例子。笔者发现它非常可靠，因为在超过 30 个病例中没有皮瓣部分或者完全坏死的情况发生[2]。

　　上斜方肌皮瓣的皮肤和肌肉常设计成半岛状，并以后正中线为蒂进行移植。但是，被覆于斜方肌外侧面的岛状皮肤也可用于移植。上斜方肌皮瓣的血供主要来自棘突旁穿支，也有一部分来自枕动脉。上斜方肌皮瓣在所有斜方肌皮瓣中较为独特，因为它的血供不受先期根治性颈清扫术中切断颈横血管的影响。实际上，当颈横血管事先被阻断时，该皮瓣远端部分的血供可能会通过一种延迟机制得以增强。

　　这种假设的依据是血管体区概念。Taylor 等[24]认为这种延迟现象是由于邻近血管体区的源动脉被阻断，导致串联的血管体区间的扼流血管完全开放所致。假说认为在没有延迟的正常情况下，只能捕获一块邻近的血管体区，但是曾经被隔离的血管体区除外。根据这一假说可将上斜方肌皮瓣划分为不同的血管体区。斜方肌瓣的以后正中线为蒂的主要血管体区由棘突旁穿支供血，邻近的覆盖其侧面肌肉的血管体区由颈横血管供血。最后，依次排列的第三血管体区，或者说是曾被隔离的、覆盖于三角肌的血管体区，由胸肩峰动脉的一个分支供血(图 2-3)。在根治性颈清扫术中，随着颈横血管的阻断，3 个血管体区之间的扼流血管开始扩张，并形成了一个更有利的压力差。在压力差的作用下，棘突旁穿支血管供应的中间血管体区能够可靠地捕获覆盖于三角肌的皮肤[2,24]。

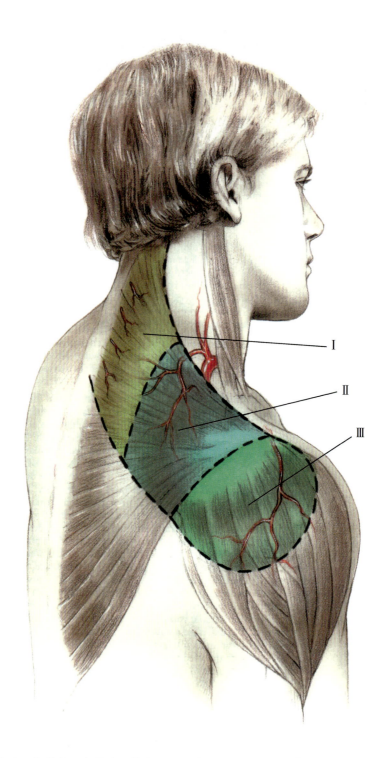

图 2-3　上斜方肌皮瓣的血管体区。上斜方肌皮瓣主要依靠从颈后区域穿出的棘突旁穿支血管供血。主要的血管体区（Ⅰ）用黄色标示，邻近的依靠颈横动脉供血的血管体区（Ⅱ）用蓝色标示。最后，该系列中的第三血管体区（Ⅲ），即曾经被隔离的血管体区，由三角肌的主要供血血管——胸肩峰系统的一个分支——供应。阻断颈横动脉可打开分隔3个血管体区的扼流血管导致被覆于三角肌的皮肤出现延迟现象。通过改善中间区域的血流动力学压力梯度，可以更可靠地获取该系列中的第三血管体区。

上斜方肌皮瓣的主要用途是修复颈后部及侧面的皮肤创伤。根治性颈清扫术后移植该皮瓣不仅安全，而且不会引起进一步的功能缺损，因为该肌肉已被去神经化。它非常适用于覆盖重度辐射伤，包括那些颈动脉暴露的创伤。上斜方肌肌皮瓣在局部肌皮瓣中的独特性在于其蒂在上方，因此，不像其他局部肌皮瓣那样容易受到重力的牵引而牵离移植床。将上斜方肌皮瓣沿着它的整个路径嵌入缺损部位，虽然这样做需要切除其间的皮肤，但可提高"棘手创伤"的治疗成功率。用该肌皮瓣包裹颈部的美容效果较差，但是这可因伤口愈合几率的提高而得到补偿。另外，常常需要皮肤移植来关闭供区。对耳廓下方的"狗耳朵"畸形进行二次修复也常常是必要的。

◆ 外侧岛状斜方肌皮瓣

外侧岛状斜方肌皮瓣是 3 种斜方肌肌皮瓣中可靠性最低的，因为它的旋转弧依赖于颈横动静脉便利的解剖及精确的游离。探查颈后三角必不可少，以便准确估计这些血管的适合程度。因为该肌皮岛完全依赖于营养血管蒂，没有可替代的次级静脉通道作为流出通路，而这种情况可能发生于一块未与肌肉完全分离的肌皮瓣，因此，有通畅的颈横静脉与颈横动脉伴行是该皮瓣移植的必要条件。根治性颈清扫术后，两根血管均存在的可能性很小，因此，外侧岛状斜方肌皮瓣与下斜方肌岛状肌皮瓣均不能在曾接受根治性颈清扫术的患者中使用。

外侧岛状斜方肌皮瓣主要用于颈外侧与颈前的体表创伤的修复。它也可以用于咽和口腔黏膜损伤的修复。Panje[21]描述了外侧岛状皮瓣的一种延伸形式，他将其归类为斜方肌肌皮岛皮瓣。在这个设计中，一小块肌岛被用做一块延伸的皮岛的载体。该皮岛是在指向腋窝方向的斜方肌的下外边缘外侧切取的。该皮瓣的优点是能够切取大面积的薄皮肤，改善旋转弧度而不完全妨碍肩部的功能[18]。

Ryan 等[23]描述了外侧岛状斜方肌皮瓣的一种新用途，即将其用于各种原因导致面瘫时面部运动功能的重建。这种外科技术涉及将斜方肌有神经支配和血管分布的一部分移植到面瘫的一侧。移植的肌肉被嵌入口角和颞筋膜。在一些病例中，血管蒂长度不足以到达损伤处，此时不能使用带蒂肌瓣，可以改成游离肌瓣。通过移植带有神经支配的肌皮瓣，该技术也可用于复合颊部损伤的修复。只要维护副神经功能的完整，就不会有去神经萎缩的情况发生。然而，此项技术的缺点是患者的面部运动需要其有意识地拉紧同侧肩膀。

◆ 下斜方肌岛状肌皮瓣

下斜方肌岛状肌皮瓣的皮瓣设计在斜方肌的下部，位于椎骨和肩胛骨内侧缘之间。将患者置于侧卧位，并内收和内旋同侧手臂以增加肩胛骨内侧缘和后正中线之间的距离，有利于切取该皮瓣。皮瓣设计的下界或多或少存在争议，有学者报道可靠的皮肤血管分布可达肩胛骨下缘以下 15cm[22]。

关于该皮瓣远端安全距离如何，血管体区的概念可为我们提供一些观点。依据斜方肌的血供可将其分为 3 个独立的血管体区。颈横动脉供应斜方肌头端外侧面的血管体区；颈部棘突旁穿支血管供应斜方肌头端内侧的血管体区；斜方肌的下部由肩胛背动脉供应，肩胛背动脉在大菱形肌的上缘进入斜方肌的深面。那些延伸超出斜方肌下

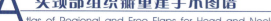
缘的皮瓣进入了背阔肌的血管体区,该区域的背阔肌由肋间动脉供血(图 2-4)[24]。

将血管体区概念的基本原理应用于下斜方肌岛状肌皮瓣,该皮瓣的安全下界就变得非常清晰。当该皮瓣延伸超出肩胛骨下缘,即进入背阔肌的内侧血管体区,此时该皮肤的下部所在的血管体区非常接近肩胛背动脉供应的血管体区。如果肩胛背动静脉保存完好,那么覆盖于背阔肌血管体区的皮肤应该能很容易地切取。有人尝试不经过延迟就切取曾经被隔离的血管体区的皮肤,常常会遭遇并发症。尽管缺血的发生率增加,但笔者和其他学者已经成功地移植了远端皮瓣。另外,通过切取相邻的肩胛背动脉及肩胛背静脉的血管体区,仅以颈横动静脉为蒂就可以轻易地移植一块没有超过斜方肌范围的皮岛[24]。

通常情况下,如果皮瓣位于颈横动脉和肩胛背动脉的血管体区范围内,笔者并不保留肩胛背动脉血管蒂。然而,如果遇到粗大的肩胛背动脉,可以用微血管夹夹住肩胛背动脉造成暂时性闭塞。术者可以通过观察远端皮肤出血的颜色和质量来决定是否需要保留肩胛背动脉血管蒂[25]。因为保留肩胛背动脉会严重限制旋转弧度,通过袖套状切取该血管任意一侧的一块小菱形肌可以游离血管蒂并增加旋转弧度。如果实施该操作,肩胛背动脉的远端必须被结扎(图 2-20)。

下斜方肌岛状肌皮瓣巨大的旋转弧度使它成为 3 种斜方肌皮瓣中用途最多的一种。与外侧岛状皮瓣相似,仅以位于颈后三角的颈横动静脉为蒂即可游离全部肌肉。在常规使用该皮瓣修复头颅外侧、面中部、颈部及口腔缺损的过程中,我们还没有发现如此广泛分离的必要性。除了良好的旋转弧度,该皮瓣的主要优点是相对于其他局部肌皮瓣来说组织更薄、更柔韧,而且供区创面是最小的。仅仅切取将皮肤移植到缺损处所必需的那部分肌肉可保留上部斜方肌纤维的功能。下斜方肌岛状肌皮瓣的主要缺点是必须将患者置于侧卧位。该皮瓣最适用于头颅外侧和面颊损伤需要重建的患者,因为,这些部位病灶的切除也可在侧卧位完成。

◆ 斜方肌骨肌皮瓣

虽然 Conley[4] 和 Dufresne 等[8] 报道过带有部分锁骨的斜方肌皮瓣移植,但是,最常见的移植骨段是肩胛冈。尸体注射研究表明颈横动脉供应肩胛冈的骨膜循环。在保留肩峰从而使肩膀和上臂的功能障碍降至最低的情况下,大约可以切取 10~14cm 的骨质[15]。外侧岛状皮瓣设计是转移肩胛冈的最有效方法。虽然利用上斜方肌皮瓣进行骨移植也是可行的,但却受到了它所能到达的距离以及与肩胛骨相关的皮肤定位的灵活性的限制。转移的肩胛冈的血供质量与利用胸大肌皮瓣转移血管化肋骨大致相仿。

含骨的复合游离皮瓣有几个独特的优点利于其应用于口颌部的修复,具体如下:①有丰富的血管供应骨瓣;②骨与软组织相对灵活的关系有利于更为精确地恢复口颌部正常的解剖与功能;③在用于包括纤维软骨联合和对侧躯体在内的缺损修复时,可以完全自由地放置骨瓣。

◆ 潜在的缺陷

这三种斜方肌皮瓣都存在可能导致移植失败的潜在问题。如果需要关闭的缺损范围不超过前正中线,并且充分考虑到它有限的旋转弧度,那么上斜方肌皮瓣可能是问

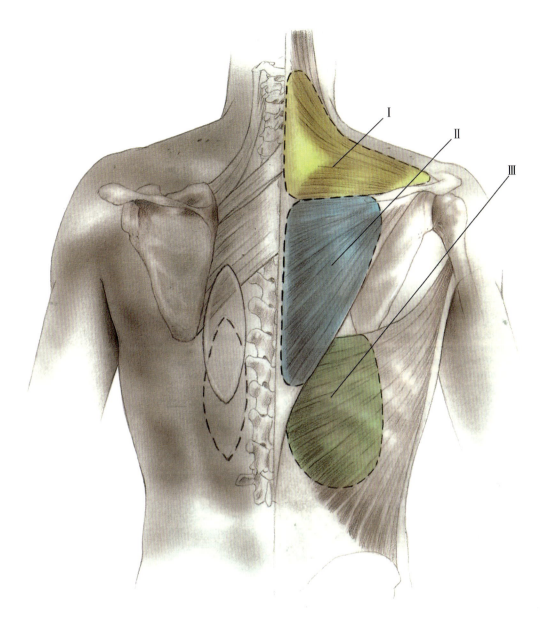

图2-4　斜方肌血管体区。斜方肌的主要血管体区在颈横动脉(Ⅰ)与肩胛背动脉(Ⅱ)之间分开。颈横动脉的主要血管体区被进入斜方肌头部内侧区域的棘突旁穿支血管共享。血管体区(Ⅰ)和血管体区(Ⅱ)之间的间隙即为大、小菱形肌之间潜在的间隙,来自肩胛背动脉的血供通过它进入斜方肌的深面。在获取下斜方肌外侧岛状肌皮瓣时,皮岛的位置可能向尾端延伸超过斜方肌下缘进入背阔肌区域(Ⅲ)。由进入背阔肌的棘突旁穿支血管供血的该系列中的第三血管体区,如有肩胛背动脉供血,即可由斜方肌皮瓣可靠地获取该血管体区。然而,如果肩胛背血管被阻断,皮瓣仅以颈横动脉为蒂,该系列中的第三血管体区的可靠性降低。这可以部分解释笔者在获取该皮瓣时所遇到的一些变异,以及文献报道中对有关该皮岛可靠性的质疑。图中左侧所示为两个不同的皮岛。实线所指是一块理论上认为可以轻易地被颈横动脉捕获的皮瓣,这是因为它完全位于邻近的血管体区(Ⅱ)范围内。虚线所示为部分位于下部斜方肌表面,并延伸到背阔肌范围的皮岛。皮岛越靠近尾端旋转弧度越大。然而,更靠近尾端皮肤的可靠移植需要保留肩胛背动脉。该移植方法的缺点是需要袖套状切取一部分小菱形肌方能获得足够的旋转弧度,其优点是可以保留斜方肌上部肌纤维,从而有助于稳定肩胛并维持它的功能。在切取超过肩胛骨下界5cm以上的皮瓣时,笔者通常采用暂时性微血管夹阻断肩胛背血管,并观察皮岛的血供情况来决定阻断血流是否安全。

题最少的。

外侧岛状斜方肌皮瓣的切取在技术层面上相对容易,但为了确定颈横动静脉的解剖是否适合皮瓣转移,必须仔细探查颈后三角。不能识别与仔细地分离颈横动脉及颈横静脉将导致不可避免的失败。由于颈横静脉经由肩胛舌骨肌后腹部的表面汇入颈外静脉,因此,它们可能处于危险之中,所以应当特别留意加以保护。当解剖这一区域时,必须寻找这两个静脉血管以防止无意造成的损伤[9]。

切取下斜方肌岛状肌皮瓣操作中最常见的错误是未能在大小菱形肌表面分离提起斜方肌,通过识别下部斜方肌的外缘能够最大限度地完成分离提起斜方肌的操作。斜方肌深面的精细解剖使得外科医生能够识别大菱形肌横向走行并嵌入肩胛骨内侧缘的肌纤维。Krespi 等[10]描述了一种菱形肌斜方肌联合皮瓣,据报道该皮瓣可以增强其被覆皮肤的血供,提供更大的体积,并支持转移肩胛骨内侧缘的血管化骨。毫无疑问,血供的增加是通过在菱形肌深面进行解剖,从而包含了肩胛背系统的结果。然而,是否切取大菱形肌对于最终目标的实现并非至关重要。在皮瓣中融入薄薄的菱形肌所增加的组织块体积在去神经萎缩发生之后是微不足道的。最后,肩胛骨内侧缘为一薄骨,并不适用于下颌骨的功能重建。由于内侧肌群的完全破坏所造成的翼状肩的发生超过了该皮瓣设计的有限的益处。

在使用下斜方肌岛状肌皮瓣的大量病例中[24],由部分或者完全皮瓣坏死所造成的并发症的发生率为 0[14]~57%[5],因此该皮瓣被认为是一种不可靠的修复技术。解释这些并发症,必须与各自使用的皮瓣设计联系起来。Mathes 和 Stevenson[14]使用下斜方肌岛状肌皮瓣修复 13 处后颈部和颅部的创伤,并发症发生率为 0。虽然他们分离出了肩胛背蒂[114],但是,后颈部和颅部创伤所需的旋转弧度允许将该皮岛放置于远端肌肉之上,并不需要对肌肉进行较多的分离。Cummings 等[5]报道的皮瓣坏死发生率达 57%。虽然这些学者提及他们在一些患者中使用了超过斜方肌下缘的远端蒂皮瓣,但是,他们并没有分析患者的并发症与这种远端蒂皮瓣设计的关系。

由 Urken 等[25]报道的包含 45 例下斜方肌岛状肌皮瓣移植的大型病例研究中,主要并发症(定义为皮瓣损失超过 20%)的发生率为 6.5%,次要并发症(定义为皮瓣损失不超过 20%)发生率相似,也为 6.5%。在该研究中没有一例保留肩胛背蒂[115]。大多数患者皮瓣[116]的下缘没有超过肩胛缘以下 5cm。值得注意这样一个事实,在先期实施了颈淋巴清扫术的一侧进行皮瓣移植,除一例患者外,其余患者均发生了皮瓣坏死。该结果表明,先期根治性颈清扫术应该视为应用同侧下斜方肌岛状肌皮瓣的禁忌证。

供区很少出现非常严重的问题。但是,血清肿的形成很常见,推荐进行长期的负压引流。

组织瓣采集技术

- 上斜方肌皮瓣

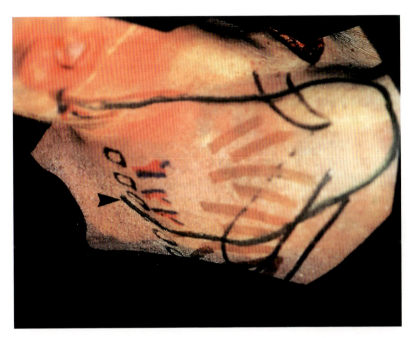

图 2-5　上斜方肌皮瓣以下颈部的棘突旁穿支血管为蒂。已在斜方肌的上部勾勒出该皮瓣的轮廓，该皮瓣前方切口位于斜方肌的前边缘，后方切口为与前方切口平行的横向切口。皮瓣的宽度部分地取决于创面及容纳数个穿支血管所需的宽度。上斜方肌皮瓣的旋转弧度受其后下方附着的限制（箭头所示）。旋转弧度可以通过向头端延长切口越过中线而得到改善，这种由 Panje[21] 提出的改进方法有助于增加该皮瓣的长度。该皮岛的远端可以延长至肩峰以外数厘米。从笔者的经验来看，该皮瓣非常可靠，超过斜方肌远端外侧 8~10cm 范围的随机皮肤可以安全地容纳进来。

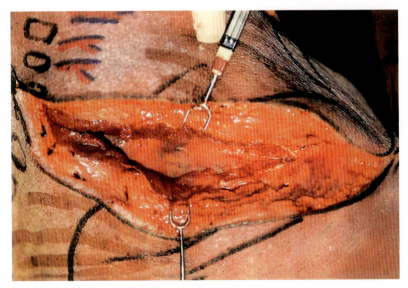

图 2-6　后方切口需要切开皮肤和斜方肌。为了达到合适的解剖深度，斜方肌在肩胛冈上牢固的附着必须被切断。在此解剖区域会遇到颈横动静脉，需将它们结扎并切断。解剖的深面位于斜方肌与冈上肌之间。在该解剖层面的内侧提起斜方肌，使其与肩胛提肌及小菱形肌分开。

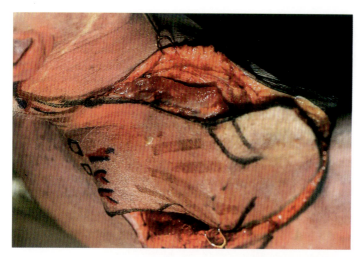

图2-7 皮瓣前方切口与斜方肌前缘一致。沿着三角肌筋膜表面提起皮岛的远端部分。在接近斜方肌外侧面的时候，加深解剖层面以容纳斜方肌。沿着前边界进行解剖时也会遇到颈横动静脉，必须结扎后切断。

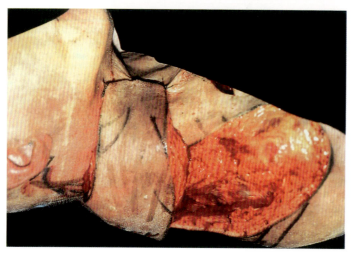

图2-8 上斜方肌皮瓣的旋转。该皮瓣可以用于关闭那些没有超过颈前中线的创伤。供区的关闭通过广泛的皮下分离实现。在大多数情况下，需要皮肤移植以覆盖创面。通过减张缝合以减少创面的面积，从而可以降低所需移植皮肤的面积。

● 外侧岛状斜方肌皮瓣

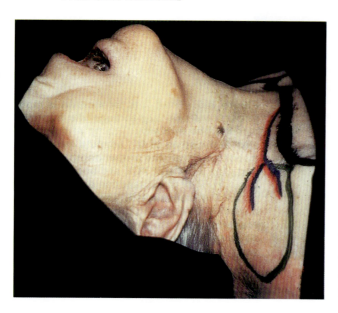

图2-9 外侧岛状斜方肌皮瓣将皮岛设计于上部斜方肌的外侧面，此处是斜方肌嵌入锁骨及肩胛骨的肩峰之处。在斜方肌嵌入锁骨外侧1/3的地方标示出斜方肌前缘，皮岛可以设计于斜方肌边界附近，其随机部分可以延伸到更远的地方。该皮瓣的尺寸受到这一区域冗余组织的限制，这种限制使得一期关闭创面成为可能。

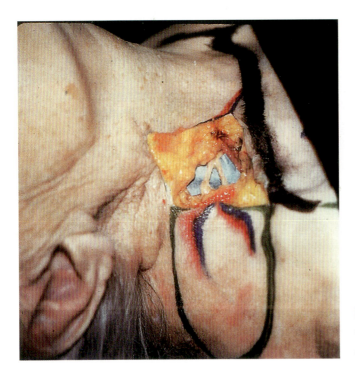

图 2-10　解剖从显露颈后三角的下方开始，仔细探查锁骨上窝以确认颈横动静脉。颈清扫术同时采用外侧岛状皮瓣时，要特别留意保护颈横静脉。

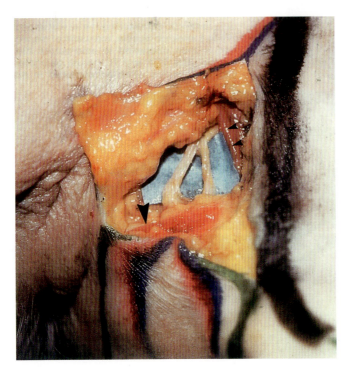

图 2-11　已经确认斜方肌前缘（大箭头所示），肩胛舌骨肌后腹也已分离（小箭头所示）。颈横动脉沿着颈后三角底部走行。相对于肩胛舌骨肌和颈横动脉，颈横静脉的位置可能更表浅。在血管解剖结构已经明确，且术者已经确定颈横动静脉没有与臂丛根部缠结在一起之后进行皮岛周围的切口。颈横动静脉在斜方肌前缘的进出部位的变异要求皮岛的位置做相应的改变，以保证它位于血管蒂的中央。在勾勒出皮岛的轮廓之后，环形切开皮肤、皮下组织及斜方肌。

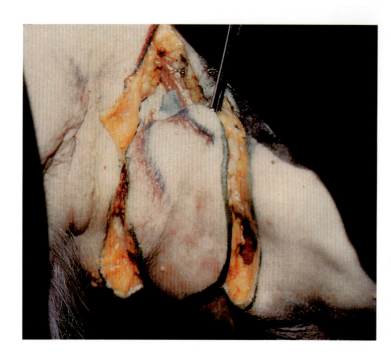

图 2-12　外侧岛状皮瓣的游离已经完成。当做皮瓣远端切口时,必须将沿着斜方肌更尾端下行的颈横动静脉末端结扎。肩胛背动脉可能作为颈横动脉的一个分支出现。因为肩胛背动脉走行于肩胛提肌深面,因此,肩胛背动脉必须结扎后切断。

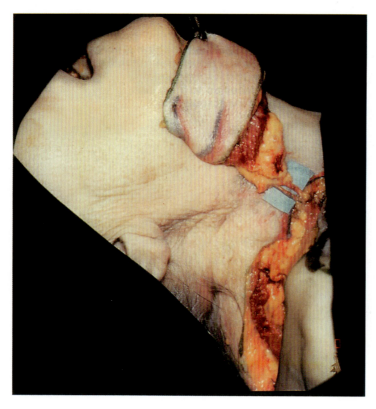

图 2-13　皮瓣已经移植到受区。在颈后三角内侧进一步分离血管可以获得更大的皮瓣游离度。广泛分离及分层缝合以处理供区创面。

● 下斜方肌岛状肌皮瓣

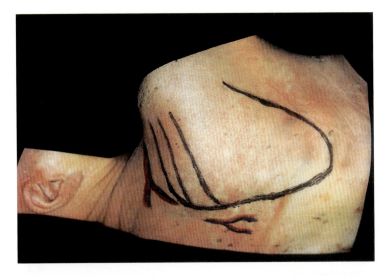

图 2-14　肩胛骨和颈横动脉的大体位置已经在背部勾勒出来。颈横动脉在斜方肌深面越过肩部。肩胛背动脉沿着肩胛骨内缘进入斜方肌深面。同侧手臂的内收和内旋有助于将肩胛骨向外牵拉，从而扩大肩胛骨和后正中线之间的空间。

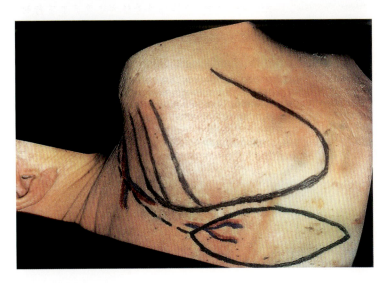

图 2-15　已经在肩胛骨内侧缘与后正中线之间勾勒出皮岛的轮廓。皮岛的下缘能够可靠地延伸至肩胛骨下缘以下 5cm。

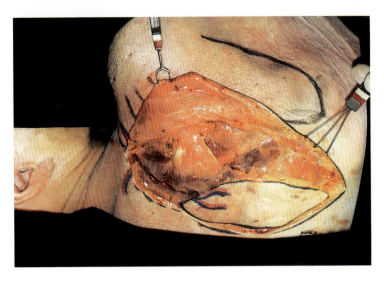

图 2-16　解剖从切开皮岛开始，随后从皮岛近端开始做一个指向颈后三角的垂直切口。切口直至斜方肌平面，然后分离提起皮瓣内外两侧以完全显露斜方肌。

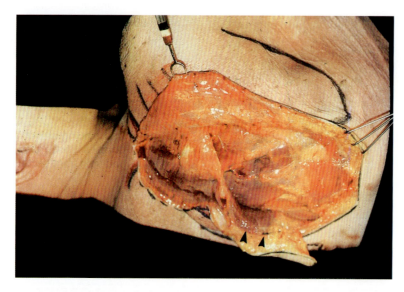

图 2-17　已经确认斜方肌外侧缘（箭头所示），并与被覆皮岛一起于斜方肌和菱形肌之间分离提起。

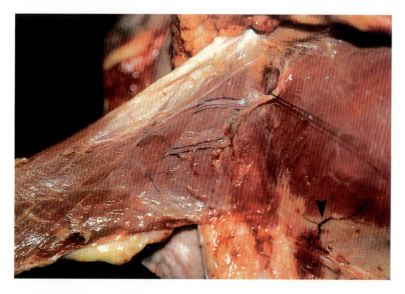

图 2-18　为了从远到近游离斜方肌，将附着于椎骨棘突的肌肉锐性切断。棘突旁穿支血管（箭头所示）须结扎后切断。肩胛背血管蒂用缝线缠绕。

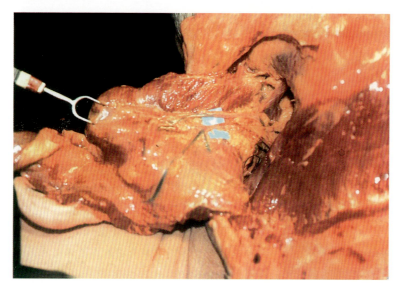

图 2-19　在大小菱形肌相接的地方，可看到肩胛背动脉和肩胛背静脉进入斜方肌的深面。

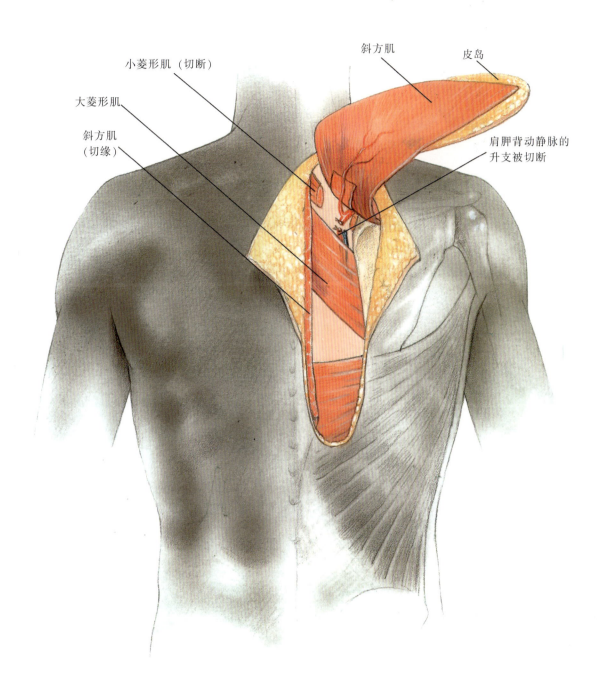

小菱形肌（切断）

斜方肌

皮岛

大菱形肌

斜方肌
（切缘）

肩胛背动静脉的
升支被切断

图 2-20　如果希望保留肩胛背动脉和肩胛背静脉,斜方肌需要更进一步的游离以达到供区,并进行菱形肌深面的解剖以切断肩胛背血管蒂的末端分支。小菱形肌须做袖套样切除从而方便肩胛背动脉和肩胛背静脉的游离。

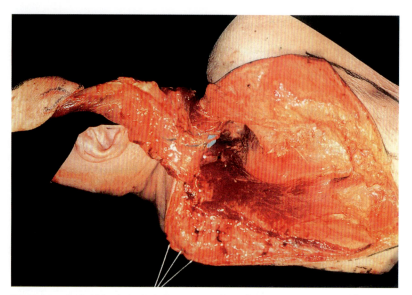

图2-21 袖套样切除小块小菱形肌后，肩胛背动脉得以保留。随着进一步向近端解剖，可以看到位于斜方肌深面的颈横动静脉。保留这两个血管蒂从而保证肌肉远端部分的血供是可能实现的，这取决于缺损区的具体位置所在。如果用微血管夹暂时阻断肩胛背动脉而不会干扰远端皮岛的血液循环，就可以结扎并切断肩胛背动脉。通过切断斜方肌于肩胛冈及椎骨的内侧附着，可以增加该皮瓣的旋转弧度。该皮瓣已经完全被游离，从其与耳廓的相对位置关系可以看出该皮岛可以转移至头部的距离。广泛的皮下分离对于供区的关闭来说至关重要。必须放置负压引流，且出口置于腋中线上。

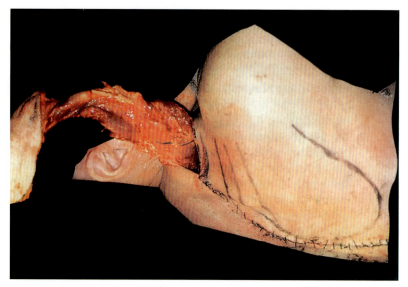

图2-22 供区的关闭已经完成。通过供区与受区之间的皮下隧道把肌蒂送到缺损处。在某些情况下，斜方肌的外置可能更可取，此时，肌肉需在约2~3周后二期切断。

参考文献

[1] Ariyan S. One-stage repair of a cervical esophagostome with two myocutaneous flaps from the neck and shoulder. *Plast Reconstr Surg*, 1979, 63:426.

[2] Aviv J, Urken ML, Lawson W, Biller HF. The superior trapezius myocutaneous flap in head and neck reconstruction. *Arch Otolaryngol Head Neck Surg*, 1992, 118:702.

[3] Baek SM, Biller HF, Krespi YP, Lawson W. The lower trapezius island myocutaneous flap. *Ann Plast Surg*, 1980, 5:108-114.

[4] Conley J. Use of composite flaps containing bone for major repairs in the head and neck. *Plast Reconstr Surg*, 1972, 49:522.

[5] Cummings C, Eisele D, Coltrera M. The lower trapezius myocutaneous island flap. *Arch Otolaryngol Head Neck Surg*, 1989, 115:1181.

[6] Demergasso F. The lateral trapezius flap. Presented at the Third International Symposium of Plastic and Reconstructive Surgery, New Orleans, Louisiana, April 29-May 4, 1979.

[7] Demergasso F, Piazza M. Colgajo cutaneo aislada a pediculo muscular en cirugia reconstruction por cancer de cabeza y cuello: tecnica original. The 47th Congreso Argentine de Cirugia Forum de Investigaciones. *Rev Argent Chit*, 1977, 32:27.

[8] Dufresne C, Cutting C, Valouri F, Klim M, Colen S. Reconstruction of mandibular and floor of mouth defects using the trapezius osteomyocutaneous flap. *Plast Reconstr Surg*, 1987, 79:687.

[9] Goodwin WJ, Rosenberg G. Venous drainage of the lateral island trapezius musculocutaneous island flap. *Arch Otolaryngol Head Neck Surg*, 1982, 108:411.

[10] Krespi Y, Oppenheimer R, dud Flanyer J. The rhombotrapezius myocutaneous and osteomyocutaneous flaps. *Arch Otolaryngol Head Neck Surg*, 1988, 114:734.

[11] Maruyama Y, Nakajima H, Fujino T, Koda E. The definition of cutaneous vascular territories over the back using selective angiography and the intra-arterial injection of prostaglandin E₁: some observations on the use of the lower trapezius myocutaneous flap. *Br J Plast Surg*, 1981, 34:157.

[12] Mathes S, Nahai F. Muscle flap transposition with function preservation: technical and clinical considerations. *Plast Reconstr Surg*, 1980, 66:242.

[13] Mathes S, Nahai F. Clinical Applications for Muscle and Musculocutaneous Flaps. St. Louis: CV Mosby, 1982:50.

[14] Mathes S, Stevellson T. Reconstruction of posterior neck and skull with vertical trapezius museulocutaneous flap. *Am J Surg*, 1988, 156:248.

[15] Maves M, Phillippsen L. Surgical anatomy of the scapular spine in the trapezius-osteomuscular flap. *Arch Otolaryngol Head Neck Surg*, 1986, 112:173.

[16] McCraw JB, Dibbidl DG. Experimental definition of independent myocutaneous vascular territories. *Plast Reconstr Surg*, 1977, 60:212.

[17] Mutter J. Cases of deformities of burns, relieved by operation. *Am J Med Sci*, 1842, 4:66.

[18] Netterville J, Panje W, Maves M. The trapezius myocutaneous flap: dependability and limitations. *Arch Otolaryngol Head Neck Surg*, 1987, 113:271.

[19] Netterville JL, Wood D. The lower trapezius flap: vascular anatomy and surgical technique. *Arch Otolaryngol Head Neck Surg*, 1991, 117:73.

[20] Nichter L, Morgan R, Harman D, et al. The trapezius musculocutaneous flap in head and neck reconstruction: potential pitfalls. *Head Neck*, 1984, 7:129.

[21] Panje WR. The island (lateral) trapezius flap. Presented at the Third International Symposium of Plastic and Reconstructive Surgery, New Orleans, Louisiana, April 29-May 4, 1979.

[22] Rosen H. The extended trapezius musculocutaneous flap for cranio-orbital facial reconstruction. *Plast Reconstr Surg*, 1985, 75:318.

[23] Ryan R, Waterhouse N, Davies D. The innervated trapezius flap in facial paralysis. *Br J Plast Surg*, 1988, 41:344.

[24] Taylor GI, Palmer JH, McManamny D. The vascular territories of the body (angiosomes) and their clinical applications. In: McCarthy JG, ed. Plastic Surgery. vol. 1. Philadelphia: WB Saunders, 1990:329.

[25] Urken ML, Naidu R, Lawson W, Billet HF. The lower trapezius island musculoeutaneous flap revisited. Report of 45 cases and a unifying concept of the vascular anatomy. *Arch Otolaryngol Head Neck Surg*, 1991, 117:502.

[26] Zovickian A. Pharyngeal fistulas: repair and prevention using mastoid-occiput based shoulder flaps. *Plast Reconstr Surg*, 1957, 19:355.

第 3 章

胸锁乳突肌

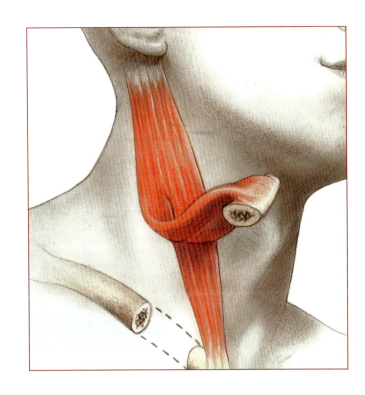

Mark L. Urken, M.D.
Hugh F.Biller, M.D.

　　1908 年 Jiano[19]首次报道将胸锁乳突肌应用于头颈部重建,他将胸锁乳突肌转位至面部以治疗面瘫。Schottstaedt 等[32]应用胸锁乳突肌为一名因脊髓灰质炎导致三叉神经支配区麻痹的儿童替代修复咬肌。Dingman 等[10]和 Hamacher[14]也进行了相关报道,他们转移一段带有完整的运动神经和血供的胸锁乳突肌以替代修复先天性缺损或瘫痪的咬肌。目前公认 Owens[28]于 1955 年最先报道了以胸锁乳突肌为蒂的肌皮瓣。他转移了一块以上部胸锁乳突肌为蒂的肌皮瓣,但是保留了乳突区皮肤的广泛附着(图 3-1)。Owens 整合了颈阔肌与胸锁乳突肌以增强该处皮肤的血供。Bakamjian[4]改良了 Owens 皮瓣,他将皮肤范围延伸至锁骨下。Littlewood[23]报道了应用扩展的胸锁乳突肌皮瓣的经验, 并发现了枕动脉及耳后动脉对胸锁乳突肌血供的重要作用。业界公认 O'Brien[27]首次转移了以上部胸锁乳突肌为蒂覆盖于颈根部的皮岛(图 3-2)。最后, Ariyan[2-3]证实了胸锁乳突肌下部的血供来自甲状颈干,并且成功地移植了蒂在下方的胸锁乳突肌皮瓣(图 3-3)。

　　胸锁乳突肌皮瓣虽然被广泛研究但并未被广泛应用。该皮瓣在肿瘤学领域受到了质疑,争议的焦点在于存在区域性淋巴结转移时保留胸锁乳突肌的安全性。胸锁乳突肌皮瓣有限的体积限制其只能应用于较小的缺损。最后,胸锁乳突肌皮瓣还因为皮岛的不稳定性及皮瓣转移后颈部的轮廓畸形而受到指责。这些问题将在本章进行讨论。

　　胸锁乳突肌是一块起源于胸骨柄及锁骨内侧的扁柱形肌肉,该肌肉在颈部斜行向

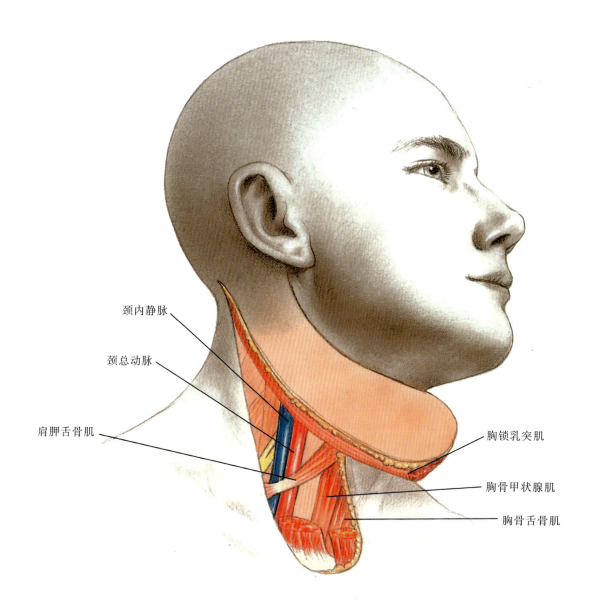

颈内静脉

颈总动脉

肩胛舌骨肌

胸锁乳突肌

胸骨甲状腺肌

胸骨舌骨肌

图 3-1 最初的胸锁乳突肌肌皮瓣由 Owens [28] 设计，其上方在乳突水平有广基的附着，包含了胸锁乳突肌及颈阔肌。Bakamjian [4] 改良了这种设计，他将皮岛延伸至锁骨下方。

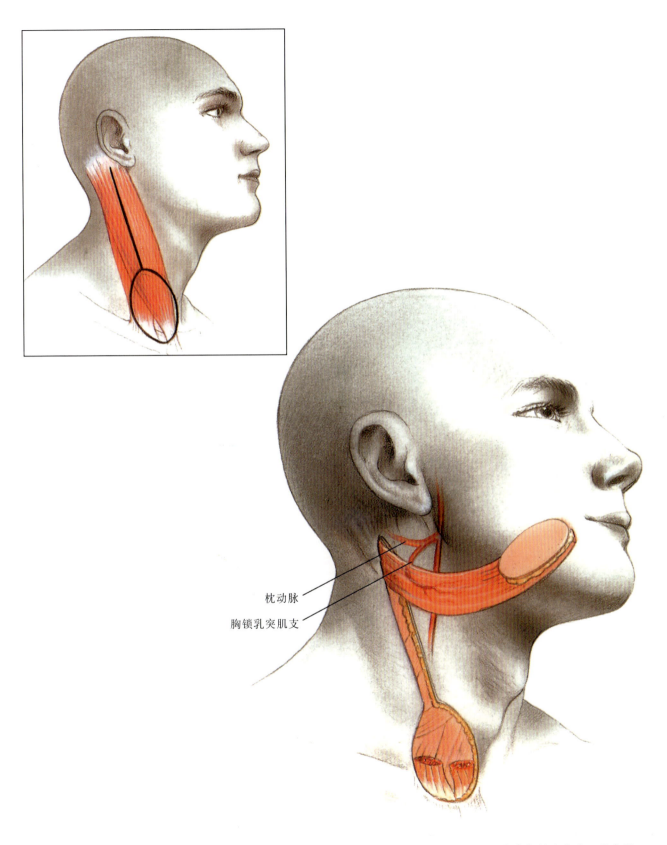

枕动脉

胸锁乳突肌支

图 3-2　以胸锁乳突肌上部为蒂的岛状肌皮瓣转移颈根部覆盖于胸锁乳突肌下 1/3 及锁骨内侧的皮肤。该皮瓣的主要血供来自耳后动脉、枕动脉及甲状腺上动脉。

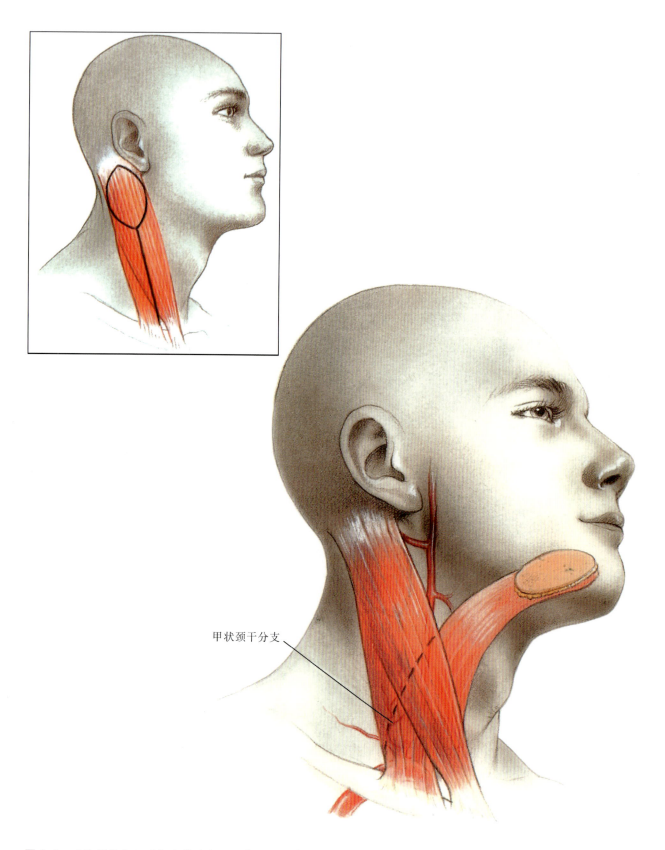

甲状颈干分支

图 3-3 以胸锁乳突肌下部为蒂的岛状肌皮瓣转移覆盖于胸锁乳突肌上 1/3 的部分皮肤。该皮瓣的主要血供来自甲状颈干及甲状腺上动脉。

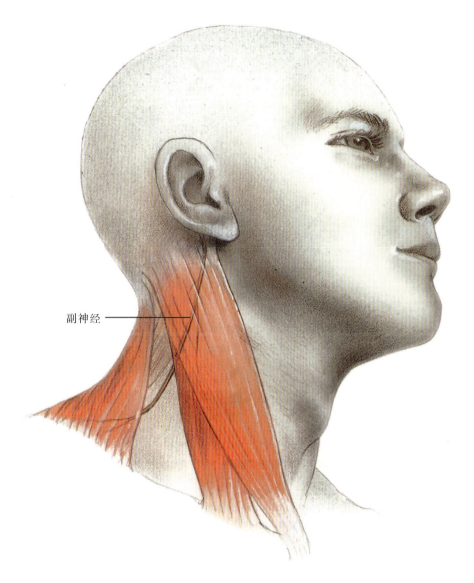

副神经

图 3-4 胸锁乳突肌起于胸骨柄及锁骨的内侧，止于乳突及上项线。副神经为胸锁乳突肌及斜方肌提供神经支配。

上止于乳突和上项线(图 3-4)。胸锁乳突肌的收缩可引起头的倾斜,使耳朵向同侧肩膀靠拢。颈深筋膜的浅层分两个部分覆盖于胸锁乳突肌的上下表面[16]。

◆ 组织瓣的设计与应用

在本章的引言中已概述了自 Owens[28]引入以上方为蒂的广基胸锁乳突肌皮瓣以来的皮瓣设计的演变。以上方及下方为蒂的岛状皮瓣是目前最常用的胸锁乳突肌皮瓣设计。虽然 Bakamjian[4]和 Littlewood[23]将以胸锁乳突肌上部为蒂的"半岛状皮瓣"的皮肤范围扩展至锁骨下,但是,几乎没有报道表明当皮瓣以皮岛形式切取时能够达到如此大的尺寸。除了转移肌皮单位以外,还有很多报道利用胸锁乳突肌转移锁骨骨膜[12,36-37],以及利用部分锁骨以修复下颌骨[5,35]。

Alvarez 等[1]于 1983 年报道了裂层胸锁乳突肌肌皮瓣的使用，他们详细讨论了供区轮廓畸形的问题。胸锁乳突肌整个肌腹的移位会造成有碍美观的颈中部隆起及下颈部凹陷。Alvarez 等描述了一组将胸锁乳突肌胸骨头或锁骨头转移至受区的病例，他们提醒，胸锁乳突肌的纵向分割只能切开其肌腹纵向长度的 2/3 左右。

在转移胸锁乳突肌时保留其血液及神经供应使得该皮瓣可用于解决运动功能重建的问题。Jiano[19]早期报道的应用该皮瓣重建瘫痪面部的表情活动就是一个这样的例子。O'Brien[27]运用胸锁乳突肌修复下唇的完全阙如，他将皮岛作为下唇的内衬。胸锁乳突肌的运动功能得以保存并被认为对恢复语言能力具有实用价值。在引言中也曾提及应用胸锁乳突肌皮瓣来解决咀嚼肌悬吊的运动功能恢复问题[10,14,31]。最后，Matulic 等[26]报道联合应用胸锁乳突肌瓣及前额皮瓣重建舌切除术后的口腔。前额皮瓣被用做口腔的内衬，胸锁乳突肌被转位以提供舌体的运动。就像很多种旨在恢复运动功能的重建技术一样，肌电图所记录的肌电活动不一定能够转化为协调的功能活动，但有一个例外情况就是在面部重建中已经证实肌肉转位是重建表情活动的有效方法。胸锁乳突肌已经被颞肌和咬肌所代替，因为后两种肌肉有更好的拉力轴以产生对称性微笑。

胸锁乳突肌肌瓣也曾被用于重建腮腺切除术及下颌骨重建术后正常的侧面部轮廓。在下颌骨的二期重建中，Hill 及 Brown[15]采用以上部为蒂的胸锁乳突肌瓣覆盖一块游离的髂骨以获得更令人满意的下面部轮廓。Bugis 等[7]报道了他们应用胸锁乳突肌肌瓣重建 31 例腮腺切除患者面部轮廓的经验。另外，他们也报道曾将胸锁乳突肌肌瓣成功地应用于 2 例术后唾液瘘的患者。尽管有了上述发现，但 Kornblut 等[20-21]进行的更大样本的系列病例报道显示，胸锁乳突肌肌瓣并非预防耳颞综合征的有效方法，结论来自一组 35 例接受腮腺切除术并将胸锁乳突肌转位至腮腺区的患者与只行类似的腮腺切除术但没有肌肉转位的 35 例对照组患者的相互比较。进行肌肉转位是为了干预假定的耳颞综合征机制，即正常情况下本该支配唾液分泌组织的耳颞神经分泌纤维的错向，这些被切断的神经转而支配表皮的汗腺，因而产生"味觉性出汗"。Kornblut 等报道两组患者耳颞综合征的发病率没有差别。

自 Bakamjian[4]首次报道将胸锁乳突肌肌皮瓣用于根治性上颌骨切除术后腭部重建以来，该皮瓣已被应用于修复口腔和咽腔的黏膜缺损。如前所述，Bakamjian 使用了经口腔后部穿过扩展的半岛状皮肌瓣。二期皮瓣断蒂并关闭口腔造口。Ariyan[3]报道了14 例利用以胸锁乳突肌上部或下部为蒂的肌皮瓣修复口腔或咽腔的病例。其中有 7例发生了"部分上皮缺失"，但只有 1 例发展成唾液瘘。作者还报道了口腔裸露区的再上皮化，并且，来自愈合部位的组织活检证实真皮层得以保存。在该报道中，Ariyan 也描述了通过使用前徙皮瓣一期关闭供区缺损，而不是采用植皮技术。关于胸锁乳突肌肌皮瓣的一些其他报道显示了不同程度的皮肤生存能力。Sasaki[31]采用 4 块以胸锁乳突肌下部为蒂及 1 块以胸锁乳突肌上部为蒂的皮瓣来修复口底和扁桃体区。其中以胸锁乳突肌上部为蒂的皮瓣的皮肤完全坏死，以胸锁乳突肌下部为蒂的 4 块皮瓣中的 2块发生部分皮肤坏死。尽管发生了上述并发症，所幸没有一例发生唾液瘘，Sasaki 将其归功于下层胸锁乳突肌的存活。Marx 和 McDonald[24]报道了他们在 8 例接受以胸锁乳突肌上部为蒂的皮瓣移植患者中获得的更好的经验，在这些患者中他们发现离皮瓣末端 2cm 处发生了远端皮肤坏死。作为被报道的 16 例胸锁乳突肌肌皮瓣应用病例的一个子集，这 8 例口腔重建病例也常被用做该组织瓣其他适应证的例证。这些作者强调了保留甲状腺上动脉和静脉血供的重要性，后文将对此进行详细讨论。最后，Ariyan[2] 报道了他利用蒂在上方的胸锁乳突肌肌皮瓣作为内衬，使用上斜方肌皮瓣作为外层皮肤覆盖物封闭颈部食管瘘的方法。

20 世纪 70 年代，即有报道应用由邻近软组织供应的血管化锁骨片段，来解决重建下颌骨部分切除术后的下颌骨连续性这一难题。Siemssen 等[35]提到两则最早应用部分锁骨重建下颌骨的报道，这两则报道可以追溯到 20 世纪初。他们认为 Rydygier[30]最先将包含部分锁骨的骨皮瓣用于移植。随后 Blair[6]描述了包含锁骨和肋骨的复合皮瓣。人们认为 Snyder 等[36]在当时发表的一篇报道更加推广了这一理念，他们利用血管化骨修复颌面部骨缺损，报道了数例以局部皮瓣为蒂的血管化骨移植病例，通过二期手术移植带有表层皮肤的全层或裂层锁骨片段。在这篇报道之后，1972 年 Conley[9]报道了 50 例采用含骨局部皮瓣重建下颌骨的病例。该组病例涉及各种各样的复合皮瓣，包括胸三角肌肩峰瓣、斜方肌–肩胛骨瓣、颞肌–颅骨瓣及胸锁乳突肌–锁骨瓣。尽管根据 Conley 的报道该组病例中有 3 例皮瓣移植完全失败，但是对于每个供区实际采用的皮瓣移植技术几乎没有详细资料。他提醒部分锁骨缺损可能导致潜在的肩部病变，建议实施矢状分离从而只转移外层锁骨。

Siemssen 等[35]报道了 18 例以胸锁乳突肌锁骨头为蒂的裂层或节段锁骨瓣重建下颌骨的患者。虽然主要受区移植了 7 块骨瓣，但是利用一块前额皮瓣或胸三角皮瓣就获得了内衬[11]。在该组病例中 5 例接受裂层锁骨移植的患者发生了严重的并发症，供区和受区均发生了骨折；该组其他患者切取了斜方肌附着处之前的全部锁骨节段（图3–5）。作者报道这些患者很少或几乎没有发生肩部病变。另外，锁骨以胸锁乳突肌锁骨头为蒂，并从该肌肉的胸骨头下方穿过以避免颈部的轮廓畸形。最后，他们探索了移植双侧锁骨前部重建下颌骨次全缺损的可能性，双侧锁骨中间为以两侧胸锁乳突肌为蒂的胸骨柄节段。该组病例中只有一例发生了皮瓣完全坏死。

Barnes 等[5]报道了使用这种锁骨肌瓣进行 4 例一期下颌骨重建及 1 例延期下颌骨重建所取得的成功经验，术后锝扫描证实了新下颌骨的活力。

胸锁乳突肌–锁骨肌瓣也曾被用做喉气管重建术中的刚性支架以纠正狭窄部分。Schuller 和 Parrish[33]报道了成功地应用血管化裂层锁骨移植物为颈部气道提供刚性支架。大约锁骨周长的一半被切下来，并使用一个骨刮匙将其挖空形成一个硬性通道。然后，以游离的黏膜移植物覆盖骨外壳。殊途同归，Tovi 和 Gittot[37]以肌骨膜瓣也获得了类似的结果（图 3–6），以胸锁乳突肌为蒂的锁骨骨膜用于修复 3 例患者的喉和气管的非环形缺损。其中 1 例患者使用了支架。所有 3 例患者均成功地拔除气管插管，随后的内镜随访检查发现上呼吸道重建部位出现了看似正常的呼吸道上皮。Friedman 等[12]在接受气管重建术的狗的身上检查了胸锁乳突肌肌骨膜瓣的状况。6 个月和 9 个月的随访记录显示来自移植骨膜的新骨生长，并且气道保持通畅。

Eliachar 和 Moscona[11]描述了一种使用胸锁乳突肌岛状肌皮瓣修复喉气管狭窄的替代技术。该皮瓣用于狭窄结构切除术后气道的扩大。术后保留"T"形管及喉部支架 4~6 周。

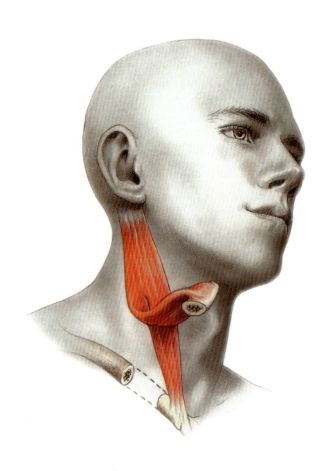

图 3-5 以胸锁乳突肌锁骨头为蒂的锁骨节段可以作为血管化的骨移植物进行移植。

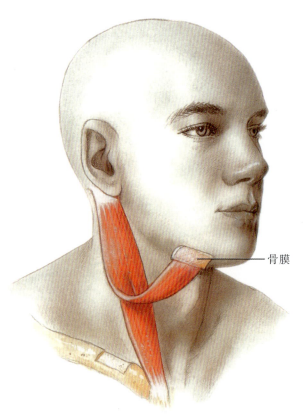

骨膜

图 3-6 胸锁乳突肌肌骨膜瓣可以转移血管化骨膜用于气道重建。

◆ 神经血管解剖

关于胸锁乳突肌及其表面皮肤的血供尚存争议，它是所有用于头颈部重建的皮瓣中最令人困惑的，这也是该皮瓣并未受到广泛关注的原因之一。根据 Mathes 和 Nahai[25] 所制定的分类方法，胸锁乳突肌的血供为Ⅱ型，有一个来自上方枕后动静脉的优势血管蒂以及3个小的血管蒂：耳后动静脉、甲状腺上动静脉及甲状颈干的一个分支(图3-7)。如前所述，胸锁乳突肌的分段血供特性允许其以上部或下部为蒂。胸锁乳突肌的运动支配来自副神经的一个分支，它会继续穿过颈后三角以同时支配斜方肌。来自C2和C3的神经支配对胸锁乳突肌司运动功能还是感觉功能仍然存在争议。

肌皮瓣表面皮肤的成功移植需要保留肌肉的血供并获取从该肌肉浅面穿出的肌皮穿支。胸锁乳突肌与其表面覆盖的颈部皮肤的关系有一定变化，这取决于是否考虑颈根部或乳突尖以下的区域，原因在于颈阔肌，颈阔肌走行于颈浅筋膜下，是一块厚度不等的薄片状肌肉(图3-8)。颈阔肌起源于锁骨下面覆盖于胸大肌和三角肌的肌筋膜之上，它成直角沿颈部斜行至胸锁乳突肌并与之混合嵌入下唇。成对的颈阔肌在颈中线处阙如，在其外侧，它们仅在近颈中部覆盖胸锁乳突肌。因此，胸锁乳突肌的下半段与其表面的皮肤由颈阔肌层分开，而胸锁乳突肌的上半段并没有这样的中间层。这可以通过触摸轻易地感觉到其间的差别，因为下颈部皮肤活动度较高，与之相比，上颈部皮肤与皮下组织相连紧密。

低等动物的颈阔肌仅仅是一层肌纤膜的退化部分。颈部的皮肤紧紧附着在颈阔肌上，并且，长期以来一直认为含有颈阔肌的颈部皮瓣更有活力。正如 Futrell 等[13] 于1978年所报道，颈阔肌被成功地用做颈部皮肤的载体。颈阔肌主要由面动脉的颏下分支供应。随后的报道均显示出了颈阔肌肌皮单位的可靠性[8]。

以胸锁乳突肌上部为蒂的岛状皮瓣的独特之处在于，若想获得成功的结局就需要以较深层的肌肉(胸锁乳突肌)俘获较浅层的肌皮单位(颈阔肌)。在用于头颈部或许也包括身体其他部位的其他任何皮瓣中均没有像胸锁乳突肌皮瓣这样，皮肤的血供必须穿过两层不同的肌肉。胸锁乳突肌头部似乎更适合作为切取皮肤的供区，因为这个部位缺乏中间肌肉层。然而，蒂在下方的胸锁乳突肌皮瓣由于进入肌肉尾端的血管蒂较小，因此存在缺陷。

有关颈部皮肤血供的研究有助于解决这一问题。Jabaley 等[18] 所做的关于源于胸锁乳突肌的颈部皮肤血供的研究是该领域最早期的报道之一。在一系列的尸体解剖中，研究人员发现来自胸锁乳突肌下2/3的肌皮穿支血管极其匮乏。然而，他们确实发现了来自颈横动脉的直接皮支穿过颈阔肌供应锁骨上皮肤。

来自匹兹堡大学的两篇文献报道了一组关于颈部皮肤血供的新鲜尸体研究。一篇关于这两项研究结果的摘要具有启示作用[17,29]。这些研究者证实了 Jabaley 等[18] 的重要发现，很少有来自胸锁乳突肌的肌皮穿支，并且即使存在，那些肌皮穿支也非常细小。研究还证实直接皮支有很多来源，其中最为恒定的包括枕动脉、耳后动脉及甲状腺上动脉。颈外动脉这三个分支为胸锁乳突肌提供营养，而直接皮支为皮肤提供营养。在80%的解剖标本中可以发现一支来自于甲状腺上动脉的较大皮血管，它沿着胸锁乳突肌前缘走行，并供应颈阔肌及颈中部皮肤。Marx 和 McDonald[24] 所报道的一组蒂在上

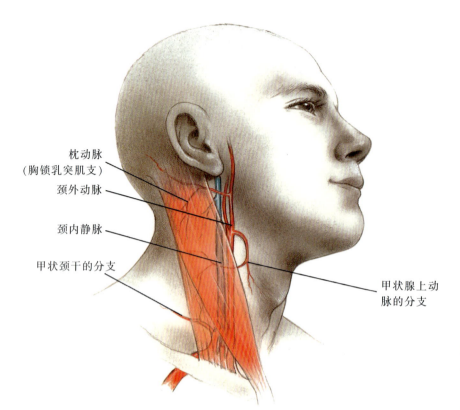

枕动脉
（胸锁乳突肌支）

颈外动脉

颈内静脉

甲状颈干的分支

甲状腺上动
脉的分支

图 3-7 胸锁乳突肌的优势动脉血
供来自枕动脉。其他次要的血供
来自耳后动脉、甲状腺上动脉及
甲状颈干的分支。

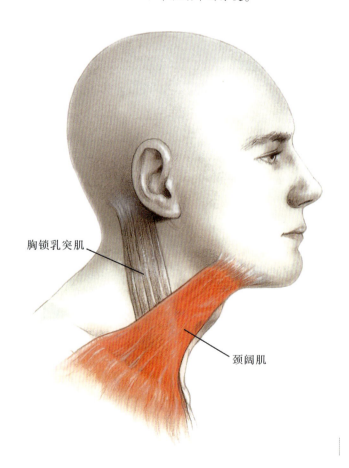

胸锁乳突肌

颈阔肌

图 3-8 颈阔肌起于胸大肌表面的肌筋膜，沿
颈部斜行。它完全覆盖了胸锁乳突肌下部。

方的胸锁乳突肌瓣的成功移植极有可能与保留了甲状腺上动脉分支直接相关。甲状腺上动脉皮支的墨汁注入可引起颈中部和下颈部皮肤着色。在一例解剖中发现，来自甲状腺上系统的直接皮支在胸锁乳突肌下表面走行，然后进入颈阔肌以及胸锁乳突肌胸骨头与锁骨头之间的被覆皮肤[29]。

这篇关于血管解剖的综述指出了以胸锁乳突肌上部及下部为蒂的岛状皮瓣的潜在缺陷。以胸锁乳突肌上部为蒂的皮瓣保留了该肌肉的主要血供，其问题是存在颈阔肌中间层。蒂在下方的皮瓣在切断胸锁乳突肌头端优势分支后只能依靠来自颈部下端的非优势血管供应。然而，由于没有颈阔肌的存在，胸锁乳突肌头端的被覆皮肤与肌肉联系似乎更有利于成功移植。Owens[28]描述的半岛状皮瓣由于肌肉的优势血供以及来自枕动脉和耳后动脉分支的直接皮营养血管的存在，应该具有更强的生存能力。仅有肌肉或者有肌肉和骨膜，无论是否有锁骨，均系可靠的皮瓣。

◆ 潜在的缺陷

本章已经讨论了许多该供区的潜在并发症。无论以上部还是下部为蒂，胸锁乳突肌皮瓣的皮肤生存能力都不是十分可靠。然而，根据前面所提到的原因，Marx 和 McDonald[24]的经验表明保留甲状腺上动脉极其重要。也许能够通过游离甲状腺上动脉蒂来增加旋转弧度。

另一个对该供区的主要质疑在于它与来自头颈部原发肿瘤最常见的淋巴结转移所在区域密切相关。如果必须进行根治性颈清扫术，那么该皮瓣就不能作为一种外科选择。改良性颈清扫术中或许可以保存胸锁乳突肌，然而，其血供却处于危险之中。采用来自对侧颈部的胸锁乳突肌瓣进行移植或许是可行的。有学者提出观点，反对破坏可发生局部转移的潜在区域[22]。他们认为，获取胸锁乳突肌，并不需要破坏后筋膜层，因此，包绕淋巴结及其周围组织的封套筋膜可以保留。

1994 年，Sebastian 等发表了关于胸锁乳突肌瓣的最大病例数的报道[34]。他们为 120 例无临床颈部淋巴结转移(N0)的患者实施了 121 次蒂在上方的胸锁乳突肌瓣转移。术中保留来自枕动脉的供应胸锁乳突肌的分支。整块皮瓣坏死的发生率为 7.3%，表层皮肤坏死的发生率为 22.7%，11.8%的患者出现皮肤瘘。作者发现先前接受过放疗的患者皮瓣并发症发生率明显升高。最后，5.7%的同侧颈部病理类型为无淋巴结转移的患者，以及 17.4%的同侧颈部出现病理阳性淋巴结的患者出现了淋巴结复发。

组织瓣采集技术

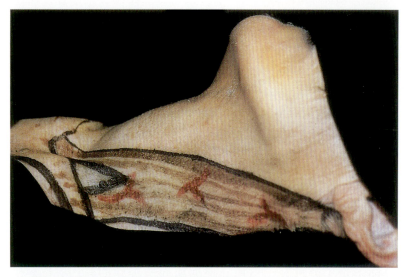

图 3-9 左侧胸锁乳突肌在左颈部的体表轮廓以及其上部、中部和下部血供的大概位置。

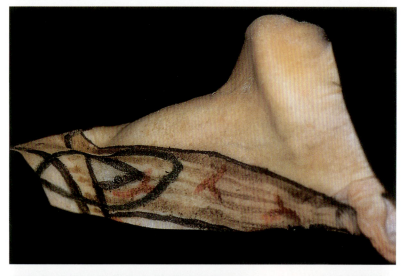

图 3-10 蒂在上方的胸锁乳突肌岛状皮瓣的皮岛位于胸锁乳突肌下方。

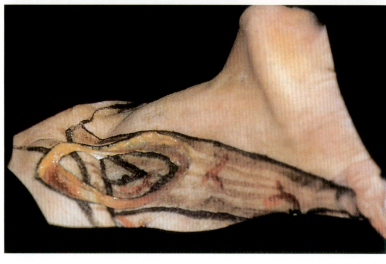

图 3-11 沿着皮瓣的周缘做切口。皮瓣的下部覆盖于锁骨之上。切口需穿过皮肤、皮下组织及颈阔肌以显露包绕胸锁乳突肌的颈深筋膜浅层。

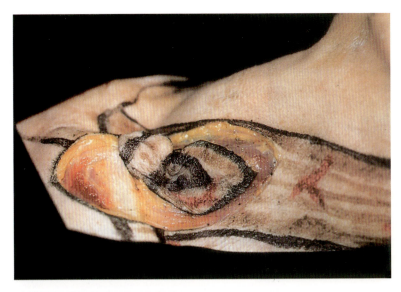

图 3-12 将皮瓣下方随意扩大的皮肤从锁骨骨膜分离。切断胸锁乳突肌下方在锁骨的附着。谨慎操作以避免在皮肤与其下方的胸锁乳突肌之间形成剪切力。如果需要获取部分锁骨，此时可进行截骨。

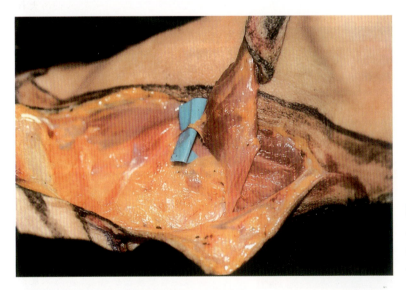

图 3-13 已完成垂直切口以显露胸锁乳突肌上部。来自甲状颈干的下部血供已被切断。来自甲状腺上动静脉的中部血供恰好于肩胛舌骨肌上方进入胸锁乳突肌深面。

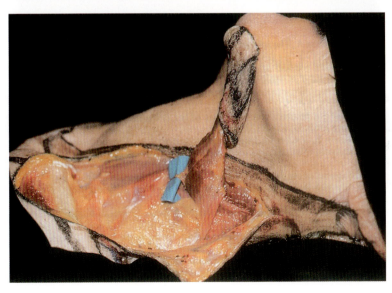

图 3-14 保留甲状腺上动脉蒂限制了皮瓣的旋转弧度，但是却增加了以胸锁乳突肌上部为蒂的皮瓣血供。

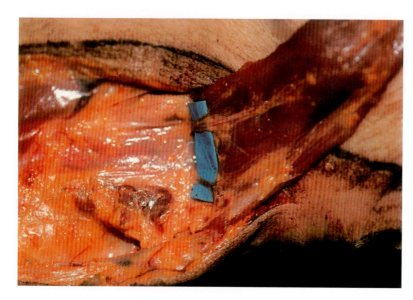

图3-15 来自枕动脉或者直接来自颈外动脉的胸锁乳突肌上部主要供血血管已被分离。该分支通常向头端走行到达舌下神经。

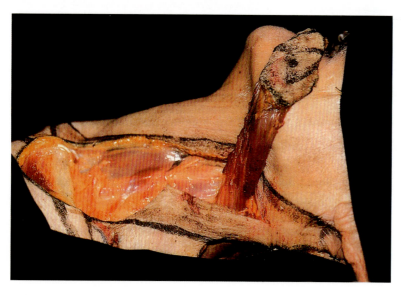

图3-16 通过切断下部及中部的血供使肌皮瓣的旋转弧度大大提高，该皮瓣可用于口内、面部及咽腔缺损的修复。

参考文献

[1] Alvarez G,Escamilla J, Carranza A. The split sternocleidomastoid myocutaneous flap. *Br J Plast Surg*, 1983, 36:183–186.

[2] Ariyan S. One–stage repair of a cervical esophagostoma with two myocutaneous flaps from the neck and shoulder. *Plast Reconstr Surg*,1979,63:426–429.

[3] Ariyan S. One stage reconstruction for defects of the mouth using a sternomastoid myocutaneous flap. *Plast Reconstr Surg*,1979,63:618–625.

[4] Bakamjian V. A technique for primary reconstruction of the palate after radical maxillectomy for cancer. *Plast Reconstr Surg*,1963,31:103–117.

[5] Barnes D,Ossoff R,Pecaro B,Sission G. Immediate reconstruction of mandibular defects with a composite sternocleidomastoid musculoclavicular graft. *Arch Otolaryngol Head Neck Surg*,1981,107:711–714.

[6] Blair VP. Surgery and Diseases of the Mouth and Jaws. St. Louis:CV Mosby,1918.

[7] Bugis S,Young J,Archibald S. Sternocleidomastoid flap following parotidectomy. *Head Neck*,1990,12:430–435.

[8] Coleman J,Jurkiewicz M,Nahai F,Matthes S. The platysma musculocutaneous flap: experience with 24 cases. *Plast Reconstr Surg*,1983,72:315–321.

[9] Conley J. Use of composite flaps containing bone for major repairs in the head and neck. *Plast Reconstr Surg*, 1972, 49:522–526.

[10] Dingman RO, Grabb WC, O'Neal RM, Ponitz R J. Sternocleidomastoid muscle transplant to masseter area: case of congenital absence of muscles of mastication. *Plast Reconstr Surg*, 1969, 43:5–12.

[11] Eliachar I, Moscona AR. Reconstruction of the laryngotracheal complex in children using the sternocleido-mastoid myocutaneous flap. *Head Neck*, 1981, 4:16–21.

[12] Friedman M, Grybaieskas V, Skolnick E, Toriumi D, Chilis T. Sternomastoid myoperiosteal flap for recon-struction of the subglottic larynx. *Ann Otol Rhinol Laryngol*, 1987, 96:163–169.

[13] Futrell J, Johns M, Edgerton M, Cantrell R, Fitz–Hugh GS. Platysma myocutaneous flap for intraoral recon-struction. *Am J Surg*, 1978, 136:504–507.

[14] Hamacher E. Sternocleidomastoid muscle transplants. *Plast Reconstr Surg*, 1969, 1:1–4.

[15] Hill H, Brown R. The sternocleidomastoid flap to restore facial contour in mandibular reconstruction. *Br J Plast Surg*, 1978, 31:143–146.

[16] Hollinshead WH. Anatomy for Surgeons: The Head and Neck. New York: Harper and Row, 1982:446.

[17] Hurwitz D, Rabson J, Futrell JW. The anatomic basis for the platysma skin flap. *Plost Reconstr Surg*, 1983, 72:302–314.

[18] Jabaley M, Heckler F, Wallace W, Knott L. Sternocleidomastoid regional flaps: a new look at an old con-cept. *Br J Plast Surg*, 1979, 32:106–113.

[19] Jiano J. Paralizie faciale dupa extriparea unei tumori a parotidee tmta prin operatia dlui gomoue. *Bull Mem Soc Clin Bucharest*, 1908, vol 1:22.

[20] Kornblut A, Westphal P, Michlke A. The effectiveness of a sternomastoid muscle flap in preventing post–parotidectomy occurrence of the Frey syndrome. *Acta Otolaryngol (Stockh)*, 1974, 77:368–373.

[21] Kornblut A, Westphal P, Michlke A. A re–evaluation of the Frey syndrome following parotid surgery. *Arch Otolaryngol Head Neck Surg*, 1977, 103:258–261.

[22] Larson DL, Goepfert H. Limitations of the sternocleidomastoid musculocutaneous flap in head and neck cancer reconstruction. *Plast Reconstr Surg*, 1982, 3:328–335.

[23] Littlewood M. Compound skin and sternomastoid flaps for repair in extensive carcinoma of the head and neck. *Plast Reconstr Surg*, 1967, 20:403–419.

[24] Marx RE, McDonald DK. The sternocleidomastoid muscle as a muscular or myocutaneous flap for oral and facial reconstruction. *J Oral Maxillofac Surg*, 1985, 213:155–162.

[25] Mathes S, Nahai F. Clinical Applications for Muscle and Musculocutaneous Flaps. St. Louis: CV Mosby, 1982, 38–39.

[26] Matulic Z, Bartovic M, Mikolji V, Viras M. Tongue reconstruction by means of the sternocleidomastoid mus-cle and a forehead flap. *Br J Plast Surg*, 1978, 31:147–151.

[27] O'Brien B. A muscle–skin pedicle for total reconstruction of the lower lip: case report. *Plast Reconstr Surg*, 1970, 45:395–399.

[28] Owens N. A compound neck pedicle designed for the repair of massive facial defects: formation, develop-ment, and application. *Plast Reconstr Surg*, 1955, 15:369–389.

[29] Rabson J, Hurwitz D, Futrell J. The cutaneous blood supply of the neck: relevance to incision planning and surgical reconstruction. *Br J Plast Surg*, 1985, 38:208–219.

[30] Rydygier LR. Zum Osteoplastischen ersatz nach Unterkieferresektion. *Zentralbl Chir*, 1908, 36:1321.

[31] Sasaki C. The sternocleidomastoid myocutaneous flap. *Arch Otolaryngol Head Neck Surg*, 1980, 106:74–76.

[32] Sehottstaedt E, Larsen L, Bost F. Complete muscle transposition. *J Bone Joint Surg*, 1955, 37:897–919.

[33] Sehuller D, Parrish RT. Reconstruction of the larynx and trachea. *Arch Otolaryngol Head Neck Surg*, 1988, 114:278–286.

[34] Sebastian P, Cherian T, Ahamed I, Jayakumar K, Sivaramakrishnan P. The sternomastoid island myocuta-neous flap for oral cancer reconstruction. *Arch Otolaryngol Head Neck Surg*, 1994, 120:629.

[35] Siemssen S, Kirkby B, O'Connor T. Immediate reconstruction of a resected segment of the lower jaw using a compound flap of clavicle and sternomastoid muscle. *Plast Reconstr Surg*, 1978, 61:724–735.

[36] Snyder C, Bateman J, Davis C, Warden G. Mandibulofacial restoration with live osteocutaneous flaps. *Plast Reconstr Surg*, 1970, 45:14–19.

[37] Tovi F, Gittot A. Sternocleidomastoid myoperiosteal flap for the repair of laryngeal and tracheal wall de-fects. *Head Neck*, 1983, 5:447–451.

第4章

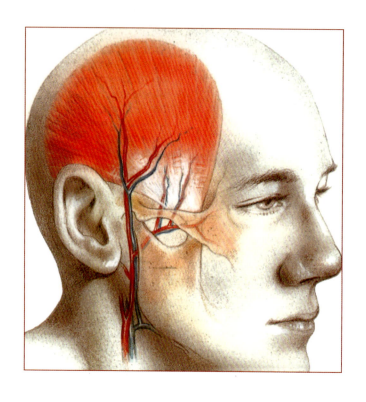

颞　肌

Mack L. Cheney, M.D.

　　由于颞肌解剖位置靠近面中部且易于转移,因此已被用于解决各种颌面部的重建问题[4,6,12,15,18-19,21,24,28]。根据1898年Golovine[12]的描述,颞肌瓣是最早报道的肌瓣之一[16]。颞肌体积较大且靠近眼眶,因此最初被用于消除眶内容物剜除术后的死腔[3,8,12,23-24,31]。20世纪30年代Gillies[11]提出将颞肌作为矫治面瘫的一种方法。Sheehan[30]也为该瓣的早期发展作出了贡献,他采用消减或移除颧弓的方法以增加颞肌瓣的旋转弧度并改善了颞肌瓣转移所带来的面中部体积过大的问题。1951年,Anderson改进了Gillies的技术,他采用颞肌筋膜替代阔筋膜重建面瘫患者的眼睑[28]。20世纪70年代和80年代,May[19-21]、McKenna等[22]、Rubin等[28-29]以及Edgerton等[9]关于提倡使用颞肌治疗面瘫的报道切实地促进了该瓣的临床应用。Rubin等[26-29]还通过对人类微笑模式的仔细分类及口轮匝肌与面部肌肉解剖关系的详细描述,阐明了颞肌瓣在口角修复中的应用。这些报道确立了选择颞肌瓣进行面瘫修复治疗的合理性。对颞肌瓣移植的进一步细化改良,增加了其在治疗颌面切除术后外形缺损[3-4,25]以及眼睑[14]、口内重建[5]方面的临床应用。

◆ 组织瓣的设计与应用

　　颞肌瓣已被用于解决多种临床问题,包括作为局部组织缺损的充填物以及消除瘢痕挛缩。它还可以作为游离皮肤移植的血管床、颈动脉的保护或肌骨瓣使用,并且能够提供面瘫的运动功能修复[6,9,19-22,27-29]。

颞肌可以完全或部分地用于移植，这取决于重建手术的需要，颞肌的厚薄并不完全一致，位于颞窝前1/3的颞肌相对较厚，中后2/3的颞肌则通常较薄且略长。颞肌中1/3的长度合适，是面瘫修复的理想材料。虽然一些学者曾将颞肌用于眼部及面中部的修复，但是根据笔者的经验，将面部这两个重要的功能区分开修复会取得更好的整体效果。因为，通过这种方式术者可以有效控制转移至面中部肌肉的数量，从而将颧弓轮廓的不规整程度降至最低。

利用颞肌重建已成为面瘫修复的一项重要技术(图4-1)。虽然颞肌因缺乏自发的面部运动而备受指责，但移植的颞肌可以提供瘫痪面部的即时修复，并可以在面神经存在潜在恢复可能时使用。颞肌有许多解剖学特征支持其作为面部修复材料：它相对较短(3~5cm)、较薄(2~3mm)，还有1~1.5cm的收缩能力。颞肌中部有足够的力量以充分带动面部并能抵抗软组织的挛缩[21-22]。使用颞肌的另一个优点是它以节段的模式接受三叉神经第二支的支配，这就允许医生设计独立的肌肉节段用于眼眶及面中部的修复。欲使移植的肌瓣具有功能，必须有起点和止点。当肌瓣被转位至面中部后，颧弓可有效地为其提供一个固定的起点。

尽管颞肌牢固地附着于下颌骨的喙突和升支，术者还是可以改变移植肌肉的末端附着点。Renner等[25]及Rubin等[26-27,29]已经注意到这种灵活性，这允许术者通过分析患者健侧面部的微笑特征并据此改变肌肉收缩方向从而尝试实施个体化手术[6,22,25-26]。

在颞肌用于面部重建中已发现存在很多局限。颞肌的收缩运动由第V对脑神经控制，因此，与对侧面肌运动并不同步。该缺陷可以通过早期规律的物理治疗得到改善。这项技术另一个普遍令人关注的问题是供区的处理，当颞肌从颧弓上方转移时，颞顶部头皮及面中部的外观会扭曲变形。因此，转移中部1/3的颞肌并将其宽度限制在2cm之内，通过限制所转移肌肉的量，将从颧弓上方转移的颞肌体积控制在最小。由于颞肌的神经血管供应是节段性的，因而可以通过这种方式安全地分割。颞下窝的继发性凹陷常规使用人造移植物处理，然而，这些植入材料使人感觉不自然而且容易脱出。为了解决这一问题，笔者分离出以颞浅动静脉为蒂的独立的颞顶筋膜瓣，利用该瓣能够可靠地重建该区域的头皮轮廓[6]。

脑神经损伤是颅底手术的常见并发症。虽然第V对脑神经的感觉功能通常会受到影响，但其运动支则较少累及。因此，当其他脑神经-肌肉单位不能使用时，颞肌可以作为面瘫修复一个可行的选择。

颞肌已被设计成以颧弓为旋转点的翻转肌瓣用于各种面中部缺损的重建。因为该肌瓣的旋转半径可达8cm，所以它能够覆盖乳突区、颊部、咽部及上腭部的缺损。颞肌比咬肌更薄、更长，因而它可以置于整个面中部，这使得它能移转到其他局部肌瓣旋转范围之外的解剖位置[7,13]。让颞肌在颧弓深面穿过可以加大其旋转弧度，通过骨切开术将部分颧弓先移开然后再复位可以使该操作变得容易。颞肌的另外一个优点是它容易接受裂层皮片移植，这一特点在修复面中部1/3的全层缺损时可能有用。

虽然颞肌转位术主要用于面瘫的修复，但它也可用于面中部全层缺损的修复。它可为消除眼眶及口腔外侧的全层缺损提供足够的组织[15]。眼眶缺损可以通过多种技术处理，然而，颞肌应当作为首选，因为颞肌可以完全或部分地填充眼眶且没有移植距离

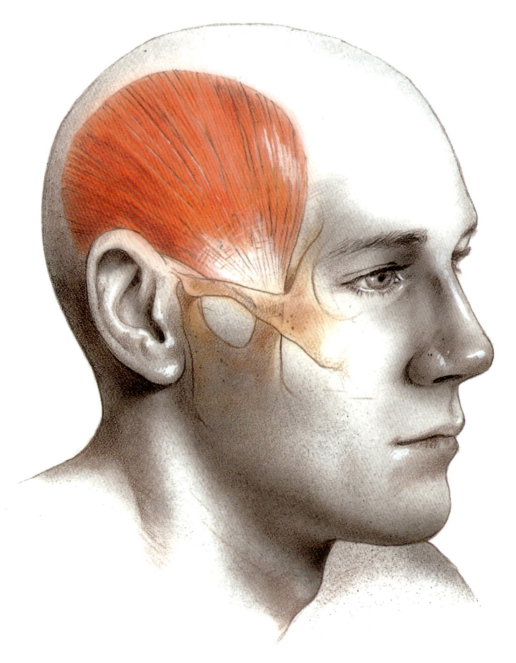

图 4-1 颞肌起源于头颅外侧的颅骨表面。其上方扇形的附着处称为颞下线。颞肌充满整个颞窝,向下附于下颌骨喙突和升支前缘。表面被覆一层厚厚的筋膜层即颞肌筋膜,它被称为颞肌的第二起点。颞肌筋膜于颞上线处附着于颅骨,并在此处延续成为颅骨膜并覆盖剩余颅骨表面。下部,颞肌筋膜在颧弓上约 2cm 处分为深浅两层。这两层筋膜又分别与颧弓内外侧的骨膜相融合。颞深筋膜的浅层延续为咬肌筋膜。

的限制,并且也能为后期的假体植入提供适宜的环境。颞肌也曾被成功地应用于口腔上颌瘘的关闭以及上颌骨外侧及颅底的重建[5]。

头面部的外科手术常常导致颅前窝与鼻腔或鼻窦相通。将这两个区域隔开是将诸如脑脊液鼻漏、硬膜外脓肿及脑膜炎等并发症降至最低的关键。颞肌已被成功地应用于这个目的[18,25]。有一点值得注意,采用冠状切口进行开颅术的暴露,可在不影响头皮血供的情况下获取颞肌。

颞肌也可以用做血管化的外层颅骨的载体[2,10,18]。该技术利用颞肌及其远端颅骨膜的延伸部分为这个肌骨瓣提供血管移植床。单层颅骨皮质移植物的薄度及轮廓使得该复合瓣可用于修复上腭[10]、眶缘及眶底。虽然也有报道认为该复合瓣可用于修复下颌骨外侧的节段性缺损,但与目前使用的其他修复下颌骨供区的骨储量相比,该供区有限的骨储量就显得很贫乏。血管化的颅骨移植物也已作为外置骨移植物广泛地用于先天性畸形、外伤或切除手术等造成的颌面骨结构轮廓畸形的修复[18]。

颞肌瓣的缺点主要在于不能将其表面的皮肤与肌肉一同转移及旋转弧度相对较小。当需要修复的区域超过鼻唇沟时,其有限的旋转弧度就限制了该技术的应用。为了增加颞肌瓣远端到达的范围,可以切除颧弓,从而增加 2~3cm 的肌肉长度。如果需要,该肌瓣的内外两面都可以移植皮肤。然而,尽管皮肤移植能够为内部黏膜缺损提供一个令人满意的替代物,但面中部皮肤移植物的挛缩常常会导致表面的轮廓畸形。除了转移颞肌所遇到的限制外,供区继发性轮廓畸形的处理也是一个重要的问题,之前已作过讨论。

◆ 神经血管解剖

颞肌基底广,起于颞下线。它充填于整个颞窝,在其向下走行并附着于下颌骨喙突的过程中逐渐变窄(图 4-1),它的表面被覆颞深筋膜。颞肌与咬肌和翼状肌联合作用上提并后拉下颌骨在咀嚼过程中发挥作用。颞肌的血供来自颞深动静脉,颞深动静脉源自颧弓深处的颌内动静脉系统。颞深血管穿入颞肌深面,以节段模式提供血供(图 4-2)[15]。依据 Mathes 和 Nahai 描述的分类系统,颞肌的循环模式属于 III 型(有 2 条优势血管蒂)。另外一条动脉供应来自颞中动脉,后者分出细小的分支供应颞肌浅层。颞中动脉起源于颞浅动脉并越过颧弓为颞肌筋膜提供独立的血供。

颞肌筋膜附着于颞上线,在其尾端大约颧弓上方 2cm 处分成两层。颞深筋膜和颞浅筋膜层分别附于颧弓的内外两面并被一个脂肪层隔开。随后颞肌筋膜与颧弓的骨膜移行成一个致密的纤维层。面神经的颞支和颧支走行于颞顶筋膜(位于肌筋膜-骨膜表面)内并越过颧弓。术者可以利用隔离两层颞肌筋膜的脂肪层来保护面神经的分支。从颧弓根部开始切开颞肌筋膜的浅层便可到达脂肪层。如果按前上 45°角做此切口并在骨膜下层显露颧弓,然后朝前下方分离筋膜-骨膜层即可保护面神经分支[1]。

◆ 潜在的缺陷

将颞肌瓣运用于面中部的重建是一项可靠的技术,然而,颞肌瓣的许多特性决定了其潜在的风险。如前所述,肌肉移植高度依赖于能否获得充分的神经与血管供应。对于那些曾做过广泛颅底或颈部手术的患者,其肌肉可能由于神经血管营养的中断而不

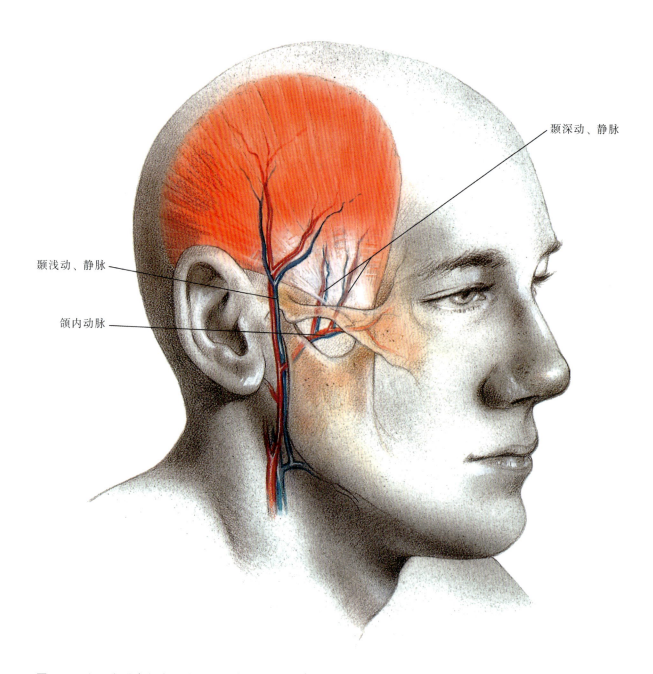

颞深动、静脉

颞浅动、静脉

颌内动脉

图 4-2 颞肌由源自颌内动脉的颞深前、后动脉营养，后两者分别于喙突前后方从颞肌深面进入肌肉。颞深前动脉比颞深后动脉的入肌点更靠近颞肌下方，但两支动脉均于颧弓上缘进入颞肌的主体。颞肌的神经也从其深面进入，多为3支，有时也会有4支。耳颞神经颞浅支走行于翼外肌的上下头之间，与颞深动脉一起跨过翼外肌上头并进入颞肌。

适合移植。

　　另一个需要关注的问题是联合移植颞肌及颞顶筋膜瓣可能带来的被覆头皮的继发性秃头。对于那些曾行局部放疗和(或)经头皮切口施行颅底手术的患者该问题尤为突出。根据笔者的经验,那些曾接受经耳周颞部切口枕骨入路行颅底手术的患者不适合进行颞顶筋膜瓣移植,因为有相当比例的此类患者存在耳廓部分血运阻断。

　　面神经额支位于颞顶筋膜内,在颧弓上方于眉毛外侧大约 2cm 处走行。其行程可以通过从耳屏至眉梢外侧 2cm 处连线描画出来。向前方分离及上提颞肌的过程中必须在该位点识别面神经额支并避开它。耳颞神经是三叉神经第三支的一个分支,走行于颧弓下,然后于颞浅动静脉的后方向头端走行。它支配耳前、外耳道及颞区头皮的感觉,如果需要保留颞顶部的感觉功能,耳颞神经须予识别并保留。

◆ 术前评估

　　术前检查患者的颞肌功能十分必要,嘱患者咬紧牙齿以确认颞肌具有正常的强度和张力。对于曾行前颅底手术的患者来说,第 V 对脑神经的活力可能存在问题,上述检查尤为重要。颞窝的不对称性缩小便是颞肌去神经萎缩的警示信号。如果准备使用颞顶筋膜以消除颞肌移植供区的缺损,观察颞浅动静脉的通畅性以评估颞顶筋膜的存活能力也是非常重要的[6]。

◆ 术后伤口护理:供区的处理

　　已有许多技术可用于颞肌移植后供区的处理。异质性移植物由于存在继发感染、移植物脱出及移植物的自身游走等显著并发症,近年来在临床上的应用越来越少。为了能用自体组织重建面部理想的轮廓,笔者曾采用血管化的颞顶筋膜并取得了满意的效果。在切取颞肌之前将颞顶筋膜掀起,并在掀起和转移颞肌的过程中将颞顶筋膜瓣向侧方移动。在所有或部分颞肌瓣转移至面中部后,使用先前准备的颞顶筋膜瓣修补颞侧缺损。手术结束后颞顶部头皮下留置负压引流 24~36h。术后第一个 24h 时需持续加压包扎以防血肿形成并减轻面部肿胀。

组织瓣采集技术

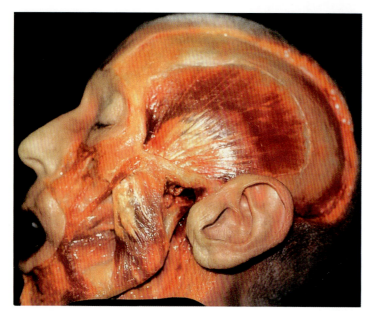

图 4-3 面部侧面观展示表情肌、颞肌和咬肌之间的关系。仔细观察这幅解剖图会发现面肌的主要特征非常有趣，这些肌肉都有骨性的起点并有一个软组织或肌肉附着点，这使得它们能使面部的被覆皮肤发生运动，从而产生面部表情的变化。

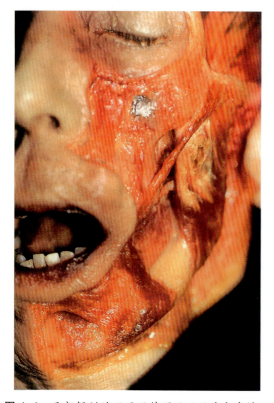

图 4-4 面部解剖的正面观特写显示面中部表情肌群的位置。口轮匝肌对于面部表情的重要性是显而易见的，因为表情肌附着或毗邻于该环形括约肌。该解剖图也能充分显示表情肌小而精致的特性。

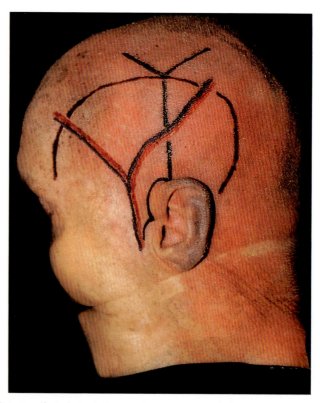

图 4-5 获取颞肌需要做一个从上耳轮的中部至颞上线上方约2cm处的头皮垂直切口，此切口能充分暴露颞肌及其被覆筋膜，该切口还可以延长至耳前皱褶以显露颞浅动静脉。保留颞顶筋膜的血管蒂使其能作为一个单独的带蒂瓣用于修补供区缺损。

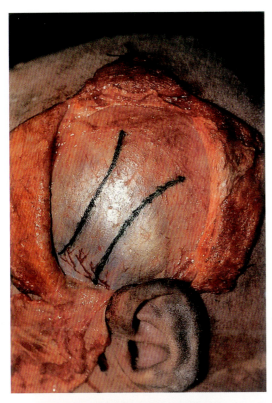

图 **4-6**　向前后翻开头皮约6cm就可以显露深肌筋膜。确定拟移植颞肌的宽度及方位。笔者通常使用从颞肌中部切取的2~3cm宽的肌肉条。该部分颞肌具有足够的长度以及积极配合的特性,这使其很适用于面部重建。如果需要更大范围的颞肌用于面中部或口腔缺损的修复,可以通过改良切口从而获取能够满足需求的肌肉。

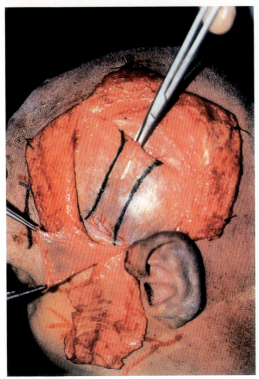

图 **4-7**　掀起颞肌首先要沿着颞上线在深肌筋膜上做切口。使用Freer剥离器沿着颞骨平面进行钝性分离。如图所示,在肌肉与筋膜之间分离,深肌筋膜可以作为一个独立的软组织瓣分离提起。

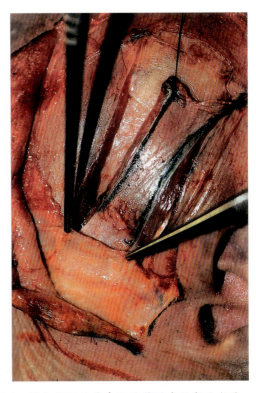

图 **4-8**　掀起颞肌及其表面的筋膜直至颧弓水平。在这一解剖平面的下部,神经血管处于危险之中,因而该区域需要钝性分离。建议避免使用电凝以免损伤进入颞肌深面的神经血管蒂。

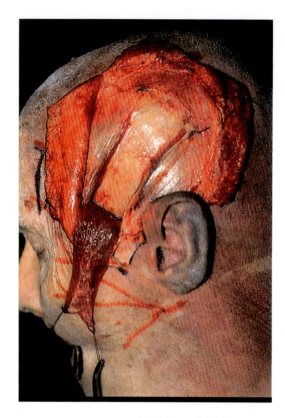

图4-9 为了给颞肌转移做准备，需要制作一个从颧弓延伸至口角的皮下隧道。在口角的唇红处做一切口并沿上下唇延伸大约1~1.5cm。充分利用该唇红切口以确认口轮匝肌的外侧部。口轮匝肌可能会萎缩，这取决于面瘫持续的时间。在面部皮瓣完全掀起后，颧弓至唇红缘之间的皮下隧道应该能够舒适地容纳术者的2个食指。随后，可以将肌肉及其表面的筋膜穿过隧道并固定于口轮匝肌的外缘。

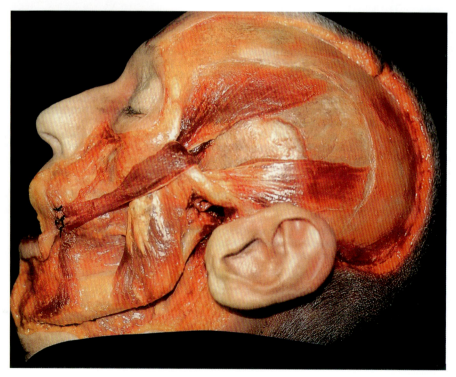

图4-10 通过永久性缝合将颞肌固定在口轮匝肌的外缘。这两块肌肉之间的直接接触对于增强术后面部运动很重要。随着时间的推移，转移颞肌趋向于伸长，在重建口角外侧静态位置时必须考虑这个因素。为了获得瘫痪侧口角及鼻唇沟的静态对称，手术时颞肌的牵拉必须过度直至显露上牙弓的第二或第三磨牙。正常的唇红缘具有微微上翘的特征。为了模仿这个特征，需要采用水平褥式缝合技术闭合唇红切口。

参考文献

[1] Al-Kayat A,Bramley P. A modified preaurictular approach to the temporomandibular joint and malar arch. *BrJ Oral Surg*,1978,17:91-103.

[2] Antonyshyn O,Colcleugh RG,Hurst LN,Anderson C. The temporalis myo-osseous flap:an experimental study. *Plast Reconstr Surg*,1986,77:406.

[3] Antonyshyn O,Gruss JS,Birr BD. Versatility of temporal muscle and fascial flaps. *Br J Plast Surg*,1988,41:118.

[4] Bakamjian V,Souther S. Use of the temporal muscle flap for reconstruction after orbito-maxillary resections for cancer. *Plast Reconstr Surg*,1975,56:171.

[5] Bradley P,Brockbank J. The temporalis muscle flap in oral reconstruction. A cadaveric,animal and clinical study. *J Maxillofiac Surg*,1981,9:139.

[6] Cheney ML,McKenna MJ,Ojemann RG,Nadol JB. Management of facial paralysis after acoustic tumor surgery. *Arch Otolaryngol Head Neck Surg*,1994,[*in press*].

[7] Conley J,Patow C. Flaps in Head and Neck Surgery. New York:Thieme,1989.

[8] Deitch RD,Callahan A. Temporalis muscle transplant for tissue defects about the orbit. *Am J Ophthalmol*,1964,58:849.

[9] Edgerton MT,Tuerk DB,Fisher JC. Surgical treatment of Moebius syndrome by platysma and temporalis muscle transfers. *Plast Reconstr Surg*,1975,55:305.

[10] Ewers R. Reconstruction of the maxilla with a double musculoperiosteal flap in connection with a composite calvarial bone graft. *Plast Reconstr Surg*,1988,3:431.

[11] Gillies HD. Experience with fascia lata grafts in the operative treatment of facial paralysis. *Proc R Soc Med*,1934,27:1372.

[12] Golovine SS. Procede de cloture plastique de l'orbite apres l'exenteration. *J Fr Ophtalmol*,1898,18:679.

[13] Habel G,Henscher R. The versatility of the temporalis muscle flap in reconstructive surgery. *BrJ Oral Maxillofac Surg*,1986,24:96.

[14] Hallock GG. Reconstruction of a lower eyelid defect using the temporalis muscle. *Ann Plast Surg*,1984,13:157.

[15] Hollinshead WH. *Textbook of Anatomy*. 3rd ed. Hagerstown,MD:Harper and Row,1974.

[16] Holmes AD,Marshall KA. Uses of the temporalis muscle flap in blanking out orbits. *Plast Reconstr Surg*,1979,63:336.

[17] Mathes S,Nahai F. Clinical Applications for Muscle and Musculocutaneous Flaps. St. Louis:CV Mosby Yearbook,1982:40.

[18] Matsuba HM,Hakki AR,Little JW,Spear SL. The temporal fossa in head and neck reconstruction:twenty-two flaps of scalp,fascia and full thickness cranial bone. *Laryngoscope*,1988,98:444.

[19] May M. Muscle transposition for facial reanimation. *Arch Otolaryngol*,1985,110:184.

[20] May M. Facial reanimation after skull base trauma. *Am J Otol*,1985,(Nov. Suppl.):62-67.

[21] May M. The Facial Nerve. New York:Thieme,1986.

[22] McKenna MJ,Cheney ML,Borodic G,Ojemann RG. Management of facial paralysis after intracranial surgery. *Contemp Neurol*,1991,13:519.

[23] Naquin HA. Orbital reconstruction utilizing temporalis muscle. *Am J Ophthalmol*,1956,41:519.

[24] Reese AB,Jones IS. Exenteration of the orbit and repair by transplantation of the temporalis muscle. *Am J Ophthalmol*,1961,51:217.

[25] Renner G,Davis WE,Templer J. Temporalis pericranial muscle flap for reconstruction of the lateral face and head. *Laryngoscope*,1984,94:1418.

[26] Rubin LR. Reanimation of the Paralyzed Face:New Approaches. St. Louis:Mosby Yearbook,1977.

[27] Rubin LR. The anatomy ora smile:its importance in the treatment of facial paralysis. *Plast Reconstr Surg*,1974,53:384.

[28] Rubin LR. The Paralyzed Face. St. Louis:Mosby Yearbook,1991.

[29] Rubin LR,Mishiki Y,Lee G. Anatomy of the nasolabial fold:the keystone of the smiling mechanism. *Plast Reconstr Surg*,1989,83:1.

[30] Sheehan JE. The muscle nerve graft. *Surg Clin North Am*,1935,15:471.

[31] Tessier P,Krastinova D. La transposition du muscle temporal dans l'orbite anophtalme. *Ann Chir Plast Esthet*,1982,27:212.

第5章

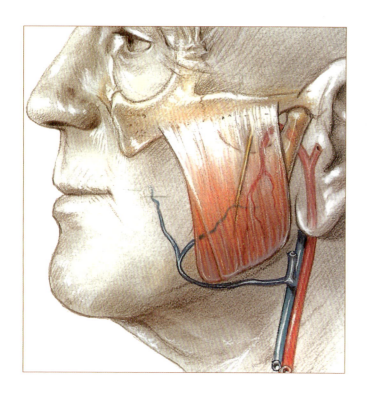

咬 肌

Mack L. Cheney, *M.D.*
Mark L. Urken, *M.D.*

Lexer 和 Eden[5]于 1911 年首次将咬肌用于修复重建。他们报道将咬肌的前半部分成两片转位到上唇及下唇从而修复瘫痪的面部。关于咬肌移植的早期报道表明在相当比例的病例中该技术是不可靠的[7]。一份关于早期获取咬肌瓣技术的综述表明,在这些早期的报道中,手术对所转位肌肉神经支配的破坏可导致后期的肌肉萎缩及动作协调性的缺乏。

咬肌在恢复面瘫患者的口腔功能方面一直很受欢迎[8]。另外,咬肌还用于修复口腔后部病灶切除手术引起的黏膜缺损。咬肌有很多优点,其中包括易于手术移植,具有可靠的神经血管供应,以及可用于修复瘫痪的下唇。

◆ 组织瓣的设计与应用

咬肌转位瓣最常见的用途是重建外伤、先天性疾病及病灶切除术后的面部功能[3,8]。咬肌瓣可通过口内入路或口外入路获取并转位到口角。Baker 和 Conley[1]提倡切取咬肌的骨膜附着以增加咬肌长度并便于将咬肌固定到口腔外联合。

对于那些一侧面肌完全瘫痪的患者,眼部的修复还需要引进其他技术,其中包括金属重力悬吊、眼睑弹力支撑及睑板紧缩。咬肌转位瓣仅用于下面部运动功能的恢复。咬肌所产生的运动由患者开始咀嚼动作触发,而不是由面神经产生的无意识的表情触发。

在神经支配方面,颞肌和咬肌是相似的,它们均受三叉神经支配。咬肌比颞肌所产生的牵引力的方向更靠后。May[6]认为由咬肌转位造成的颊部额外包块对于肿瘤切除的病例可能会有利的,因为咬肌瓣增加的面部容积可能会改善最终的面部轮廓。颞肌转位还会因颧骨外侧颞肌组织占位及继发的颞窝凹陷导致面部轮廓畸形。

咬肌已被用于口腔和咽病灶切除术后的各类重建。Conley 和 Gullane[2]描述了咬肌瓣在涉及切除一侧下颌骨的复合切除术中的多种应用。他们提出将咬肌瓣缝合到舌骨,从而在吞咽时辅助喉的提升。他们还提出用咬肌覆盖颈内动脉的上部。咬肌瓣也曾被移植到鼻咽部,并在其上覆盖裂层皮片关闭延伸到该区域的黏膜缺损。只有在下颌骨升支已被切除且不再复位的情况下方可用咬肌实现上述重建。

在下颌骨完整无缺的情况下修复口腔后侧面,尤其是磨牙后三角区小范围的缺损是一件棘手的事情。由于体积过大,局部肌皮瓣的移植也许并不容易。舌劈裂转位瓣由于妨碍发音功能而受到排斥。腭岛状瓣不失为一个理想的替代选择,然而,该方法造成腭骨表面暴露因而需要二期修复,并且,它不适用于接受过放疗的患者。通过保留咬肌与颧骨上部的连接,而将其余部分整体游离,咬肌可用于上述黏膜损伤的修复。应确保在筋膜下解剖平面实施游离以免损伤面神经。咬肌筋膜与颊瓣一起分离,从而显露整块咬肌,然后将咬肌从其下颌角的附着处分离。为了避免损伤神经血管蒂,不应游离下颌切迹以上的咬肌。然后将咬肌瓣转位到下颌骨上,并与咽括约肌、下颌舌骨肌及二腹肌缝合[9]。

如果黏膜无法对位缝合,可用裂层皮片覆盖肌肉床。Tiwari 和 Snow[10]曾报道应用该技术修复 24 例口腔后外侧小面积缺损的患者。其中一例患者发展成口腔-皮肤瘘,另一例患者需要清除生长于磨牙后三角区且导致张口困难的纤维束带。

Zoller 等[11]报道了一种联合应用咬肌瓣与蒂在上方的颊转位瓣的改良技术。肌瓣与黏膜瓣的联合应用为口腔后部缺损提供了一个可靠的双层修复。手术导致的继发性缺损所引起的颊肌暴露可通过二期修复解决。

◆ 神经血管解剖

咬肌可分为深腹和浅腹。深腹起于颧弓前 2/3,浅腹起自颧弓后 1/3 的内面。两部分肌纤维都嵌入下颌升支的外侧面,从冠状突的下部延伸到下颌角(图 5-1)。咬肌的主要功能是上提下颌骨。由于咬肌的肌纤维朝向下后方,因此,咬肌辅助翼外肌前伸下颌骨。

咬肌的神经血管蒂通过下颌切迹穿过深层肌纤维。咬肌动脉起于颌内动脉。咬肌静脉部分汇入面静脉,部分进入翼丛,最终汇入颌内静脉。咬肌神经为起源于三叉神经的下颌神经的一个分支。

Correia 和 Zan[4]详细记录了咬肌的神经分布,并提出保护神经支配最安全的方法是将肌肉整体移植。他们也建议如果试图将咬肌截成一个以下方为蒂的纵形肌瓣,那么长度不应该超过 3.5cm,并且分离应始于咬肌前 2/3 和后 1/3 连接处的下缘。再向头侧分离、截取将可能导致神经损伤。

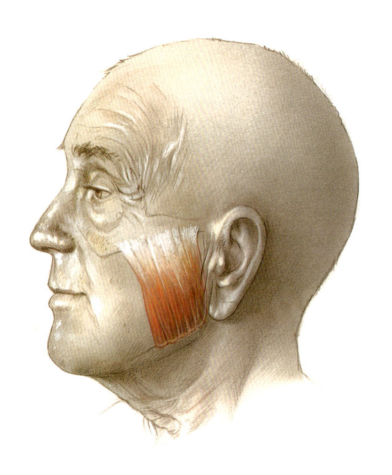

图 **5-1** 咬肌起于颧弓，嵌入下颌升支的外侧面。咬肌的主要功能是上提下颌骨，同时在下颌骨前伸方面也起着辅助作用，使其向对侧活动。

◆ 解剖变异

Correia 和 Zani[4]通过对 25 具尸体的解剖研究发现分离咬肌神经是很困难的。然而，从后上方，即咬肌神经越过下颌切迹的地方进入，他们能够分离解剖咬肌神经及其分支。通过对标本的检查研究发现，根据肌纤维的长度可将其划分为两类：17 例(68%)的标本为长肌纤维，8 例(32%)为短肌纤维。在短肌纤维型咬肌中，咬肌神经斜向前下方越过矩形咬肌进入前下象限。咬肌神经最后分成多支而终止。在长肌纤维型咬肌中，咬肌神经也是斜向前下方走行，然而，在它向下方延伸的过程中，咬肌神经趋于靠近咬肌前缘，并延伸至比短肌纤维型咬肌的咬肌神经更低的水平。在长肌纤维型咬肌中，咬肌神经通常在咬肌前下部分终止，并且分支很少。

◆ 潜在的缺陷

虽然咬肌转位术后可能造成面部轮廓的畸形，但是，其他的供区并发症发生率很低。依据笔者的临床经验，手术继发的缺损多种多样，取决于不同个体局部肌肉的解剖。

如果咬肌的神经血管蒂无法明视，咬肌移植就可能出现更多的问题。采用口内切口显露肌肉这一问题则尤为突出。它可导致无法充分止血，难以仔细辨认及保护肌肉的神经支配。

◆ 术前评估

咬肌的术前评估依赖于对咬肌主动收缩的临床确证。手术前,应该对患者进行检查以确保患者的咬肌具有正常的强度和张力。这对于那些接受过颅底手术的患者尤为重要,因为,这些患者第 V 脑神经可能会受到损伤。认真回顾先期的手术报告以确定血供没有受损是很关键的。

◆ 术后伤口护理

咬肌移植后, 面部应给予加压包扎以确保安全, 通过在口轮匝肌周围使用 Steri-Strips 增强对该区域的支持与固定可以进一步增强局部安全。推荐术后立即采用鼻饲以避免咀嚼带来的术区活动。

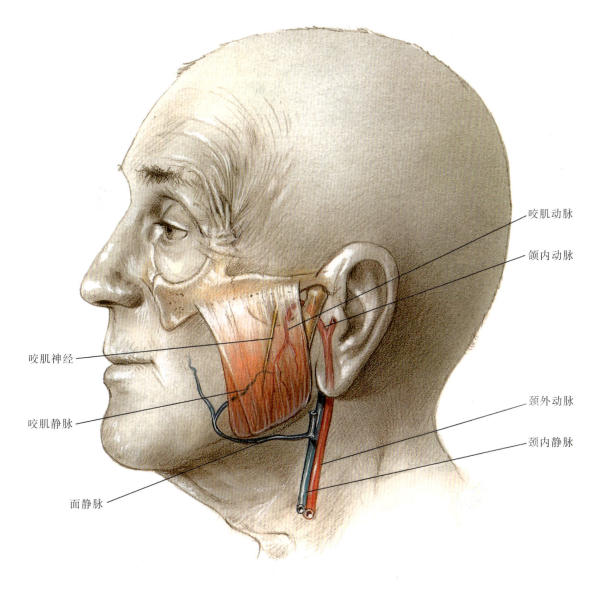

咬肌动脉

颌内动脉

咬肌神经

颈外动脉

颈内静脉

咬肌静脉

面静脉

图 5-2　咬肌的主要动脉供应起于颌内动脉。静脉通过面静脉和翼丛回流。

组织瓣采集技术

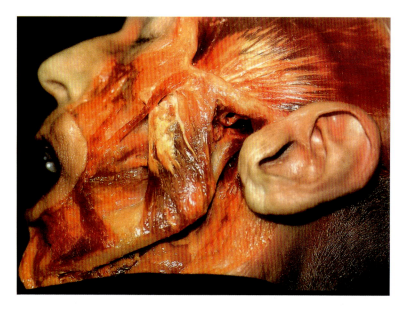

图 5-3　咬肌可通过口外和口内两个途径进行移植。口外途径采用耳前切口，并做 Blair 延长。在下颌角处辨别出咬肌，采用后下径路分离。游离咬肌时需特别小心以避免损伤在下颌切迹处进入咬肌的神经血管蒂。

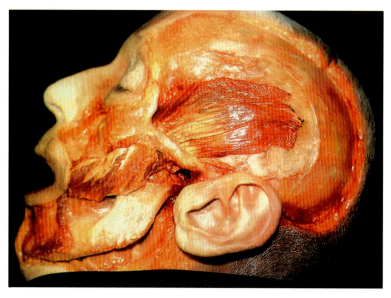

图 5-4　咬肌已被转位到外联合以恢复口角的运动功能。制作皮下隧道以便于移植咬肌至外联合。在外联合处纵向切开咬肌，以形成两条独立的肌束进入上下唇。外联合处的附加切口便于永久性固定缝合。仔细分离咬肌下方附着，当然包括肌腱，有助于外联合处至关重要的缝合。从尾部到头部仔细切割肌肉仅 2~3cm 即可制作两束转位至上、下唇的肌瓣。在将咬肌缝合到口轮匝肌上时，必须要做到外联合牵拉力的矫枉过正。通过鼻饲饮食保护这些缝合1周。接下来的1周给予流质饮食。逐渐开始咀嚼，练习如何启动与控制面部运动。

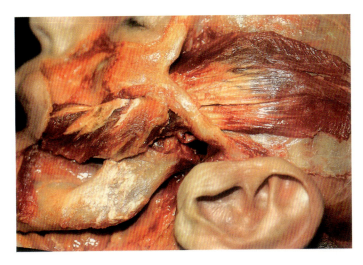

图5-5　与颞肌相比，所移植的咬肌的牵拉方向稍微水平一些。咬肌移植导致的脸颊中部凸起将使下颌角处继发性的脸颊轮廓畸形更明显。

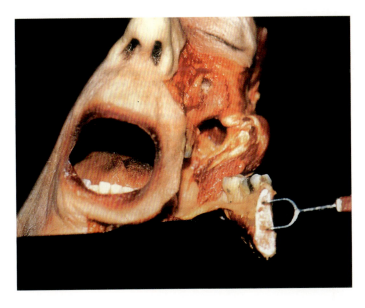

图5-6　图示咬肌移植覆盖下颌骨以修复磨牙后三角区局限性缺损。通过口内途径或下颌骨切开术（如图所示）可获取咬肌瓣。在这种情况下获取咬肌与在恢复面部功能时获取咬肌的主要不同之处是此时面神经的分支是完整的且必须加以保护。在提起颊瓣以显露咬肌时，解剖平面必须限于咬肌筋膜表面。

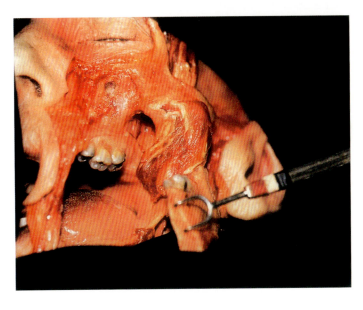

图5-7　咬肌交叉瓣缝合到下颌舌骨肌。二腹肌后侧肌腹也可从乳突上分离下来，然后转移到下颌骨内面也缝合到咬肌上。裸露的肌肉用皮片覆盖，或者任其逐渐黏膜化。

参考文献

[1] Baker DC, Conley J. Regional muscle transposition for rehabilitation of the paralyzed face. *Clin plast surg*, 1979, 6: 317-330.

[2] Conley J, Gullane PJ. The masseter muscle flap. *Laryngoscope*, 1978, 88: 605-612.

[3] Conway H. Muscle plastic operations for facial paralysis. *Ann Surg*, 1958, 147: 541.

[4] Correia P, Zani R. Masseter muscle rotation in the treatment of inferior facial paralysis. *Plast Reconstr Surg*, 1973, 52: 370-373.

[5] Lexer E, Eden R. Uber die chirurgische Behandlung der peripheren Facialislahmung. *Beitr Klin Chir*, 1911, 73: 116.

[6] May M. The Facial Nerve. New York: Thieme, 1986.

[7] Owens N. Surgical correction of facial paralysis. *Plast Reconstr Surg*, 1947, 2: 25.

[8] Rubin L. Reanimation of the Paralyzed Face. St. Louis: CV Mosby, 1977.

[9] Tiwari R. Masseter muscle cross over flap in primary closure of oral-oropharyngeal defects. *J Laryngol Neck*, 1987, 101: 172-178.

[10] Tiwari, R, Snow G. Repair of intraoral defects with masseter crossover flap after cancer surgery. *Head Neck*, 1988, 10: S30.

[11] Zoller J, Maier H, Herrman A. The combined masseter muscle/intraoral cheek transposition (IOCT) flap for primary reconstruction of the dorsal oral cavity. *Otolaryngol Head Neck Surg*, 1992, 106: 326-331.

Cutaneous and Fasciocutaneous Flaps
皮瓣和筋膜皮瓣

第6章

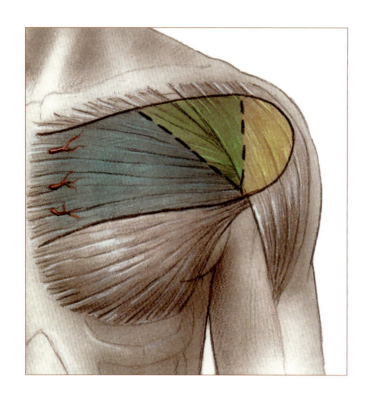

胸三角皮瓣

Mark L. Urken, *M.D.*
Hugh F. Biller, *M.D.*

以身体中线为蒂的胸三角皮瓣，又名 Bakamjian 皮瓣。20 世纪 60 年代早期,该皮瓣由 V.Y.Bakamjian[2] 推广应用于咽食管重建,它是头颈外科领域的一个重要进展。该皮瓣的蒂部位于胸骨上,这种设计与传统所认为的身体中线是一个相对无血管区域的观念相背离[19]。关于 1917 年 Aymard[1] 报道的用于鼻重建的皮瓣是否为首次对胸三角皮瓣的描述仍存争议。20 世纪 30 年代,Joseph[14] 在其一本关于整形外科的专著中再次描述了该皮瓣。Joseph 提到了 Manchot 关于身体血管区域的描述,并清楚地表述了该皮瓣的血供特性[10]。在大约 40 年的时间里,胸三角皮瓣基本上"休眠"于医学文献中,直到后来 Bakamjian[2-3] 又报道了该皮瓣在头颈部重建中的多种功能及广泛用途。在 20 世纪 70 年代后期肌皮瓣引入之前,胸三角皮瓣连同 McGregor 介绍的前额皮瓣[10],是皮肤和黏膜缺损修复的主要方法。虽然它的主要作用被降格为颈外侧皮肤缺损的修复,但它仍然是整形外科医生"医疗装备"中的一个有用工具。该皮瓣的主要缺陷是大多数情况下都需要移植皮片来关闭供区,以及在皮瓣超出三角肌范围后,皮瓣的远端部分可靠性差。

胸三角皮瓣是一种以乳内动脉穿支为蒂的筋膜皮瓣。虽然起初该皮瓣被描述成以前三个穿支为蒂,但目前认为其最常见于以第二和第三穿支为蒂。当存在明确的优势穿支血管时,整个皮瓣能够依靠单一的优势血管蒂供血。如果胸三角皮瓣没有延伸入三角肌的范围,皮瓣的一期转移就具有高度的可靠性。当胸三角皮瓣延伸到肩部,并且在未经事先延迟的情况下切取，远端皮瓣坏死的发生率很高。不同皮瓣设计的血供及可靠性在后文详细讨论。

◆ 组织瓣的设计与应用

已报道有多种不同的胸三角皮瓣设计被用于修复各种头颈部缺损。采用延迟技术可获得更长、更多样化的皮瓣。患者的体型显著影响以身体中线为蒂的胸三角皮瓣的旋转弧度。理想的情况是患者肩宽、颈短。

该皮瓣可以通过几种不同的路径转移到受区。皮瓣的连接部分可以卷成管状越过锁骨及颈部皮肤，二期手术时再将皮瓣管状部分还原或者切除；或者，可以切除缺损部位与锁骨之间的皮肤，将胸三角皮瓣一次性全长植入。最后，通过将皮瓣近端去上皮化而创造一个岛状皮瓣，然后将去上皮化的皮瓣近端埋在缺损部位与锁骨之间的颈部皮肤下。以这种方式埋入则无须二期手术(图 6-1)[13]。

Krizek 和 Robson[17]描述了一种垂直裂层皮瓣，在皮岛的远端垂直切开，形成两个独立的部分以修复内、外衬(图 6-2)。与皮瓣节段去上皮化及自身折叠相比，这种设计降低了皮瓣顶端血管的张力。将该皮瓣的顶端横折后，其远端部分可用做复合损伤的内衬。然而，这种技术需要切取更长的皮瓣，且远端折叠的部位是皮瓣最缺乏活力的部分。Bakamjian 等[5]报道了一种"L"形设计的胸三角皮瓣，该"L"形皮瓣的短臂沿着上臂向下延伸。该皮瓣设计旨在获得一个内衬，可通过采用二期手术来完成。在最初的延迟手术中，上臂的延伸部分被折叠于三角肌部分之下从而形成一个埋藏皮瓣。双上皮面在二期手术时移植。满足双上皮面需求的替代解决方案是在皮瓣的底面植皮。植皮术可在最初的延迟手术时进行[22]。

East 等[8]报道在胸三角肌皮瓣的远端开窗以重建气管造口。虽然需谨防该技术造成的顶端坏死，但是，作者认为该皮瓣移植至气管造口所需的旋转弧度较小，可以设计一个短瓣。因此，开窗可以在皮瓣血供相对丰富的地方进行。

在不需要延迟的情况下能够安全转移的胸三角皮瓣的长度尚无定论。Kirkby 等[15]报道该皮瓣末端可以安全地延伸到肩顶点。当需要增加皮瓣长度时，笔者推荐从该皮瓣的下臂越过胸骨做回切，然后在对侧胸廓内动脉穿支的外侧朝头部方向延伸(图 6-3)。然而，就 McGregor 和 Jackson[19]的观点而言该操作的有效性值得商榷。因为，大多数人认为，较之皮瓣的下臂，胸三角皮瓣的旋转弧度受皮瓣上臂的影响更大。该观点的理论依据是，从本质上讲腋前皱襞的皮肤与位于锁骨下方并与之平行的胸三角皮瓣上臂的皮肤相比更有冗余。只需将手臂举过头顶就可以很容易地看出腋前皱襞的皮肤相对冗余。已有报道将双侧胸三角皮瓣用于复杂缺损及复发癌术后的重建[15]。

1974 年，Harii 等[12]首次报道把胸三角皮瓣作为微血管游离皮瓣移植，在其后一年，Fujino 等[9]也报道了该技术。Fujino 等描述采用去上皮的真皮脂肪瓣移植修复头颈部轮廓畸形。他们采用经皮多普勒超声检查以确认可以作为该皮瓣血管蒂的优势穿支。该游离皮瓣经常在乳内动脉第二穿支处切取，因为第二穿支常常是最大的穿支动脉。该皮瓣的血管蒂非常短，而其他可用供区又非常丰富，因此，该皮瓣很少用做游离组织移植。

David[7]在口内重建中引入了具有神经支配的胸三角皮瓣的概念，他通过颈丛的锁

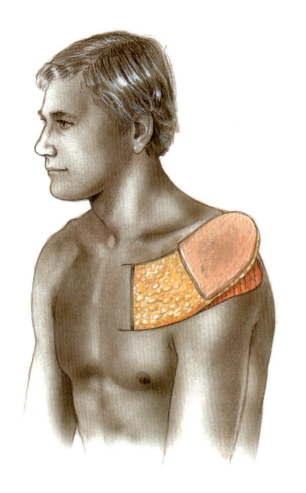

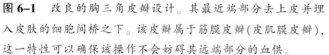

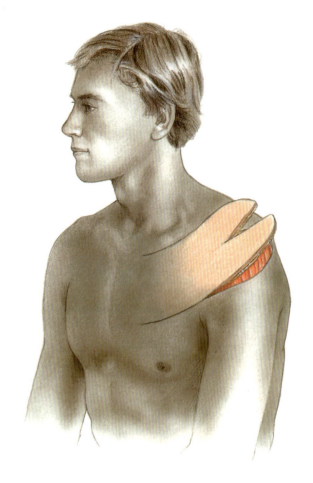

图 6-1　改良的胸三角皮瓣设计。其最近端部分去上皮并埋入皮肤的细胞间桥之下。该皮瓣属于筋膜皮瓣(皮肌膜皮瓣)，这一特性可以确保该操作不会妨碍其远端部分的血供。

图 6-2　胸三角垂直裂层皮瓣提供了两个上皮面。该设计可能要比水平带状皮肤去上皮化并将末端折叠作为内衬的设计更安全。

骨上神经重建了感觉功能(图 6-4)。虽然他注意到当这些神经被游离而不是被切断时会有良好的感觉功能，但他没有报道将这些神经切断并将其与颈部感觉性受体神经再吻合后的感觉恢复情况。具有感觉功能的胸三角游离皮瓣移植的潜在价值是显而易见的。以往，将有感觉功能的皮肤移植到口腔和咽部以促进术后康复的理念并未受到关注，直至 Urken 等[26]报道了第 1 例具有感觉功能的前臂桡侧皮瓣用于咽重建。

　　胸三角皮瓣已经被用于解决各种头颈部的重建问题。如前所述，Bakamjian[2]首次报道应用该皮瓣解决喉咽切除术后咽食管连续性重建的问题。在 1965 年具有里程碑意义的文章中，他报道了涉及管状胸三角皮瓣(胸三角皮管)移植的分期手术技术。一期手术后，可在置于气管造口下外侧的皮管的下端建立一个可控的涎瘘，从而确保唾液能够更安全、更可控的流出。食管残端通过端-侧吻合的方式与皮管缝合。3~5 周后，切断并关闭胸三角皮瓣的蒂部，从而完成咽食管重建。后来，Bakamjian 和 Holbrook 等[4]报道了在移植前将胸三角皮瓣卷成管状置于胸壁上的二期咽食管重建技术。

　　胸三角皮瓣的进一步实践促使其被用于涉及舌、口底、扁桃体及咽部的口内重建。其也被广泛应用于颈部、面颊、耳部及颈部外部缺损的修复[19]。通过将胸三角皮瓣的蒂

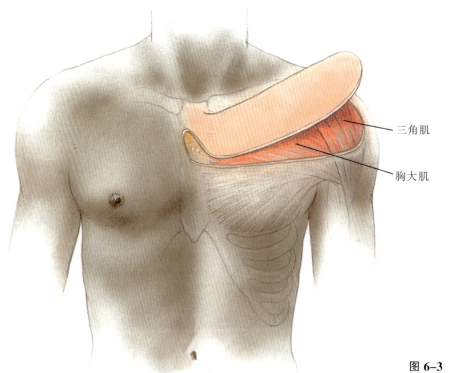

三角肌

胸大肌

图 6-3　增加胸三角皮瓣旋转弧度的要求促成了对其所做的众多改良，包括在胸骨对侧做向上的回切。

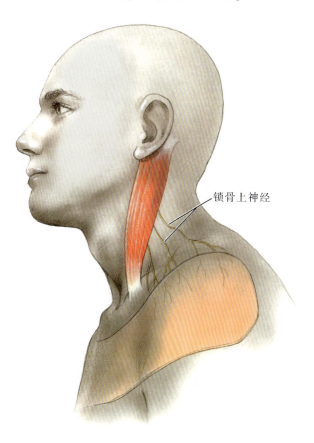

锁骨上神经

图 6-4　通过后三角脂肪垫可以很容易地发现、游离、切断起自 C3 与 C4 的锁骨上感觉神经，然后将其与合适的受体神经吻合。

向更头端牵拉修复中上面部广泛缺损的精巧技术已有报道，但这需要经过分期手术。采用该瓣修补半面及眼眶上颌区缺损也有报道[6,23]。合适的体型，尤为重要的是先期的延迟技术，对于利用该皮瓣修复更靠近头端的面部缺损至关重要。McGregor 和 Reid[21]报道联合应用前额皮瓣作为内衬，胸三角皮瓣作为外衬修复面颊部的贯通伤。Bakamjian 和 Poole[6]报道了腭部病灶切除术后的胸三角皮瓣重建。除了做成岛状皮瓣外，大多数情况下，采用胸三角皮瓣修复咽食管的任何部位都需要做一个可控的涎瘘，涎瘘在后期将蒂部还纳入胸壁时关闭。

◆ **神经血管解剖**

胸三角皮瓣的血供来自横贯肋间隙的乳内动静脉的胸骨旁穿支。在切取皮瓣时不应侵犯胸骨缘外侧 2cm 内的区域，以免损伤这些血管。第二和第三穿支直径往往最大，外径在 1.2mm 左右，其伴行静脉口径与之相似或者更大(图 6-5)。

胸三角皮瓣的血管走行于胸大肌及三角肌上筋膜的浅面。虽然该皮瓣常与筋膜层一起切取以保护血液循环，但在切取胸三角皮瓣时并非必须这样操作[16]。

关于胸三角皮瓣的血供特性以及安全切取三角肌表面皮肤已有大量的文献报道。一篇关于上胸部血管分布区的综述有助于理解使用该皮瓣远端皮肤可能出现的潜在问题。在定义了供应前胸皮肤的源血管后，我们可以将血管体区的概念引入该讨论。乳

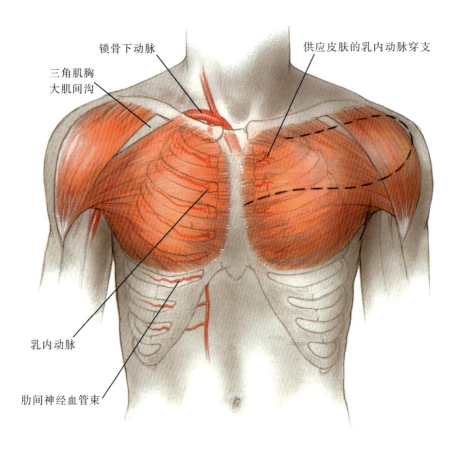

图 6-5 胸三角皮瓣由位于胸骨旁第 2 及第 3 肋间隙的乳内动脉穿支供血。

内动脉穿支的主要供血区域从胸骨外缘延伸至三角肌胸大肌间沟。该区域也接受来自胸大肌肌皮穿支的血供。在三角肌胸大肌间沟区有一支来自胸肩峰系统的直接皮动脉供应锁骨下小范围的皮肤。位于三角肌胸大肌间沟外侧的三角肌区的皮肤接受来自胸肩峰系统的三角肌支以及旋肱前动脉的肌皮支的血供。很显然，在采集胸三角皮瓣的过程中，先前分别依靠肌皮血管及直接皮血管供血的三角肌及三角肌胸大肌间沟表面的皮肤，现在必须被捕获且完全依靠乳内动脉穿支供血。在 Taylor 等[25]报道的血管体区模型中，这些紧邻的血管体区皮肤的血供常常是非常可靠的。然而，当血流从一个血管体区流到位于一条线上的另一个血管体区，或者是曾与主要的供血血管相互隔离的血管体区时血流压力梯度降低。三角肌表面皮肤所在的血管体区与乳内动脉血管体区隔离，因此，三角肌表面皮肤有发生部分或完全坏死的风险。胸三角皮瓣顶端的可靠性可能随着肩峰胸廓血管体区的大小而变化，后者位于这一系列血管体区的中部。来自肩峰胸廓轴的皮支越大，越占优势地位，三角肌皮肤的可靠性越低(图6-6)。

　　血管体区概念为描述旨在增加三角肌皮肤可靠性的延迟术提供了框架(图6-7)。为了捕获该区域的血供，逆转邻近的胸肩峰血管体区以及同一线分布的覆盖三角肌区表面的第三血管体区的血流方向十分必要。须将连接相邻血管体区的扼流动脉的血流方向一律调整为从胸骨到肩顶点。最为有效的延迟术是在中部及远端血管体区阻断供血动脉与静脉，从而实现血流方向逆转及获得更为有利的压力梯度。这一观点得到了 McGregor 和 Morgan[20]所做的荧光素注入研究的证实。胸三角皮瓣的成功延迟术必须

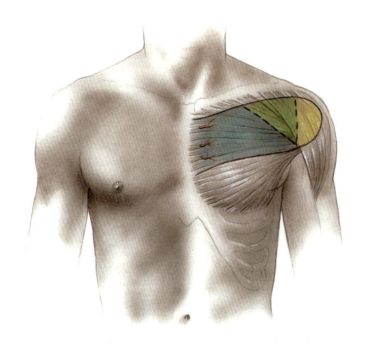

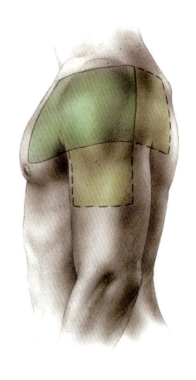

图 6-6　上胸部及肩部的3个主要血管体区从内到外依次是乳内、肩峰胸廓及三角肌血管体区。以不同颜色标记的区域表示上述血管大致的供血范围。为了获取三角肌血管体区的皮肤或者说是曾被隔离的血管体区，来自乳内动脉穿支的血流在到达三角肌区之前必须横贯引起压力差的肩峰胸廓血管体区。

图 6-7　当希望成功移植沿手臂向下延伸并覆盖肩膀的胸三角皮瓣的远端时就需要进行延迟术以增加成功的几率。

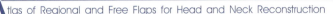
阻断胸肩峰系统的直接皮支及三角肌的远端肌皮支,这可通过分离提起三角肌胸大肌间沟外侧的胸三角皮瓣顶端及分离锁骨下窝完成。

胸三角皮肤的感觉神经支配来自于C3、C4的锁骨上神经以及T2~T4的前外侧肋间神经。能否完好保留感觉支配很大程度上取决于是否施行了根治性颈清扫术。如前所述,David[7]报道的使用感觉性胸三角皮瓣进行的口内组织重建首次成功地恢复了感觉功能(图6-4)。

◆ 潜在的缺陷

胸三角皮瓣切取非常简单,因此很少发生导致整个皮瓣坏死的问题。不同作者报道的皮瓣部分末端坏死问题不尽相同, 这取决于皮瓣的长度以及是否进行了延迟术。Park等[24]提出,导致皮瓣损失的因素包括糖尿病、伤口感染以及受床曾被辐射。Krizek和Robson[16]报道在一组51例以胸三角皮瓣移植覆盖曾接受辐射的受床的病例中,仅有5例发生了较严重的并发症。Kirkby等[15]报道总体皮瓣移植完全失败率为26%,这些病例需要二期修复手术。更高的皮瓣移植失败率见于用做内衬的皮瓣和用在辐射野内的皮瓣。26%的皮瓣移植完全失败率远高于其他大样本研究报道的9%[5]、12%[17]、16%[24]和14%[22]。那些不需要额外手术的较轻并发症的发生率为14%[5]~26%[17]。

虽然将皮瓣延伸到三角肌所致的远端缺血是发生局部坏死最常见的原因, 但是, 皮瓣局部坏死仍涉及其他不同的因素,如将皮瓣置于下颌骨克氏钢丝上、将皮瓣折叠为内外衬面、头部移动引起的皮瓣张力或扭结、胸三角皮瓣用做替代黏膜时所需穿过的口或咽造口孔径不够大等[11]。有多种皮瓣可用于口和咽部的重建,因此,目前胸三角皮瓣主要用于颈部皮肤缺损的修复。从这一应用来看,胸三角皮瓣应该是一项非常可靠的技术。

组织瓣采集技术

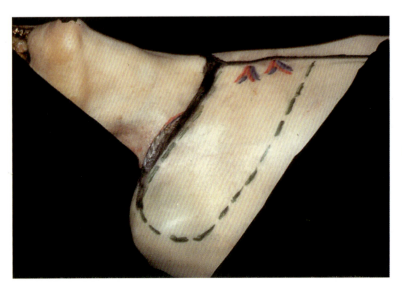

图 6-8 胸三角皮瓣的轮廓已在右上胸部描出。上部切口紧邻锁骨下走行;下部切口位于第4或第5肋间,并与上部切口平行。皮瓣的远端范围取决于损伤的大小。皮瓣的优势血管蒂起自第2或第3肋间隙,因此,为了确保移植皮瓣的活性,皮瓣蒂部应当覆盖这两个肋间隙。

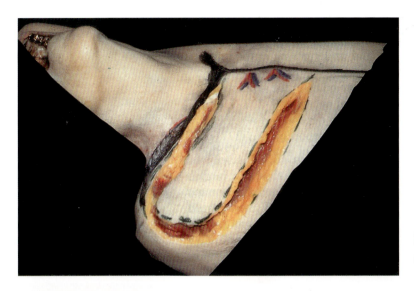

图 6-9　皮瓣切口沿着上、下以及外侧缘进行，贯穿皮肤、皮下组织及胸三角筋膜。

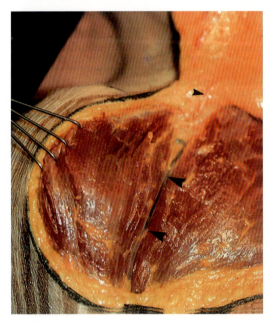

图 6-10　在沿筋膜下平面将皮瓣从外侧向内侧提起的过程中会显露三角肌胸大肌间沟（大箭头所示）。来自三角肌支或者肩峰支（小箭头所示）的直接皮支已在三角肌胸大肌间沟的头端被分离。

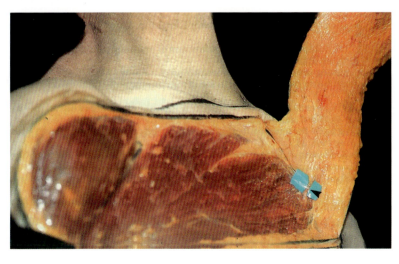

图 6-11　内侧解剖的界限通常为胸骨缘外侧约 2cm。乳内动脉的一支穿支（箭头所示）已经被分离以显示它所在的位置，然而，实际解剖操作时并不寻找识别这些血管以防破坏皮瓣的血供。

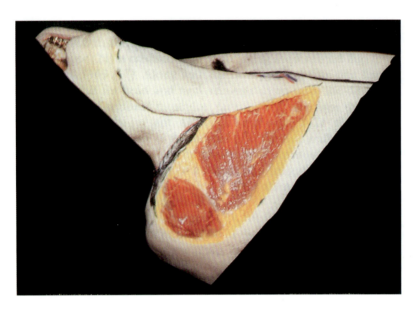

图 6-12 胸三角皮瓣已经完全分离并越过锁骨转位至颈前部。通过广泛分离及减张缝合已经将供区关闭。虽然可以一期缝合,然而,按标准需进行供区植皮。

参考文献

[1] Aymard JL. Nasal reconstruction with a note on nature's plastic surgery. *Lancet*, 1917, 2:888.

[2] Bakamjian VY. A two-stage method for pharyngoesophageal reconstruction with a primary pectoral skin flap. *Plast Reconstr Surg*, 1905, 36:173.

[3] Bakamjian VY. Total reconstruction of pharynx with medially based deltopectoral skin flap. *NY state J. Med*, 1968, 1:277.

[4] Bakamjian VY, Holbrook L. Prefabrication techniques in cervical pharyngoesophageal reconstruction. *Br J Plast Surg*, 1973, 26:214.

[5] Bakamjian VY, Long M, Rigg B. Experience with the medially based deltopectoral flap in reconstructive surgery of the head and neck. *Br J Plast Surg*, 1971, 24:174.

[6] Bakamjian VY, Poole M. Maxillofacial and palatal reconstructions with the deltopectoral flap. *Br J Plast Surg*, 1977, 30:17.

[7] David JD. Use of an innervated deltopectoral flap for intraoral reconstruction. *Plast Reconstr Surg*, 1977, 60:377.

[8] East C, Flemming A, Brough M. Tracheostomal reconstruction using a fenestrated deltopectoral skin flap. *J Laryngol Otol*, 1988, 102:282.

[9] Fujino T, Tanino R, Sugimoto C. Microvascular transfer of free deltopectoral dermal-fat flap. *Plast Reconstr Surg*, 1975, 55:428.

[10] Gibson T, Robinson D. The mammary artery pectoral flaps of Jacques Joseph. *Br J Plast Surg*, 1976, 29:370.

[11] Gingrass R, Culf N, Garrett W, Mladick R. Complications with the deltopectoral flap. *Plast Reconstr Surg*, 1972, 49:501.

[12] Harii K, Ohmori K, Ohmori S. Free deltopectoral skin flaps. *Br J Plast Surg*, 1974, 27:231.

[13] Jackson I, Lang W. Secondary esophagoplasty after pharyngolaryngectomy using a modified deltopectoral flap. *Plast Reconstr Surg*, 1971, 48:155.

[14] Joseph J. Nasenplastik und sonstige Gesichtsplastik nebs teinem Anhang uber Mammaplastik und einige weitere Operationen aus dem gebiek der ausseren Korperplastik. Leipzig:Verlag yon Curt Kabitzchl, 1931, 673-677, 811-819.

[15] Kirkby B, Krag C, Siemssen O. Experience with the deltopectoral flap. *Scand J Plast Reconstr Surg*,

1980,14:151.

[16] Krizek T,Robson M. The deltopectoral flap for reconstruction of irradiated cancer of the head and neck. *Surg Gynecol Obstet*,1972,135:787.

[17] Krizek T,Robson M. Split flap in head and neck reconstruction. *Am J Surg*,1973,126:488.

[18] McGregor I. The temporal flap in intraoral cancer:its use in repairing the post-excisional defects. *Br J Plast Surg*,1963,16:318.

[19] McGregor I,Jackson I. The extended role of the deltopectoral flap. *Br J Plast Surg*,1970,23:173-185.

[20] McGregor I,Morgan G. Axial and random pattern flaps. *Br J Plast Surg*,1973,26:202.

[21] McGregor I,Reid W. The use of the temporal flap in the primary repair of full-thickness defects of the cheek. *Plast Reconstr Surg*,1966,38:1.

[22] Mendelson B,Woods J,Masson J. Experience with the dettopectoral flap. *Plast Reconstr Surg*,1977,59:360.

[23] Nickell W,Salyer K,Vargas M. Practical variations in the use of the deltopectoral flap. *South Med J*,1974,67:697.

[24] Park J,Sako K,Marchette F. Reconstructive experience with the medially based deltopectoral flap. *Am J Surg*,1974,128:548.

[25] Taylor GI,Palmer J. The vascular territories (angiosomes) ofthe body:experimental study and clinical applications. *Br J Plast Surg*,1987,40:113.

[26] Urken ML,Vickery C,Weinberg H,Biller HF. The neurofasciocutaneous radial forearm flap in head and neck reconstruction—a preliminary report. *Laryngoscope*,1990,100:161.

第7章

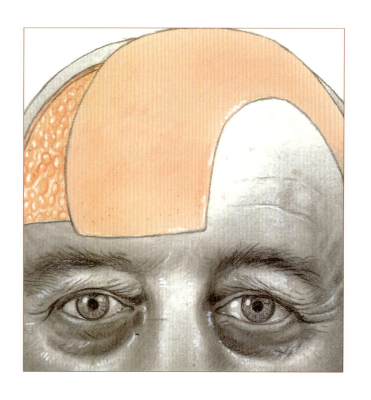

前、后部头皮

Mack L.Cheney，*M.D.*

Mark L.Urken，*M.D.*

利用现有的许多局部和游离皮瓣可以将几乎任何大小、形状的皮肤移植于面部。然而，要求使用和原来面部肤色、质地相近的皮肤极大地限制了可以选择的供体区域[2,5,14,18,20]。前额和后颈部的皮肤可能最适合用来替代面部皮肤。以头皮为载体，这两个部位的组织都可以移植到面中部用于面颊和鼻部的重建。20 世纪 30 年代，Gillies[14-15]创立了移植前额皮肤重建鼻部的方法。

MacGregor[21]于 1963 年将前额瓣应用于口内重建[17]。从 20 世纪 70 年代至今新发展了多种局部肌皮瓣与游离皮瓣，但是前额皮瓣与胸三角皮瓣一直是头颈部重建中最主要的组织来源。虽然由于移植皮片的供区的并发症发生率很高，MacGregor 的水平前额皮瓣现在已经很少使用，但是，前额皮瓣始终广泛应用于鼻部和面颊缺损的皮肤及软组织修复[3]。在过去的数十年里，包括正中式、旁正中式、镰刀式及斜式等多种前额皮瓣设计已见诸文献报道。

在第二次世界大战期间，Converse[7,9-10]介绍了前方头皮瓣，移植了前额一半的皮肤，皮瓣血供来自于对侧头皮。它最初的设想是 Gillies"上下式瓣"的一种变异，包括前额皮肤、头皮和帽状腱膜，其血供来自于前额及头皮前部的血管。尽管需要二期手术，但该技术在需要优先考虑肤色匹配和组织柔软度的大面积鼻部、上唇及面颊部皮肤缺损的修复中仍有其独特的用途。

Arena[1]认识到后颈部皮肤具有与面部相似的特性，他报道了一种分两期将该区域的皮肤移植到面部的技术。他运用由 Gillies[14]和 Converse[7]提出的把前额皮肤移植到鼻部的相似的外科原理,以具有丰富血供的头皮为载体,把颈项部良好的皮肤移植到面中部。以皮肤移植片或前徙头皮瓣关闭供区。因为供区的皮肤缺损位于后部,它比前方头皮瓣造成的残缺更容易掩饰。这种技术可被看做是 Washio[28-29]创立的组织瓣的一种拓展[22],后一项技术是移植耳廓后的皮肤用于面部及鼻部局限性缺损的修复。

◆ 组织瓣的设计与应用

　　前方头皮瓣最适用于较大的鼻及鼻旁缺损的修复,其远端组织的柔软度很适于重建鼻部轮廓的解剖细节[4]。前方头皮瓣与其他前额瓣相比有其独特的优势。由于可以安全、广泛的分离,因此该皮瓣的设计可确保其具有足够的蒂长。由于移植过来的前额皮肤张力有限,因此,如果需要,该皮瓣可安全用于鼻翼及鼻小柱的重建。行鼻小柱重建时,足够的垂直长度对于重建后的鼻尖能够充分地突出至关重要(图 7-1)[11]。皮瓣的采集范围限制在半个前额之内,这样便于隐藏供区。皮瓣的设计需考虑到有些患者的前额狭窄或者发际较低,因为对于这样的患者而言,使用正中或旁正中前额皮瓣修复鼻尾部缺损时就会将带头发的皮肤移植过来。前方头皮瓣的独特优势之一就是它有足够的长度可以折叠成内衬重建鼻翼和鼻小柱。

　　制作面鼻部缺损的模板对于前额移植皮肤区域的设计很有帮助。模板的制作需尽可能地精确以使移植的皮肤面积及对后期皮瓣修剪的需要最小化[2-3,16]。

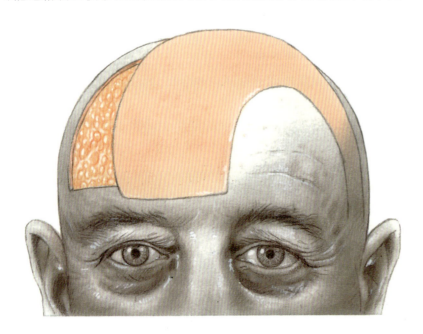
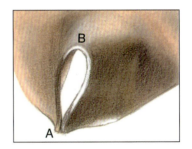
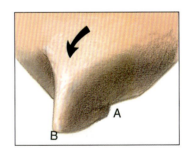
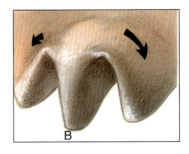

图 7-1　以头皮作为载体,前方头皮瓣最多可移植一半的前额皮肤。其最主要的优点是能够提供与面颊及鼻部颜色、质地最接近的皮肤,且其成活力和长度足以完成鼻尾部的精细重建。通过自身折叠可以做出鼻尾部的内衬。当修复鼻翼大部缺损时,就需要局部皮瓣或者远距皮瓣以获得足够的内衬。在使用游离移植骨来替代鼻的框架结构时这一因素尤为重要。在此情况下, 一个良好的内衬对于非血管化的结构性移植物的保护与血管再通至关重要。

二期皮瓣分离通常在21d后进行,除非受床因先前的放疗或瘢痕而遭到破坏。在首次皮瓣移植的时候,供区以取自耳后或锁骨上区域的全厚皮片覆盖[23]。

前方头皮瓣最大的缺点是供区的缺损。外观的畸形可通过保留带神经支配的额肌降到最低程度。皮片覆盖在额肌上可改善前额的外形并保留这个区域的表情动作[23]。二期手术时,可通过后续切除而减小供区或者以颞颈筋膜瓣[19,25]行表面重建。该技术对于男性及移植物色素过度沉着的患者可能尤为需要。掩饰供区的办法还有改变患者的发型,或者使用组织扩张器进行扩张,以便移植对侧前额的全层皮肤以遮盖原来的缺损。

在考虑使用后方头皮瓣时,很重要的一点是要确认后颈部皮肤的质地和颜色是否适合替代面中部的皮肤。对于留长发的女性来说,后颈部的皮肤很少受到阳光的危害,且长发更容易掩盖这里的缺损。那些后颈部长期暴露在阳光下的患者,他们那里的皮肤可能就不适用于修复其面部的皮肤缺损。对大多数人来说,光老化过程对后颈部及面部皮肤的影响是类似的[27]。

头皮是人体最厚的皮肤。头皮区域真皮层与表皮层的厚度为3~8mm。然而,耳后区及后颈部的皮肤要薄得多也更柔软,因此,它很适用于鼻部、面颊及眼窝较大缺损的修复。头皮在上、下唇重建中的应用也有报道[28-29]。除了在肿瘤手术中的应用外,后方头皮瓣还可以扩展到肩后部以提供较大面积的皮肤用于替代由外伤、放射或烧伤造成的瘢痕性挛缩。

◆ **神经血管解剖**

头皮有丰富的动脉血供,包括颞浅动脉、眶上动脉、滑车上动脉、枕动脉及耳后动脉(图7-2)。在这些主要的头皮血管之间有众多的吻合支,所以移植大块的头皮可以只用一条动脉蒂。

前方头皮瓣的血供来自前额皮肤采集区对侧的滑车上动脉、眶上动脉及颞浅动脉。颞浅动脉额支应该在术前通过触诊或多普勒超声事先辨识出来。设计皮瓣时需考虑这一分支,将横贯头皮切口的横切口置于该血管的后面。

该区域的静脉引流很稳定、可靠。眶上静脉走行于额肌的表面,并与颞浅静脉的额支相交通。所有这些静脉共同构成前方头皮瓣的静脉流出道。

后方头皮瓣的血供与前方头皮瓣相似。分离皮瓣的过程中需要切断枕动脉,因此,后方头皮瓣的血供完全依靠前方头皮系统。在获取后方头皮瓣时要保留颞浅动脉的顶支,这一分支对于保证后颈部皮肤有充足的血供至关重要。后方头皮瓣的静脉血管伴行于相应的动脉。该皮瓣能被采集的最大范围目前还不确定。笔者曾安全地采集到了肩胛冈的水平,这样就增加了皮瓣的表面积及旋转弧度。

前方头皮的感觉主要由眶上神经支配,它是三叉神经眼支的分支。三叉神经耳颞支支配颞顶部头皮的感觉。颈丛分支中的耳大神经、枕小神经及枕大神经支配后方头皮的感觉。

◆ **潜在的缺陷**

头皮的血供丰富,因此无论是前方还是后方头皮瓣移植后都很少发生局部缺血的

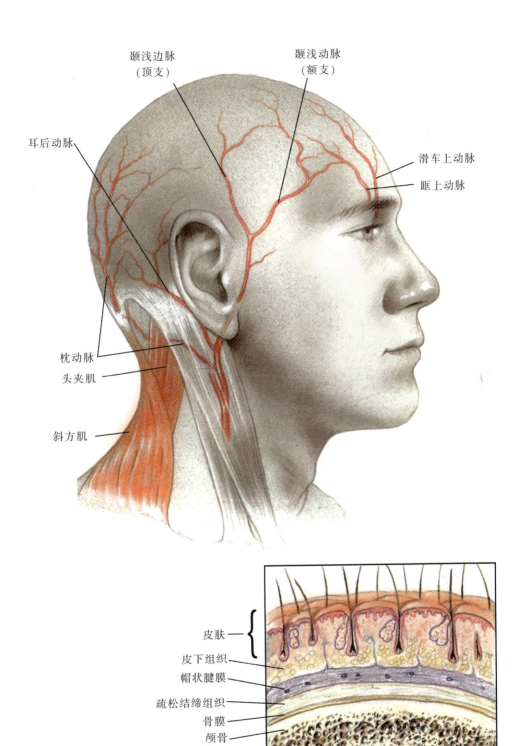

颞浅边脉
(顶支)

颞浅动脉
(额支)

耳后动脉

滑车上动脉

眶上动脉

枕动脉

头夹肌

斜方肌

皮肤

皮下组织

帽状腱膜

疏松结缔组织

骨膜

颅骨

图 7-2　头皮的血供非常丰富,分别来自于滑车上动脉、眶上动脉、颞浅动脉的 2 条主要分支、枕动脉及耳后动脉。这些动脉之间有丰富的交通支,这使得狭长形的皮瓣只需基底部含有至少一条主要动脉就能被移植。后方头皮瓣涉及移植项背处覆盖在头夹肌和斜方肌上皮肤。主要的头皮层次如图所示,血管通路位于皮下组织与帽状腱膜层。位于帽状腱膜和骨膜层之间的疏松结缔组织层相对来说缺乏血管,这是保证头皮在颅骨上具有一定活动度的基础。

并发症。这两种皮瓣在头颈部很独特,因为它们的皮蒂位于头侧或者恰好位于缺损平面上,因此,皮瓣不会因为重力的作用从不良的受床上脱离。在受过大剂量辐射的创伤修复中,如果皮蒂位于受重力影响的位置,那么会经常遭遇上述问题。

◆ 术后伤口护理

前、后方头皮瓣移植术都存在需要二期手术的弊端。营养头皮的血管必须保留2~3周直到受床处新生血管长出。两次手术的间隔期对患者来说比较难受,因为移位的头皮会造成外观上的畸形,而且裸露的颅骨还需要包上生物敷料。这些情况需在术前告知患者,以便在心理上做好准备。

组织瓣采集技术

• 前方头皮瓣解剖

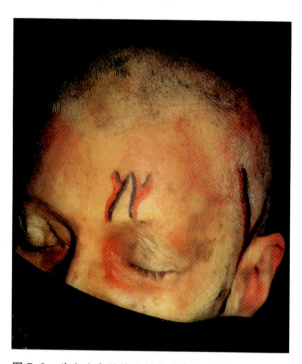

图7-3 前方头皮瓣的血供主要来自滑车上、眶上血管及颞浅动、静脉的额支。

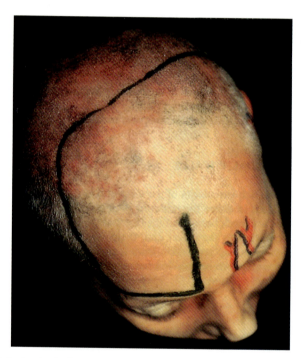

图7-4 标出移植一侧前额皮肤的前方头皮瓣,通常会严格按照缺损处的模板来设计以保证只转移需要的那部分前额。然而,植皮覆盖从眉毛到发际的缺损可改善美学效果。切口延伸越过颅顶至对侧耳区可保证皮瓣有3个主要血管蒂供血。

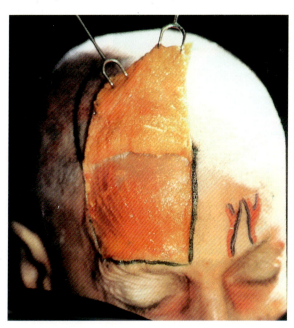

图 7-5　前额的皮肤从额肌上剥离，之后使用裂层或全层皮肤移植片覆盖。

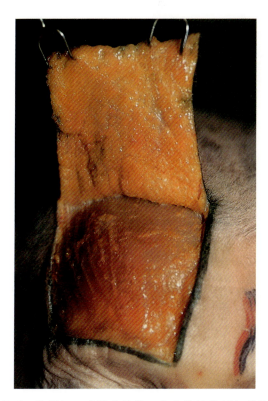

图 7-6　做侧切口时很重要的一点是要保留额肌的神经支配。到达额肌上极之后即在骨膜表层剥离，头颅其余部分的分离也是如此。

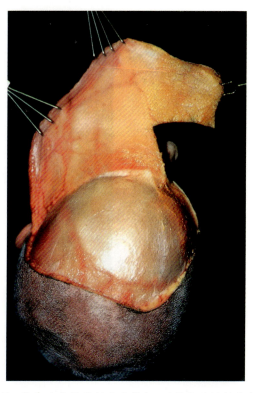

图 7-7　前方头皮瓣已经分离提起，可见大片的裸露颅骨。皮瓣内面的移行带很明显。对侧前额皮下剥离以获得足够的游离度实现前额皮肤的尾部转位。

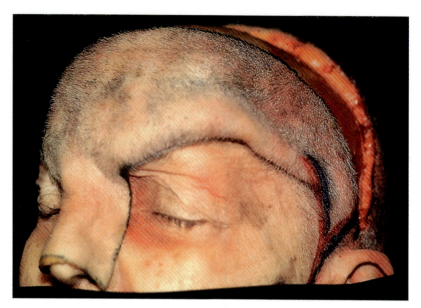

图 7-8 可移植大块薄而柔软的皮肤用于全鼻或次全鼻缺损的修复。如果需要，进一步皮下分离对侧头皮,前额皮肤可用于覆盖上唇或面颊。一期手术后,裸露的头皮表面必须覆盖生物敷料 2~3 周以便进行二期手术。

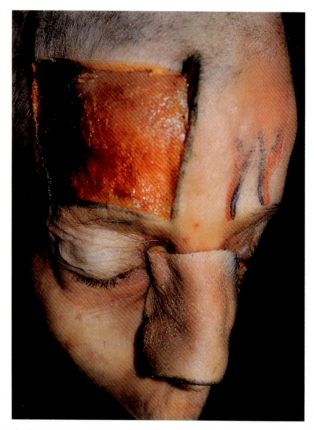

图 7-9 头皮被移回供区,留下了前额缺损,一期手术后此处用裂层或全层皮片覆盖。小面积缺损可从耳后区采集皮片来修补。对侧前额的前徙可通过后续的切除或者使用一个组织扩张器来完成。

- 后方头皮瓣解剖

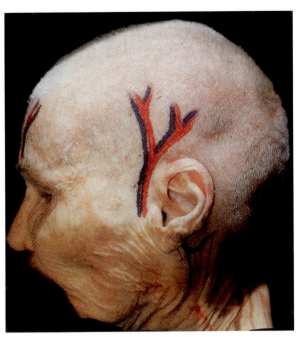

图 7-10　后方头皮瓣的主要血供来自于头皮的前部血管，即眶上、滑车上血管及颞浅动、静脉的 2 个分支。滋养后方头皮的枕支在分离提起皮瓣的过程中被切断。

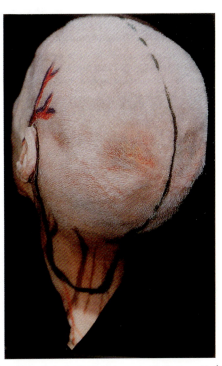

图 7-11　获取后方头皮瓣的切口如图所示。耳廓后沟切口的延伸需保证皮瓣有足够的活动度。耳后切口必须止于耳轮附着处的上方以避免破坏颞浅血管的血供。头皮中线上的虚线表示可能的切口延伸范围，它的大小取决于满足无张力闭合缺损需达到的皮瓣活动度。

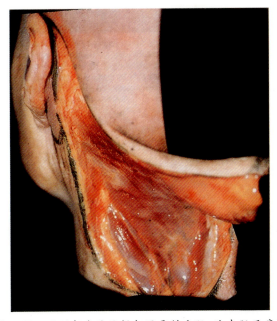

图 7-12　后颈部皮肤已提起显露斜方肌、头夹肌及肩胛提肌。到达上项线后解剖平面转变为骨膜表层，其余部分均系如此。

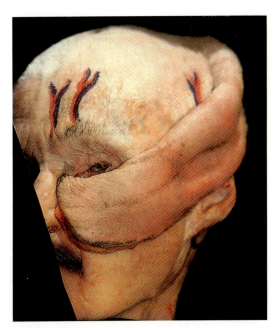

图 7-13　继续分离提起头皮直到后颈部皮肤能够到达需要移植的缺损处。面中部很容易到达，无须广泛皮下分离也能做无张力闭合。

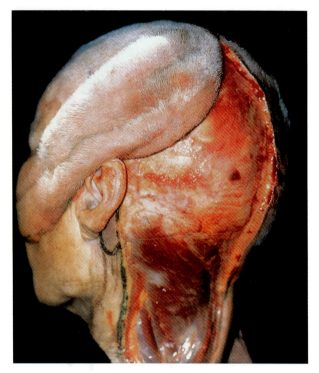

图 7-14 通过延长头皮中线的切口可以增加皮瓣的旋转弧度以重建鼻部或上唇。广泛皮下分离不会影响后颈部皮肤的血供，它们走行于皮下组织及帽状腱膜层。

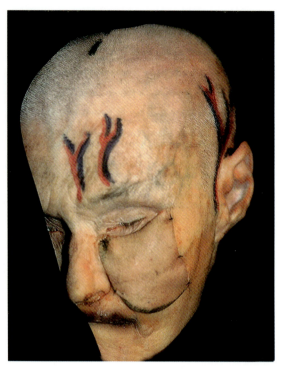

图 7-15 后颈部皮肤已经与头皮蒂分离。在二期手术前的这段时间，裸露的后部头皮必须以生物敷料覆盖。后颈部肌肉表面的颈部供区缺损以皮肤移植片覆盖。

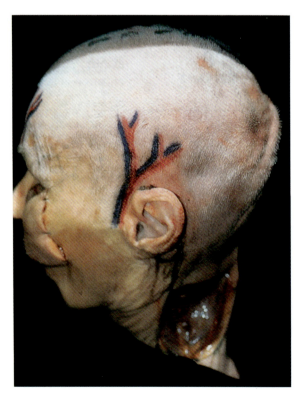

图 7-16 长发或者穿高领衬衫的患者后颈部的缺损常常易于掩盖。随着时间的推移，缺损表面的外观会逐步改善。缺损的面积可通过后续的切除或者使用组织扩张器缩小。

参考文献

[1] Arena S. The posterior scalping flap. *Laryngoscope*, 1977, 137: 98-104.

[2] Blair VP. Reconstructive surgery of the face. *Surg Gynecol Obstet*, 1922, 34: 701.

[3] Burget GC, Menick FJ. Aesthetic Reconstruction of the Nose. St. Louis: CV Mosby, 1994: 57-91.

[4] Coiffman F. Total reconstruction of the nose. In: Stark RB: Plastic Surgery of the Head and Neck, vol.1. New York: Churchill, 1986: 704-705.

[5] Coleman CC. Scalp flap reconstruction in head and neck cancer patients. *Plast Reconstr Surg*, 1959, 24: 45.

[6] Conley J. Regional Flaps of the Head and Neck. Stuttgart: Georg Thieme Vefiag, 1976.

[7] Converse JM. A new forehead flap for nasal reconstruction. *Proc R Soc Med*, 1942, 35: 811.

[8] Converse JM. Reconstruction of the nose by scalping flap technique. *Surg Clin North Am*, 1959, 39: 335.

[9] Converse JM. Clinical application of the scalping flap in the reconstruction of the nose. *Plast Reconstr Surg*, 1969, 43: 247.

[10] Converse JM. Full-thickness loss of nasal tissue. In: Converse JM: Reconstructive Plastic Surgery. vol. 2. Philadelphia: WB Saunders, 1977: 1236.

[11] Converse JM, McCarthy JG. The scalping forehead flap revisited. *Clin Plast Surg*, 1981, 8: 413.

[12] Denneny EC, Denneny J III. Forehead and scalp reconstruction. In: Papel ID, Nachlias NE, eds. *Facial Plastic and Reconstructive Surgery*. St. Louis: Mosby-Year Book, 1992: 392-398.

[13] Friedman M. Parietal occipital nape of neck flap. *Arch Otolaryngol Head Neck Surg*, 1986, 112: 309.

[14] Gillies HD. Plastic Surgery of the Face. London: Oxford University Press, 1920.

[15] Gillies HD. The development and scope of plastic surgery. *Northwest Univ Bull*, 1935, 35: 1.

[16] Gonzalez-Ulloa M. Restoration of the facial covering by means of selected skin in regional aesthetic units. *Br J Plast Surg*, 1956, 46: 265.

[17] Hamaker RC, Singer MI. Regional flaps in head and neck reconstruction. *Otolaryngol Clin North Am*, 1982, 15: 99.

[18] Joseph J. Nasenplastik und sonstige Geisichtoplastik nebst einem Anhang uber Mammaplastik und einige weitere Operationen aus dem Gebiete der aussereu Korperplastik. In: Bin Atlas und Lehrbuch. Leipzig: Kabitzsh, 1931.

[19] Juri J, Juri C, Cerisola J. Contribution to Converse's flap for nasal reconstruction. *Plast Reconstr Surg*, 1982, 69: 697.

[20] Kazanjian VH. The repair of nasal defects with the median forehead flap. Primary closure of the forehead wound. Surg Gynecol Obstet, 1946, 83: 37.

[21] MacGregor IA. The temporal flap in the intraoral defects: its use in repairing postexcisional defects. *Br J Plast Surg*, 1965, 16: 318-335.

[22] Maillard GF, Montandon D. The Washio tempororetroauricular flap: its use in 20 patients. *Plast Reconstr Surg*, 1982, 70: 550.

[23] McCarthy JG, Converse JM. Nasal reconstruction with scalping flap. In: Brent B, ed. The Artistry of Reconstructive Surgery. St. Louis: CV Mosby, 1987.

[24] Millard DR. Total reconstructive rhinoplasty and a missing link. *Plast Reconstr Surg*, 1966, 37: 167.

[25] Schimmelbusch C. Bin neues Verfahren der Rhinoplastik und Operation der Sattelnase. *Verh Dtsch Ges Chir*, 1895, 24: 342.

[26] Smet HT. Tissue Transfers in Reconstructive Surgery. New York: Raven Press, 1950: 6-7.

[27] Stark RB, Khoury F. Anatomy of the skull, scalp, and brow. In: Stark RB, ed. Plastic Surgery of the Head and neck. vol.1. New York: Churchill Livingstone, 1987: 3-6.

[28] Washio H. Retroauricular-temporal flap. *Plast Reconstr Surg*, 1969, 43: 162-166.

[29] Washio H. Further experiences with the retroauricular temporal flap. *Plast Reconstr Surg*, 1972, 50: 160.

Mucosal Flaps

黏膜瓣

第8章

腭　岛

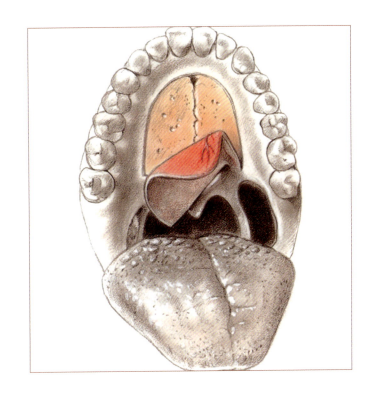

Mark L. Urken，*M.D.*
Hugh F. Biller，*M.D.*

　　创伤或病灶切除术后口腔黏膜缺损的修复是一个富有挑战性的难题。在大多数情况下一期闭合、经二期闭合复原或者应用皮肤移植都是行之有效的技术。借用来自口腔邻近区域的黏膜非常具有吸引力，已有各种各样的"口内组织瓣"的报道[3]。特别是舌可作为覆盖从腭到下咽的缺损的良好血管化黏膜组织的来源。然而，当外科医生借用正在重建区域的组织时，必须要对与借用该组织有关的可能缺陷进行审慎的评估。由于存在众多的来自局部或远端供区的备选皮瓣可以使用，因此通常没有必要利用舌的组织来覆盖口腔或咽部缺损。对于术后语言功能而言，舌为口腔内最关键的结构，因此，无论怎样都不应干扰舌的活动。

　　然而，这种理念并不妨碍使用"类似的组织"来完成重建。移植具有良好血供，有感觉的黏膜尤其富有吸引力。基于上述原因，腭岛黏骨膜瓣成为一个非常好的重建选择。Millard[5]于1962年率先介绍了腭岛黏骨膜瓣，并由Gullane和Arena[1]推广应用于修复口腔后部病灶切除后的缺损。Gullane和Arena还进一步拓展了该瓣的应用范围，他们报道了仅依靠单个神经血管蒂成功移植了几乎整个硬腭黏骨膜[2]。尽管腭黏膜的丧失造成骨外露的继发性缺损，然而，这种缺损在二期干预愈合后并不会引起功能不全。事实上，这种位于骨面上的继发性缺损可确保在其愈合后不会挛缩。

　　腭岛黏骨膜瓣的血管蒂是独一无二的，既因为它横贯骨管，也因为它在口腔内处于不受重力影响的位置，因而没有重力牵引的不利影响。

◆ 组织瓣的设计与应用

因为腭黏膜的面积小，因此，组织瓣的设计范围有限。Millard[5]报道的岛状瓣从一侧腭部获取。Gullane 和 Arena[2]扩大了转移的面积，几乎包括了整个腭黏骨膜，提供了大约 8~10cm² 的组织。岛状瓣的切口位于牙齿内侧 1cm，硬腭与软腭交界处前方1.5cm。该瓣可旋转 180°以修复磨牙后三角区及扁桃体窝的缺损。为了增加旋转弧度，去除翼突钩，从而获得额外的 1cm 的长度。

岛状腭瓣是磨牙后三角区缺损及咽侧壁缺损的理想修复材料。通过联合咽后壁黏膜瓣，岛状腭瓣已被应用于恢复腭咽闭合能力[6]。该瓣也可应用于腭裂的修补及口腔上颌瘘的关闭[2]。

◆ 神经血管解剖

对腭部骨学的透彻了解是获得黏骨膜瓣的关键。硬腭由上颌骨的腭突和腭骨水平板组成。一条纵缝将腭部从中线处分开，一条横缝将上颌骨的腭突与后方的腭骨水平板分开。腭大孔位于横缝的侧面，正对着第二磨牙(图 8-1)。腭大孔的后外侧是腭小孔，腭小孔通常有两个。腭小孔位于腭骨上，腭小动脉和神经从中穿过。硬腭由一层黏膜覆盖，黏膜牢固附着于骨膜，骨膜通过 Sharpey 纤维牢固地附着于腭骨上。

腭部的血供来自腭降动脉，它是颌内动脉的分支(图 8-2)。腭降动脉发出腭大分支，它与腭大神经一起从腭大孔穿出。腭大动脉沿着腭部侧面向前行进，供应黏骨膜。腭降动脉横贯腭大管，腭大管连接翼腭窝和硬腭。腭小动脉也是腭降动脉的一条分支，从腭小孔穿出供应软腭。腭部其他血供来自咽升动脉、面动脉和舌动脉的分支。这些侧支血供主要到达软腭。

腭部岛状黏骨膜瓣的血供是腭大动脉和腭大静脉。它们在硬腭中自后向前走行，然后通过切牙管上行供应鼻黏膜。腭大静脉汇入翼静脉丛。尽管一条位于中线的矢状缝将腭部黏膜分为两半，但是，Gullane 和 Arena[1-2]已经证实一条腭大动脉蒂即可供应

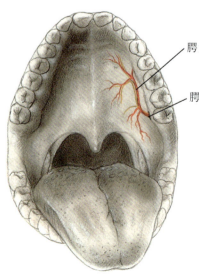

腭大动脉与腭大神经

腭大孔

图 8-1 腭大动脉与腭大神经于腭大孔穿出腭大管。该神经血管蒂在腭部前行，随后动脉上行通过切牙管供应鼻腔黏膜。

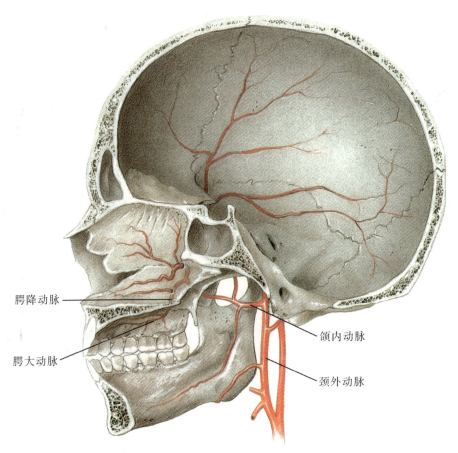

腭降动脉

颌内动脉

腭大动脉

颈外动脉

图 8-2　腭大动脉是腭降动脉的分支，而腭降动脉又来自于颌内动脉。

整个腭部。他们参考了 Maher[4]于 1977 年的报道，后者的研究显示了腭大血管广泛的分支，这些血管分支被称为"巨大的网"，通过动脉造影，Maher 证实有 3 个血管层：黏膜层、黏膜下层及骨膜层。当一侧血管蒂受到损伤时，动脉网可越过腭中缝并由一侧血管蒂提供营养性血流。

◆ 潜在的缺陷

Gullane 和 Arena[2]报道在 53 例腭瓣中有 5% 的失败率。他们认为在出现下列 3 种情况的任何一种时不要采用该技术：①颈外动脉或颌内动脉结扎；②有可能损伤腭大血管的先期腭部手术；③此前腭部接受过放疗。术者应谨慎避免对腭部血管施加过度的张力，因为供应腭部的血管走行于骨管内，因此，过度张力对于腭部血管的影响远重于大多数的岛状瓣。

◆ 术后护理

暴露的腭骨通过常规的经常性的口腔冲洗进行清洁。缺损边缘黏膜的内向生长相当快。笔者的经验表明黏膜的内向生长伴有感觉神经纤维的长入，减少了供区的损伤。事实上，这种位于骨面上的缺损可确保没有瘢痕性挛缩，而其他的缺损则有可能出现此种情况。

组织瓣采集技术

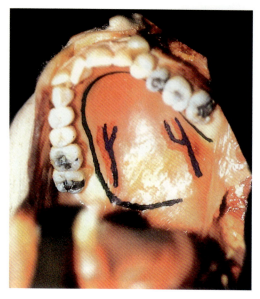

图8-3 腭部岛状黏骨膜瓣的轮廓，包括腭大神经血管蒂在两侧的大致位置。

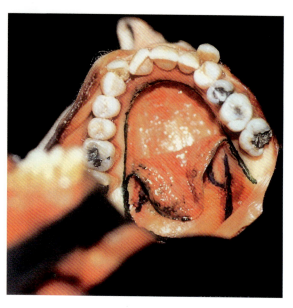

图8-4 以锐性和钝性剥离的方式从前向后提起黏骨膜瓣，黏膜层与腭骨膜紧密相连。

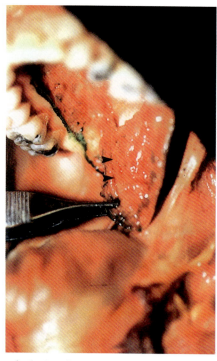

图8-5 在骨膜的底面可以看到神经血管弓（箭头所示），最好从拟保留神经血管蒂的对侧开始解剖、分离。

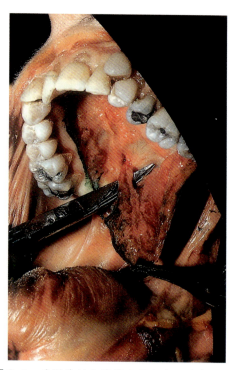

图8-6 对侧神经血管蒂已被分离，准备切断。

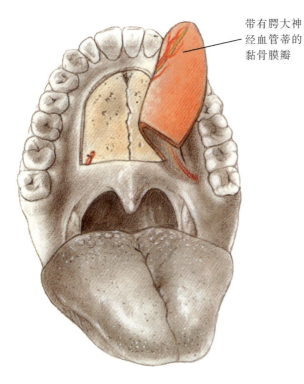

带有腭大神经血管蒂的黏骨膜瓣

图 8-7　小心提起黏骨膜瓣，接近营养神经血管蒂。因为血管从腭大孔穿出的位置固定，因此，游离腭瓣活动度很小。对侧的血管蒂已被结扎和切断。

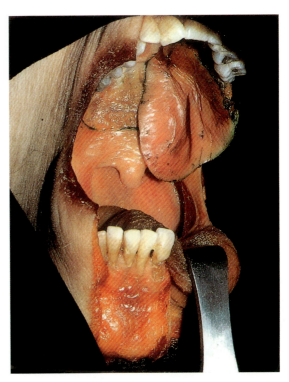

图 8-8　腭瓣已完全游离并附着于其蒂部，现在可以旋转以覆盖黏膜缺损。

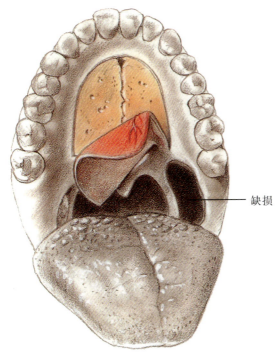

缺损

图 8-9　腭瓣最常用于关闭扁桃体窝及磨牙后三角区的缺损。

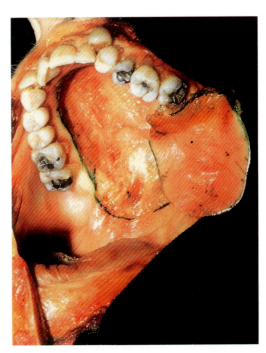

图 8-10　岛状腭瓣已旋转 180°。通过切除钩状突起的钩及对腭大孔的后壁进行减压可以进一步增加腭瓣的游离度。

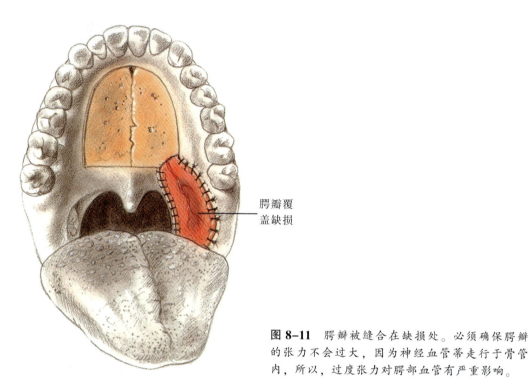

腭瓣覆
盖缺损

图8-11 腭瓣被缝合在缺损处。必须确保腭瓣的张力不会过大,因为神经血管蒂走行于骨管内,所以,过度张力对腭部血管有严重影响。

参考文献

[1] Gullane P,Arena S. Palatal island flap for reconstruction of oral defcts. *Arch Otolaryngol Head Neck Surg*, 1977,103:598.

[2] Gullane P,Arena S. Extended palatal island mucoperiosteal flap. *Arch Otolaryngol Head Neck Surg*, 1985,111:330.

[3] Komisar A,Lawson W. A compendium of intraoral flap. *Head Neck*,1985,8:91.

[4] Maher W. Distribution of palatal and other arteries in cleft and non−cleft human palates. *Cleft palate Craniofac J*,1977,14:1.

[5] Millard DR. Wide and/or short cleft palate. *Plast Reconstr Surg*,1962,29:40.

[6] Millard DR,Seider H. The versatile palatal island flap: its use in soft palate reconstruction and nasopharyngeal and choanal atresia. *Br J Plast Surg*,1977,30:300.

Free Flaps
游离组织瓣

Muscle and Musculocutaneous Flaps

肌瓣和肌皮瓣

第9章

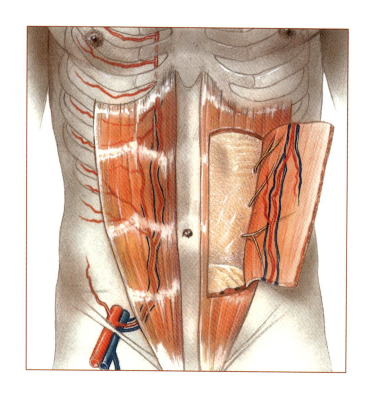

腹直肌

Mark L. Urken，M.D.

　　业界公认 Brown[3]等最先使用以腹直肌穿支血管为蒂的腹部皮瓣。然而，Drever[7] 在其"上腹部岛状皮瓣"的报道中最先认识到移植由其下方肌瓣供血的皮岛的潜力。在其报道中，他描述了移植至胸壁缺损处以腹壁上深血管为蒂的垂直肌皮瓣。Pennington 与 Pelly[27]被认为最先报道了移植以腹壁下深动脉（DIEA）和静脉（DIEV）为蒂的游离腹直肌肌皮瓣。这些作者描述的墨水注入研究的结果表明，腹壁下深动脉为腹部皮肤提供了丰富的血供。

　　腹直肌肌皮瓣在头颈部重建中起着很重要的作用，因为它容易切取，血管蒂长且具有非常好的可靠性。以供应腹直肌的腹壁上深血管为蒂的带蒂皮瓣已被广泛应用于乳房的重建。带蒂转位皮瓣也可以腹壁下深动脉系统为蒂用于腹股沟及大腿上部缺损的修复[20]。DIEA、DIEV 对游离组织移植更为有用，因为它们具有更大的内径和长度，并且能够为更大面积的皮肤供血。

　　腹直肌位于腹前壁正中线两侧。每侧的腹直肌均跨越腹部全长，它们起自耻骨并嵌入胸廓前下方（图 9-1）。腹直肌的主要功能是使躯干屈曲。腹直肌供区可为各种头颈部手术中缺损的修复提供血管化的肌肉和皮肤[23]。与那些以胸大肌、斜方肌及背阔肌为蒂的局部肌皮瓣相比，腹直肌有几个特有的优点。能够从一侧腹直肌上可靠切取的皮肤面积囊括了腹部和下胸部的广大区域。可以切取的肌肉的尺寸大到整块肌肉，小至主要穿支血管所在的脐旁区的一小部分肌肉。腹直肌的下部可能需要修整以增加

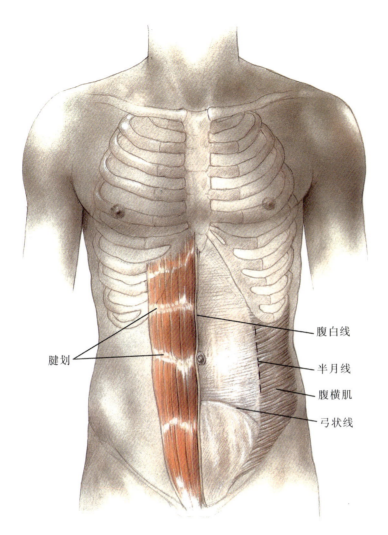

图 9-1   腹直肌起自耻骨,覆盖腹部全长,附着于第 5、6 和 7 对肋软骨以及剑突。腹直肌上部更宽。2~5 条腱划横向分割腹直肌。这些腱划与腹直肌前鞘(而不是后鞘)紧密相连。

图中标注:
- 腱划
- 腹白线
- 半月线
- 腹横肌
- 弓状线

血管蒂的长度。皮下组织的厚度存在差异,下腹部非常厚而肋缘以上区域则相当薄。皮区丰富的血管分布允许更灵活地设计皮瓣,从而能够更精确地进行手术缺损的轮廓修复。最后,能够在患者处于仰卧位时切取腹直肌皮瓣大大方便了两组医疗人员同时工作。

◆ 组织瓣的设计与应用

腹直肌可以单独用于移植,也可与其上的筋膜、皮下组织一起,或作为一个包含肌肉、筋膜、皮肤及皮下组织的复合瓣进行移植。Boyd 等[2]的染色剂注射研究显示了第 6 肋的血液供应,因此提出了将肋骨包含在该组织瓣中的可能性。腹直肌的节段性神经分布为肌力恢复提供了可能性,笔者已经成功地将该组织瓣用于面部重建[36]。虽然还没有关于感觉性腹直肌肌皮瓣的病例报道,但是,由于混合性运动感觉神经的移植,这种可能性还是存在的。

大量的腹直肌肌皮瓣设计已见诸文献报道,使其能够满足所有头颈部缺损轮廓重建的需求。考虑到皮下组织成分过厚的影响,患者的体型可能是一个限制因素。然而,可以单独移植肌肉,然后再在其表面铺上裂层皮片。由于来自脐旁区域肌皮穿支的皮下血管网的存在,腹部相当大区域的皮肤能够可靠地转移。这些穿支血管位于脐上2cm至脐下3cm的区域。Boyd 等[2]推测在身体所有的供区中腹壁下深血管皮瓣能够提供最大面积的血管化皮肤(图 9-2)。

进行皮瓣设计需要考虑很多因素。缺损区的面积与体积,以及它到达受体血管的距离均非常重要。将皮岛置于腹壁更靠近头端的位置能够延长供区血管蒂。如果需要可以将整块腹直肌转移。保留供区的一部分腹直肌对于维持腹壁的完整性及预防腹壁疝几乎没有作用。像所有的肌皮瓣一样,其中的肌肉成分因为会发生去神经萎缩而不能长期维持体积。通过将组织瓣的运动神经与颈部合适的受体运动神经吻合从而再建运动神经的输出能够减轻肌肉的萎缩程度。为重建缺损区轮廓而控制组织体积的一个更为精确的方法是移植血管化皮下组织。

该供区最常用的皮瓣设计是横行腹直肌肌皮瓣(TRAM)[29]。这种皮瓣设计涉及整个下腹部皮肤,广泛应用于乳房的重建。已经确认有4个不同的皮肤供区:1区是被覆于同侧腹直肌之上的皮肤,2区是被覆于对侧腹直肌的下腹部皮肤,3区是同侧半月线外侧的腹部皮肤,而4区则为对侧半月线外侧的皮肤。相比之下4区的血供最贫乏。针对 TRAM 血供的研究显示,来自一侧腹直肌的血管可穿过腹中线营养(对侧)3区的皮肤。针对这些交叉血管的检查以及造影剂注入研究也证实了4区血供的贫乏[17]。Takayanagi 与 Ohtsuka[30]报道了一种增强4区血供的技术,当4区血管的活力成为决定重建能否成功的关键因素时,可以采用该技术。他们吻合腹壁浅动脉[12]或旋髂浅动脉血管蒂以增强该区的血供。

从耻骨到剑突之间能够切取一块被覆于腹直肌全长的垂直皮岛。这种设计是可靠的,但也存在增加了腹直肌组织量的缺陷。一个替代的皮瓣设计,称之为胸脐皮瓣或扩张的腹壁下深血管[13]皮瓣,斜行穿过腹部,从脐下区域延伸到同侧肋缘之上(图 9-2)。该皮肤设计的优点是它引入了不同厚度的组织,覆盖于肌肉上的组织最厚,而肋缘上方的组织最少。通过修整肌肉组分直至仅剩下拥有最集中的优势肌皮穿支供应的那部分脐周区域,可以获得更精确的轮廓外形[32]。

对于前腹壁有过量皮下组织的患者,可以通过将皮肤移植到肌肉上或者仅使用弓状线以上的腹直肌前鞘来获取较薄的组织瓣。笔者已经采用后一种技术来修复颊部穿通伤。在这些病例中,我们使用脐周区的皮岛修复外层皮肤,采用被覆于腹直肌头端的前鞘来重铺颊部的内面。腹直肌通过自身折叠可以获取内外上皮面。如前所述,可以切取弓状线以上的腹直肌前鞘而不用担心发生腹疝。腹直肌前鞘薄而坚韧具有防水闭合的效果。我们也曾将这种技术用于腭重建,在鼻窦、鼻咽及颅底病灶切除术后腹直肌鞘可为口腔提供一个合适的内衬。Chicarilli 和 Davey[6]使用腹直肌肌皮瓣修复颅眶上颌骨缺损。腹直肌前鞘被固定于眶上颅骨缺损的骨缘,作为一个吊带以支撑颅内容物。

Koshima 等[18]描述了另外一种从该供区获取更薄皮瓣的替代技术。他们报道了仅以肌皮穿支为蒂的"脐旁薄瓣"的移植。通过腹直肌解剖优势穿支血管直至腹壁下深动

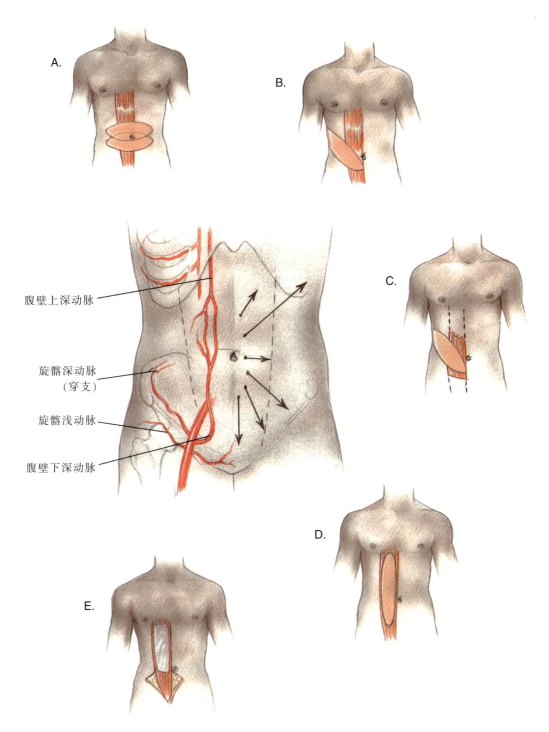

腹壁上深动脉

旋髂深动脉
（穿支）

旋髂浅动脉

腹壁下深动脉

图 9–2　腹直肌肌皮瓣的腹壁下深血管系统的多功能性主要依靠脐周穿支血管，后者在腹壁上如同车轮的辐条一样向各个方向发出分支。腹壁上深动脉（DSEA）与腹壁下深动脉（DIEA）通过扼流血管系统相交通。其他对腹壁血供有贡献的血管系统有旋髂深动脉（DCIA）和旋髂浅动脉（SCIA）。图中未显示的血管有腹壁下浅血管和腹壁浅动脉。图示多种不同的皮瓣设计，可将它们联合使用以满足特殊缺损的修复需求。**A.** 位于脐上或脐下的横行皮岛。其技术要点是必须获取脐周优势穿支血管；**B.** 扩展的 DIEA 瓣能够与整块腹直肌一同移植；**C.** 扩展的 DIEA 瓣也可仅与脐周区小块肌袖一同移植；**D.** 覆盖腹直肌全长的纵向皮岛为皮肤提供了丰富的血供，然而，由于大量的肌肉成分组织瓣也变得更厚；**E.** 通过获取弓状线以上的腹直肌及腹直肌前鞘可以获得较薄的组织瓣。

脉与深静脉。结扎进入腹直肌的血管分支，并没有肌肉随同皮肤一起移植。该皮瓣的优势是不仅薄，而且没有破坏腹壁肌肉组织的完整性。然而，这些作者提醒说通过肌肉的血管解剖存在技术上的困难。沿着类似的思路，Akizuki 等[1]描述了一种获取超薄腹直肌游离皮瓣的技术。该瓣的基础设计是以脐周区域的一小段肌肉为蒂的扩展的腹壁下深血管瓣。通过去除深达 Scarpa 筋膜的所有脂肪组织，扩展至腹直肌外侧的皮瓣变得很薄，由此也保护了从皮下血管丛所获得的血供。该项技术对于腹直肌肌皮瓣是一个重要贡献，对那些因体型不适合而不能进行腹直肌肌皮瓣移植的患者来说，该项技术为他们提供了一个利用腹直肌供区的方法。

事实上，所有这些皮瓣设计均可联合使用。被覆于腹直肌纵轴上的两块独立的皮岛可以用来修复需要内外衬的复合性损伤。虽然一期缝合腹壁皮肤最理想，但是，在伤口张力过大和呼吸受限的情况下，使用皮肤移植无疑是更好的选择。

笔者已将该供区用于多种头颈部缺损的修复。当没有可利用的局部皮瓣或者由于缺损区的面积或缺损区至供区的距离不适合使用局部皮瓣时，腹直肌供区可以作为外层被覆皮肤的备选来源。虽然前臂桡动脉瓣依然是口腔重建的主力皮瓣，但是，腹直肌有助于提供全舌切除术后的组织量。全舌体重建的目标是在不使用腭填充假体的情况下提供足够的软组织高度使新生舌接近腭。腹直肌肌皮瓣是一个很好的选择，因为腹直肌前鞘的腱划可以缝合固定于下颌骨上从而为其表面覆盖的皮岛提供一个平台。这个平台上的组织不会萎缩，因而能够精确地设计出新生舌的外形和体积[36]。

腹直肌肌皮瓣最广泛的用途或许在于颅底重建，它已成为许多需要游离组织移植的颅底缺损的备选皮瓣[35]。Jones 等[16]报道采用该皮瓣修复涉及中、后颅窝的缺损，Yamada[37]描述将该皮瓣应用于前颅窝缺损的修复。后者报道把腹直肌游离皮瓣应用于那些先前接受过手术或放疗的患者以预防脑脊液漏、上行感染，或者为眶周区域的游离骨移植物供血。笔者曾将腹直肌游离皮瓣应用于一例复发性额叶脑膜瘤术后积脓患者的前颅窝修复。腹直肌游离皮瓣成功地隔离了鼻腔与前颅窝，完全阻断了感染途径[35]。通常情况下，笔者不会把微血管游离瓣用于存在严重感染的区域，因为感染会给微血管蒂带来非常不利的影响。然而，这是一种非常特殊的情况，而腹直肌肌皮瓣却能在这种条件下生存，这是其强大生存力的证明。

如果需要为颅底手术造成的各种腔隙实施防水闭合，那么腹直肌肌皮瓣设计的灵活性对于多种颅底手术是非常有用的[10]。涉及鼻腔、口腔及颅腔的"三腔缺损"极具挑战性，因为它们需要修复多重上皮表面以获得成功。腹直肌肌皮瓣的去上皮部分可用于加强诸如病灶切除后的颞下窝或眼眶等部位的轮廓。最后，该皮瓣极其可靠的特性是确保其为暴露的脑组织提供保护性覆盖的决定性因素[35]。

已有多种游离皮瓣被用于头皮缺损的修复。Miyamoto[25]等报道 4 例采用腹直肌游离皮瓣进行的广泛头皮重建。除了具有巨大的表面积外，血管蒂的长度也是该供区一个独特的优势。通过合理地放置皮岛以及谨慎地剔除腹直肌尾端部分能够延长血管蒂，这些技术有助于避免使用静脉移植物。

◆ 神经血管解剖

依照 Mathes 和 Nahai 的分类体系[22]，腹直肌属于 Ⅲ 型肌肉，它有两个优势血管蒂，即腹壁上深动脉（DSEA）和静脉（DSEV），以及 DIEA 和 DIEV。DSEA 是乳内动脉的延续，DIEA 是髂外动脉的分支，它直接从旋髂深动脉在髂外动脉的起点的对侧发出（图 9-3）。DSEA 与 DIEA 血管蒂在腹直肌底面纵向接近时发出分支。这两个系统在脐上部借助一系列小口径血管相通，这些小血管就是 Taylor 和 Palmer[34]所说的扼流血管。

通过尸体解剖研究可将 DIEA 和 DSEA 的分支类型分为 3 种。1 型 DIEA 无分支，在其走行于腹直肌底面的行程中保持为单支血管 （29%）；2 型是指 DIEA 分成 2 条主要的分支（57%）；3 型是指 DIEA 发出 3 个分支（14%）。DSEA 是腹壁下动脉系统分支范围的写照[25]。血管蒂发出 2~3 个分支为 Sadove 和 Merrell[28]所报道的"裂层肌肉"移植的基础。

DIEA 平均直径 3~4mm，大体上是 DSEA 的 2 倍。腹直肌下部的静脉由成对的伴行静脉组成，两支伴行静脉常常在其与髂外静脉连接之前汇合成一支静脉血管。DIEV 的直径约 3.5mm。对于 TRAM 静脉循环的广泛研究发现了一浅、一深两个静脉系统。浅静脉系统的静脉位于 Scarpa 筋膜之上并跨越腹中线广泛交通。浅静脉经由那些与肌皮穿支动脉伴行的静脉汇入腹壁下深静脉系统。两个系统之间的连接静脉的瓣膜控制着血流方向从浅系统到深系统。该项研究的发现证实了只要能够保留肌皮穿支，去除 Scarpa 筋膜下的脂肪从而削薄腹直肌肌皮瓣是安全的[5]。

除了血管蒂的直径外，还有许多有利的证据表明下部血管蒂对游离组织移植的血供优于上部血管蒂。肌皮穿支是 DIEA 和 DIEV 的直接分支，因而能够供应更大范围的皮肤。虽然腹壁上深血管系统也能够捕获这些穿支血管，然而，它需通过 DIEA 和 DIEV 的反向流动，并跨越连接两个系统的扼流血管方能实现。Boyd 等[2]研究了从腹直肌前鞘穿出的肌皮穿支的分布情况。通过将腹直肌全长分割成水平片段，他们发现主要的穿支血管位于脐周区域，仅有极少数穿支血管出现在腹直肌的最尾端或最头端部位。他们也将腹直肌纵向分割成 3 段来研究这些穿支血管的分布。穿过前鞘的大的穿支血管主要集中于中间及内侧区域，从外侧穿出的血管较少。

下部血管蒂在腹膜外走行，紧邻腹股沟深环。它跨过腹直肌外缘并在弓状线下方约 3~4cm 处穿入腹横筋膜。DIEA 在进入腹直肌鞘之前发出许多小分支到耻骨及腹直肌的下部。

Taylor 等[31]所做的尸体解剖研究也证明了供应腹前壁皮肤的不同动脉之间有丰富的交通。DIEA 在脐周的肌皮穿支发出一系列放射状分支并与以下动脉发出的皮支吻合：腹壁上浅动脉，肋间动脉，旋髂深、浅动脉，腹壁下浅动脉（SIEA）及阴部动脉。研究发现这些系统之间的主要血管连接位于皮下丛（图 9-2）。在腹横肌与腹内斜肌之间的肌间层也有血管吻合。此层主要的血管吻合发生于腹壁血管系统与下 6 个肋间血管的分支之间。

Taylor 等[33]运用定义腹壁血管支配范围的血管体区的概念描述了一种延迟手术技术，旨在扩大能够以 DIEA 和 DIEV 为蒂进行安全移植的皮肤范围。血管体区的理论提示以腹壁下深血管系统为蒂能够最可靠地获取的皮肤区域，由代表着 DIEA 与腹壁其他的供血动脉分界面的标志线所界定。这条分界线代表了连接两个血管体区的扼流血管系统。因而，DIEA 与 DSEA 之间的扼流血管系统始终位于脐以上。两侧代表着

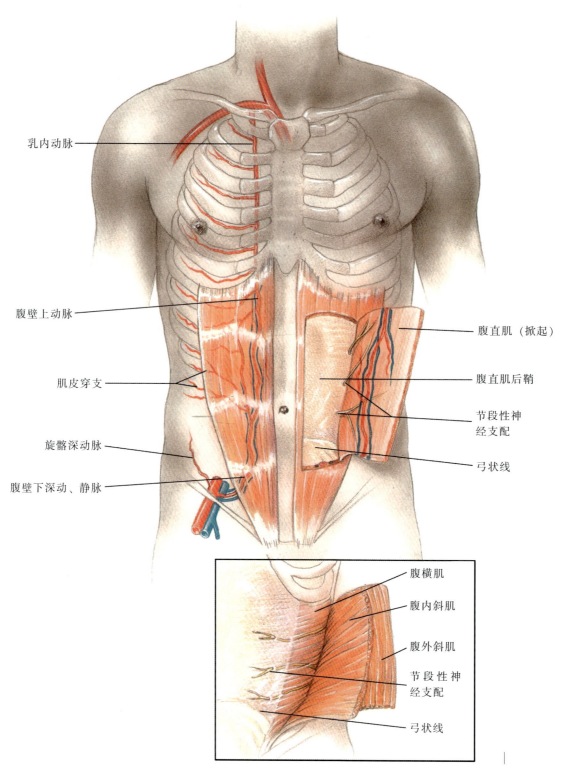

乳内动脉

腹壁上动脉

肌皮穿支

旋髂深动脉

腹壁下深动、静脉

腹直肌（掀起）

腹直肌后鞘

节段性神经支配

弓状线

腹横肌

腹内斜肌

腹外斜肌

节段性神经支配

弓状线

图 9-3 腹直肌的血供模式为 III 型,具有 DSEA 和 DSEV 及 DIEA 和 DIEV 两个主要血管蒂。这两个系统通过大致位于剑突与脐连线中间的丰富的吻合系统相交通。肌皮穿支起自脐旁区域并发出大量朝向肩胛骨下缘的优势分支。腹直肌的节段性神经支配来自下 6 个肋间神经的终末分支。这些肋间神经于腹横肌与腹内斜肌之间的组织层内从外到内穿越腹壁。这些神经于半月线内侧约 3cm 穿过腹直肌后鞘。

DIEA 的界面带位于腹白线。二期手术时，可以通过结扎邻近区域的供血动脉实施延迟术，这需要根据所需皮瓣的方向不同而变化。这种延迟手术导致连接两个相邻血管体区的扼流血管扩张从而在两个系统之间产生一个更合适的血流动力学梯度。虽然术者通常能够在不经延迟的情况下获取邻近血管体区的皮肤，然而，当需要跨越一个以上的扼流血管系统时，这种操作变得越来越困难。如果需要获取更长的垂直方向的皮瓣，适当的延迟术就涉及腹壁上深血管蒂的阻断。TRAM 皮肤血供的增强可以通过阻断下腹部皮肤的血供得以实现。在身体同侧，实施延迟术需要结扎 SIEA。通过阻断对侧 DIEA 和 SIEA 可以改善 2 区和 4 区皮肤的血供。虽然仅以 DIEA 为蒂能够可靠地切取的皮肤面积非常大以至于在头颈部重建中几乎不需要实施延迟术，但是，在修复某些复合缺损时这种技术还是有帮助的。

脐周穿支血管的分支系统形似以脐为轮毂的车轮的辐条，正如临床观察到的结果，事实上，包含脐周穿支血管的皮瓣能够从中线向任何一个方向切取。然而，这些分支的主要方向处于从水平至肩胛下缘的 45°之间[32]。这就可以解释为何先前称之为扩展的腹部下深血管皮瓣或胸脐皮瓣的斜形皮瓣设计非常可靠。Taylor 报道称这种皮瓣设计能够安全地包含肋缘以上向外达到腋中线的皮肤[32]。

腹直肌的神经支配来自下 6 条肋间神经，这些神经穿越腹横肌和腹内斜肌之间的平面。这些神经为感觉、运动混合神经，为腹直肌提供节段性运动支配以及其被覆皮肤的感觉支配。肋间神经从腹直肌的后面进入其中部[9]。通过刺激节段性神经的某一分支，能够选择其支配的部分腹直肌用于面部重建。笔者已经成功地采用该技术为一名根治性腮腺切除患者实施颊部复合重建。通过将两支节段神经与同侧的面神经主干吻合获得了良好的运动能力[36]。Hata 等[15]报道采用该技术为两名长期面瘫的患者成功地恢复了面部活动。首先进行面神经交叉移植，随访 1 年后进行游离腹直肌移植，将数支节段性神经与交叉面神经移植物吻合。腹直肌很适于面部肌肉的重建，因为它易于获取且神经血管蒂足够长。腹直肌的一个独特优势在于其腱划，腱划可通过锚定缝合来放置。据笔者所知，尚无关于腹直肌肌皮瓣表面皮肤感觉恢复的报道。

◆ 腹直肌鞘的解剖

对腹直肌包被筋膜解剖的认识或许比其他任何一种组织瓣都重要。腹壁疝的预防依赖于有效地缝合筋膜层从而重建腹壁的完整性。

腹前壁 3 种肌肉腱膜的延长部分融合并形成腹直肌筋膜的前、后鞘（图 9-4）。在耻骨与剑突之间的不同位置这些鞘的成分不同。在肋缘以上没有后鞘，前鞘由腹外斜肌的腱膜延续而成。腹直肌上 2/3 的前鞘由腹外斜肌及腹内斜肌腱膜组成。在与腹横肌腱膜连接处，腹内斜肌腱膜也参与腹直肌后鞘的构成。在大约髂前上棘水平的弓状线（半圆线或道格拉斯弓）处的后鞘发生了一个重要的过渡，从该点直至耻骨，后鞘仅由腹横筋膜组成。弓状线以上的腹直肌后鞘的力量足以防止腹部膨隆或腹壁疝的形成。然而，在弓状线以下，如果腹横筋膜没有得到增强，毫无疑问会发生这些后遗症。很少需要设计切取弓状线以下的腹直肌前鞘的皮瓣。保持皮肤血供的完整性仅需要获取脐周的腹直肌前鞘，这个区域是主要穿支的所在部位。虽然可能没必要在弓状线以上进行这些操作，但是，我们常规通过缝合保存于内外侧的前鞘袖套来加强后鞘。Taylor

等[31]描述了一种保留筋膜的技术,即在直视主要穿支血管的前提下在腹直肌前鞘上做切口,通过这一技术可以最大限度地控制切取前鞘的组织量。

其他三个与腹直肌筋膜相关的术语必须要明确(图9-1)。腹白线是两侧的腹直肌鞘在腹前正中线交织融合而成。半月线也由筋膜聚合而成,它标志着每侧腹直肌的外侧缘。腹直肌被2~5条腱划再次分割。前鞘(而非后鞘)牢固地附着于腱划。这些筋膜聚合没有延伸到后鞘。Moon和Taylor[26]报道了一组108块腹直肌中的93.5%具有3条腱划,其中最下端的腱划位于脐水平。

◆ 解剖变异

Boyd等[2]报道的一组25例尸体解剖中DIEA的平均直径为3.4mm。当DIEA为异常闭孔动脉的源动脉时,其直径略大一些。作者报道68%的标本中DIEV以单支进入髂外静脉,而另外32%以双支进入。在115例尸体解剖研究中,Milloy等[24]报道没有DIEA和DIEV的缺失,仅有3例未发现DSEA和DSEV。在绝大多数的标本中,DIEA-DIEV血管蒂常规沿腹直肌深面走行。笔者曾遇到2例血管蒂在进入肌肉内侧走行之前沿着腹直肌外侧面异常走行了一段距离。关于腹壁深血管蒂的反常走行也有报道,

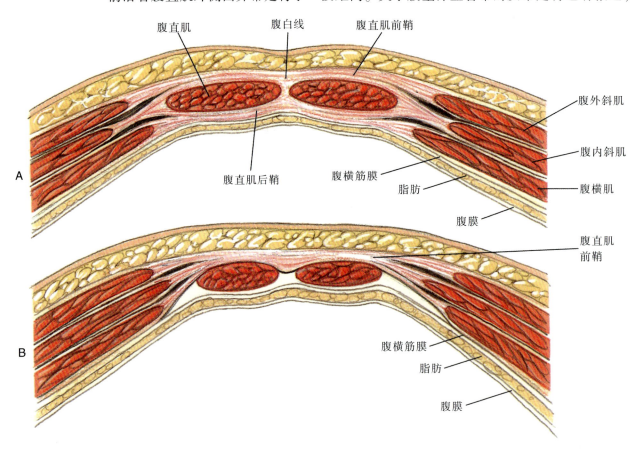

图9-4 前腹壁的横断面显示腹部两个不同水平的腹直肌前、后鞘的筋膜结构。A.弓状线以上,腹直肌后鞘由来自腹横肌和腹内斜肌的腱膜组成。腹内斜肌的腱膜分层并与腹外斜肌腱膜一起形成腹直肌前鞘的一部分;B.弓状线以下,大约位于髂前上棘的水平,所有3块肌肉的腱膜延续为腹直肌前鞘,而腹直肌后鞘仅由腹横筋膜组成。

其缠绕在腹直肌内侧且并不发出营养血管至肌肉，直到走行至肌肉浅表面。在这个特例中，皮肤穿支血管直接来自腹直肌前鞘而不穿越腹直肌[11]。

◆ 潜在的缺陷

在一项大型系列病例报道中，该皮瓣在全身应用的成功率为 93%，这足以说明腹直肌游离皮瓣的可靠性[23]。在一篇针对有关该皮瓣在头颈部修复中应用的所有已报道病例进行的综述中，笔者发现 73 例头颈部游离皮瓣移植只有 1 例失败[36]。

术前评估必须包括详细的病史及仔细的腹部检查以确定先前的手术不会影响皮瓣的获取。大部分腹膜内手术需要在腹白线上做一个纵向切口，即便是横行皮肤切口也应如此。在开放性胆囊切除术中所做的正确的肋下切口不会妨碍腹直肌的应用。这种手术几乎不可避免地会切断腹直肌上端的神经支配。术者应该意识到胆囊切除术后的患者肌肉去神经萎缩的可能性。然而，这并不影响萎缩肌肉的血供形成及其进行移植的适用性。

笔者不止一次发现，DIEA 和 DIEV 在腹直肌底面分叉之前沿着腹直肌外侧面纵向走行。因此，在半月线内侧行腹直肌前鞘切口时必须极其小心。

虽然腹部皮岛的大小与设计通常取决于受区缺损的需求，但是，有些情况下术者对切口以及显露腹直肌的手术入路的计划仍有选择权。Taylor 等[31]和 Hallock[12]提倡在耻骨上做一条横行切口以显露血管蒂。这样术后瘢痕就很隐蔽。Hallock 报道应用腹壁成形术手术入路，然而，他也强调需要选择合适的病例至关重要。

切除一侧腹直肌及其表面被覆筋膜会造成腹前壁的潜在薄弱，术后患者容易发生腹疝或腹中线膨出。如果先前存在腹疝或腹直肌分离可能会使供区闭合复杂化并会削弱腹直肌皮瓣的使用。Taylor 等[31]强调术前必须确认是否存在腹直肌分叉以便在做皮瓣设计时将腹直肌置于更外侧。

腹直肌协助躯干屈曲，也为腹前壁提供静态支持。关于腹直肌皮瓣获取术后腹壁缺损关闭的最佳方法存在很大争议。许多关于供区并发症的资料来自大样本的带蒂腹直肌皮瓣乳房重建。基于本章节的目的，我们将不会全面讨论关于腹直肌获取术后腹壁缝合的问题。围绕是否需要运用人造网状补片缝合腹直肌前鞘存在两大主要阵营。Drever 和 Hodson-Walker[8]报道了一种使放置的网状补片与随腹直肌瓣一同切取的腹直肌前鞘精确适配的技术。他们报道在 87 例接受这一技术治疗的患者中没有 1 例发生腹疝，只有 2 例有腹壁膨出。相匹配的 31 例一期缝合腹壁而没有使用网状补片的患者腹壁膨出或腹疝的发生率为 43%。作者认为网状补片保持了剩余腹壁肌肉的位置且不存在因腹白线与半月线直接拉拢缝合所引起的静态张力增加。Lejour 和 Dome[19]报道将一块 4cm 宽的双层人造补片置于后鞘与直接缝合的前鞘之间。他们报道称在他们所做的一组单侧皮瓣移植的患者中没有发生腹疝或腹壁膨出。在这场争论中，Hartrampf[13]持有不同的观点。他赞成将剩余的前筋膜缘直接拉拢缝合以使剩余肌肉向中线靠拢。他相信该操作能够重建剩余腹肌的力学优势。在其实施的 300 例单侧或双侧腹直肌移植的患者中，腹疝的发生率为 0.3%，腹壁松弛的发生率为 0.8%[14]。依据笔者的经验，在超过 50 例接受单侧腹直肌游离皮瓣移植并且通过这种方式缝合腹壁的患者中，无一例发生腹壁疝或腹壁膨出。这里应该提及另外一种采用自体组织关闭腹直肌前鞘的技术,那就是已报道的应用以腹中线为蒂的对侧腹直肌前鞘"翻转"瓣关闭供区[23]。

一般认为单一的腹直肌移植不会影响术后的腹壁功能。Bunkis 等[4]强调对于积极参加体育运动或其他体力活动的患者来说,腹直肌移植手术可能会对他们的生活方式带来影响。然而,很少有报道量化腹直肌移植后的实际影响。Hartrampf 和 Bennett[14]在300 例患者中做了最全面的腹壁功能调查,依据他们所用的调查指标,大多数患者的腹壁功能恢复到了术前水平。Lejour 和 Dome[19]对 57 例患者的随访研究表明,患者对调查问卷的答复与理疗医师所记录的客观所见之间存在显著性差异。虽然大部分患者表示术后既没有感到腹壁力量削弱或增加,也没有影响到术后的体育活动,但是,理疗医师发现腹直肌和腹外斜肌的功能明显减弱。

◆ 术后护理

因为解剖血管蒂后的腹腔回缩,患者术后早期发生肠梗阻并不少见。短期内必须禁食,直至这一问题得到解决。鼓励术后早期下床活动,涉及腹部的锻炼可在术后 6 周左右进行。

组织瓣采集技术

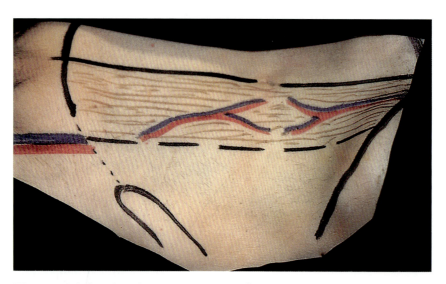

图 9-5 图中勾画出腹直肌肌皮瓣的腹部体表解剖。标记出股血管搏动明显的位置,此外,髂嵴和肋缘也被描绘出来。在腹中线处,描出从耻骨到剑突的腹白线。半月线的近似位置以虚线在耻骨与髂前上棘连线的中点处画出。DIEA 和DIEV 以及 DSEA 和 DSEV 在腹直肌底面的近似行程也被标记出来。

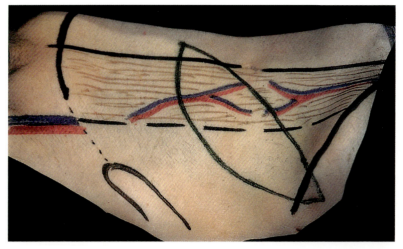

图 9-6　左腹部扩展的腹壁下深血管皮瓣的轮廓。该瓣超过了肋缘,能够提供充裕的菲薄且血供良好的柔软皮肤。该瓣的血供依赖于获取优势脐周穿支血管。该瓣也可向对侧扩展越过腹中线,获取大约至对侧半月线水平具有良好血供的组织。弓状线大约位于髂前上棘水平,该水平以下的腹直肌前鞘不能切取。

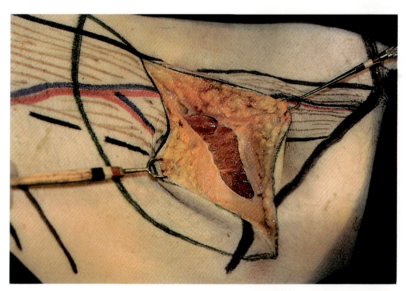

图 9-7　解剖从组织瓣的头端开始,切开皮肤及皮下组织直至筋膜。切开腹直肌前鞘以暴露腹白线至半月线之间的腹直肌从而确定腹直肌总宽度。

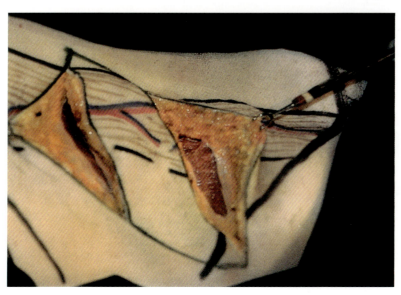

图 9-8　通过皮肤和皮下组织相似的层面继续向下解剖以暴露腹直肌下部的总宽度。此点可以通过切开腹直肌前鞘以暴露腹白线至半月线之间的腹直肌得以实现。

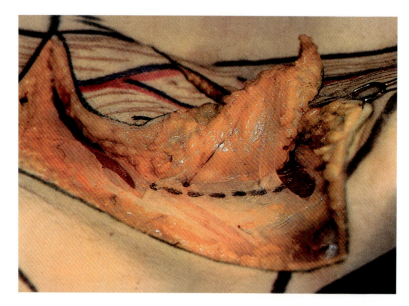

图 9-9 已经确定了半月线的上端和下端，现在可以将皮岛从腹外斜肌以及虚线标注的半月线的腱膜上掀开。对于该皮瓣掀起部分的去脂化操作可安全进行至 Scarpa 筋膜。

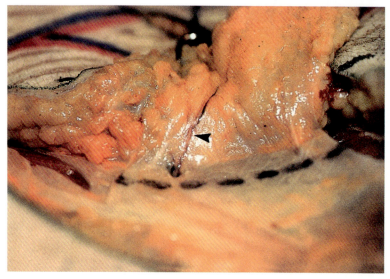

图 9-10 在腹外斜肌筋膜表面进行仔细的解剖以辨认第一组肌皮穿支血管（箭头所示），在其外侧切开腹直肌前鞘以保护这些优势穿支血管。

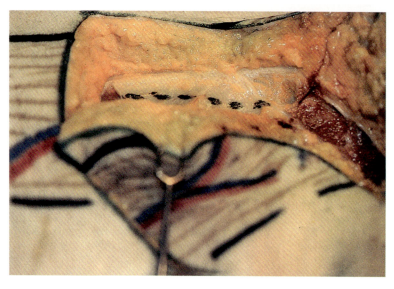

图 9-11 在对侧腹直肌前鞘筋膜上层掀起皮肤和皮下组织实施内侧解剖。腹白线的精确位置通过点状线标注，已经显露其上端和下端。在虚线标志的腹白线外侧做一纵向切口以保留腹直肌前鞘的腱袖。

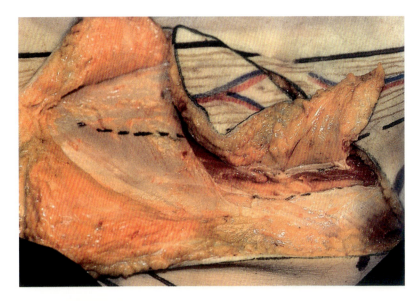

图 **9-12**　在半月线内侧切开腹直肌前鞘完成外侧面的解剖，保留一窄条筋膜以方便前鞘的缝合。通过一个垂直切口显露腹直肌筋膜尾端。在腹直肌前鞘做相应的垂直切口(虚线所示)，显露腹直肌尾部以便于获取肌肉。

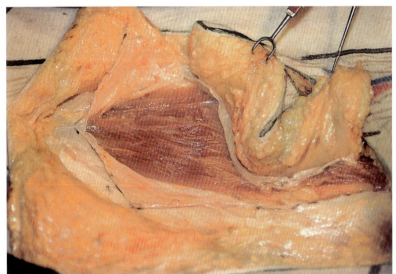

图 **9-13**　在腹白线与半月线的中点纵行向下切开从而完全显露整个腹直肌。从内侧和外侧提起腹直肌筋膜瓣以完全显露腹直肌。除了与腹直肌中部的腹直肌前鞘附着的部分外，皮岛已完全分离。只需要切取紧邻皮岛下方的腹直肌前鞘。通过将腹直肌前鞘掀至肋缘可显露腹直肌上部且并入该皮瓣。腹直肌前鞘在腱划水平与腹直肌的附着需要进行锐性分离。

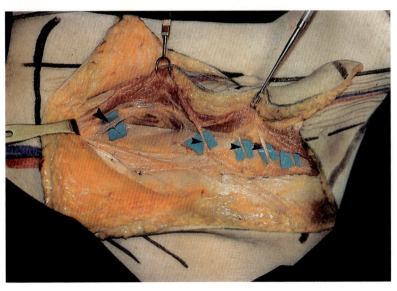

图 **9-14**　解剖分离从头端向尾端进行，将腹直肌从后鞘上掀起。操作时切断上部腹直肌，在腹直肌与后鞘之间钝性分离。沿着半月线行钝性分离能够显示节段性神经支配(小箭头所示)，在其尾部可显露腹壁下深血管蒂(大箭头所示)。

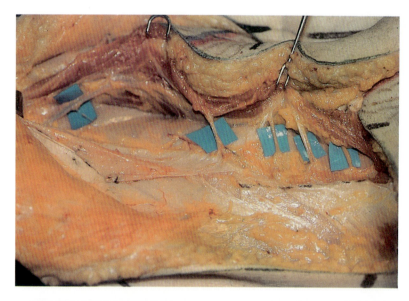

图 9–15 腹直肌底面的近距离观察能够显示节段性神经供应及腹壁下深血管蒂。

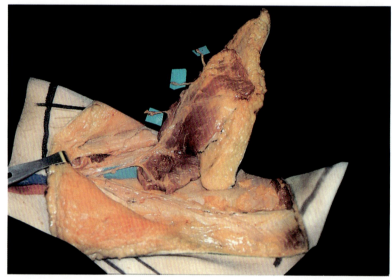

图 9–16 扩展的腹壁下深血管皮瓣已经完全分离至其血管蒂，节段性神经在蓝色背景衬托下显示出来。借助深腹拉钩进行血管蒂的近端解剖。尽管 DIEA 管径大且较长，然而，游离其血管蒂直至其髂外动静脉的起点处仍然有所帮助，因为，在大多数情况下，这些伴行静脉在与髂外静脉不同距离的地方汇聚形成一根单一的 DIEV。

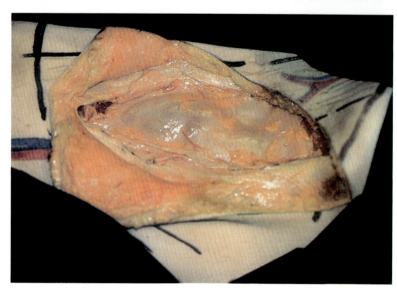

图 9–17 为了防止腹前壁薄弱或疝形成，需要非常仔细地关闭供区缺损。必须关闭弓状线以下的腹直肌前鞘，通过设计仅切取弓状线以上的腹直肌前鞘的组织瓣即可容易地做到这一点。

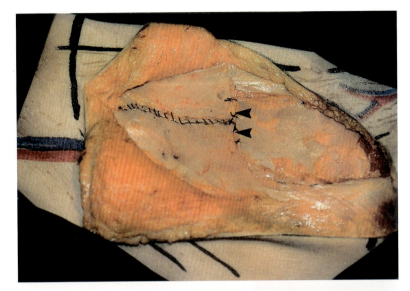

图 9-18　弓状线以下腹直肌前鞘的缝合已经完成。在弓状线水平(箭头所示)将腹直肌前鞘与腹直肌后鞘缝合可加强腹壁的完整性。虽然弓状线以上的腹直肌后鞘或许已有足够的强度，但是，通过缝合腹白线与先前保留下来的与半月线相连的窄条腹直肌前筋膜仍可增加前腹壁的强度。通常需要沿着腹直肌后鞘放置一个带状牵引器以防止误将缝线置入腹腔。

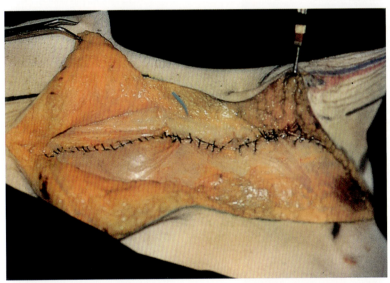

图 9-19　腹直肌前鞘已缝合。

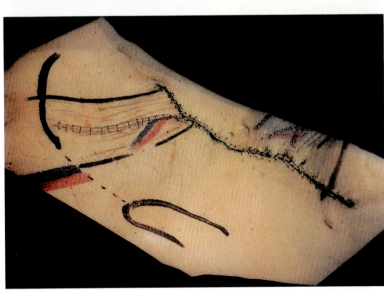

图 9-20　通过广泛皮下分离完成了皮肤的缝合。

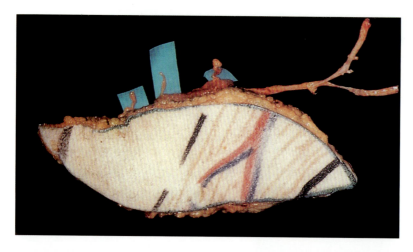

图9-21 腹直肌肌皮瓣提供大面积的皮肤、长的血管蒂及节段性神经支配。

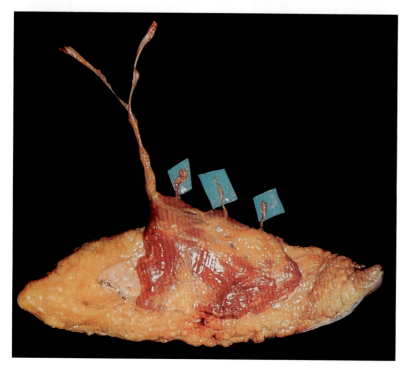

图9-22 如果因为体积过大或者需要更长的血管蒂，通过在腹直肌近端底面分离DIEA与DIEV的松散附着可显著减少皮瓣中腹直肌的量。在这一过程中，可以切除腹直肌尾部，这就进一步增加了血管蒂的长度并将组织瓣中肌肉的量减少至仅含容纳优势肌皮穿支的脐旁区域。

参考文献

[1] Akizuki T, Harii K, Yamada A. Extremely thinned inferior rectus abdominis free flap. *Plast Reconstr Surg*, 1993, 91:936-941.

[2] Boyd JB, Taylor GI, Corlett R. The vascular territories of the superior epigastric and the deep inferior epigastric systems. *Plast Reconstr Surg*, 1984, 73:1-14.

[3] Brown R, Vasconez L, Jurkiewicz M. Transverse abdominal flaps and the deep epigastric arcade. *Plast Reconstr Surg*, 1975, 55:416-419.

[4] Bunkis J, Walton R, Mathes S, Krizek J, Vascomez L. Experience with the transverse lower rectus abdominis operation for breast reconstruction. *Plast Reconstr Surg*, 1983, 72:819-827.

[5] Carramenha e Costa M, Carrriquiry C, Vasconez L, Grotting I, Herrera R, Windle B. An anatomic study of the venous drainage of the transverse rectus abdominis musculocutaneous flap. *Plast Reconstr Surg*,

1987,79:208.

[6] Chicarilli ZN,Davey LM. Rectus abdominis myocutaneous free-flap reconstruction following a cranio-orbital-maxillary resection for neurofibrosarcoma. *Plast Reconstr Surg*,1987,80:726-731.

[7] Drever J. The epigastric island flap. *Plast Reconstr Surg*,1977,59:343-346.

[8] Drover J. Hodson-Walker N. Closure of the donor defect for breast reconstruction with rectus abdominis myocutaneous flaps. *Plast Reconstr Surg*,1985,76:558-567.

[9] Duchateau J. Declety A and Lejour M. Innervation of the rectus abdominis muscle:implications for rectus flaps. *Plast Reconstr Surg*,1988,82:223-227.

[10] Ebihara H,Maruyama YU. Free abdominal flaps:variations in design and application to soft tissue defects of the head. *J Reconstr Microsurg*,1989,5:193-201.

[11] Godfrey P,Godfrey N,Romita M. The "circummuscular" free TRAM pedicle:a trap. *Plast Reconstr Surg*,1994,93:178-180.

[12] Hallock G. Aesthetic approach to the rectus abdominis free tissue transfer. *J Reconstr Microsurg*,1989,5:69-73.

[13] Hartrampf CR. Discussion of article by Drever JM,Hodson-Walker N:Closure of the donor defect for breast reconstruction with rectus abdominis myocutaneous flaps. *Plast Reconstr Surg*,1985,76:563-565.

[14] Hartrampf CR,Bennett GK. Autogenous tissue reconstruction in the mastectomy patient. *Ann Plast Surg*,1987,205:508-519.

[15] Hata Y,Yano K,Matsuka K,Ito O,Matsuda H,Hosokawa KI. Treatment of chronic facial palsy by transplantation of the neurovascularized free rectus abdominis muscle. *Plast Reconstr Surg*,1990,86:1178.

[16] Jones N,Sekhar L,Schramm V. Free rectus abdominis muscle flap reconstruction of the middle and posterior cranial fossa. *Plast Reconstr Surg*,1986,78:471-473.

[17] Kaufman T,Hurwitz D,Boehnke M,Futrell J. The microcirculatory pattern of the transverse-abdominal flap:a cross-sectional xerographic and CAT scanning study. *Ann Plast Surg*,1985,14:340.

[18] Koshima I,Moriguchi T,Fukuda H,Yoshikawa YS-S. Free thinned paraumbilical perforator-based flaps,*J Reconstr Microsurg*,1991,7:313-316.

[19] Lejour M,Dome M. Abdominal wall function after rectus abdominis transfer. *Plast Reconstr Surg*,1991,87:1054.

[20] Logan S,Mathes S. The use of a rectus abdominis myocutaneous flap to reconstruct a groin defect. *Br J Plast Surg*,1984,37:351.

[21] Markowitz BL,Satterberg T,Calcaterra T,Orringer J,Cohen S,Burstein F,Shaw W. The deep inferior epigastric rectus abdominis muscle and myocutaneous free tissue transfer:further applications for head and neck reconstruction. *Ann Plast Surg*,1991,27:577.

[22] Mathes S,Nahai F. Clinical Applications for Muscle and Musculocutaneous Flaps. St. Louis:CV Mosby,1982:44-45.

[23] Meland N,Fisher J,Irons G,Wood M,Cooney W. Experience with 80 rectus abdominis free-tissue transfers. *Plast Reconstr Surg*,1989,83:481.

[24] Milloy F,Anson B,McAfee D. The rectus abdominis muscle and the epigastric arteries. *Surg Gynecol Obstet*,1960,110:293-302.

[25] Miyamoto Y,Harada K,Kodama Y,Takahashi H,Okano S. Cranial coverage involving scalp,bone and dura using free inferior epigastric flap. *Br J Plast Surg*,1986,39:483.

[26] Moon H,Taylor GI. The vascular anatomy of rectus abdominis musculocutaneous flap based on the deep superior epigastric system. *Plast Reconstr Surg*,1988,82:815-829.

[27] Pennington D'Lai M,Pelly A. The rectus abdominis myocutaneous free flap. *Br J Plast Surg*,1980,33:277.

[28] Sadove R,Merrell J. The split rectus abdominis free muscle transfer. *Ann Plast Surg*,1987,18:179-181.

[29] Scheflan M,Dinner M. The transverse abdominal island flap. Part II. Surgical technique. *Ann Plast Surg*,1983,10:120-129.

[30] Takayanagi S,Ohtauka M. Extended transverse rectus abdominis musculocutaneous flap. *Plast Reconstr Surg*,1989,83:1057.

[31] Taylor G, Corlett R J, Boyd B. The versatile deep inferior epigastric (inferior rectus abdominis) flap. *Br J Plast Surg*, 1984, 37:330-350.

[32] Taylor G, Corliett R, Boyd J. The extended deep inferior epigastric flap: a clinical technique. *Plast Reconstr Surg*, 1983, 72:751.

[33] Taylor I, Corlett R, Caddy C, Zelt Z. An anatomic review of the delay phenomenon II. Clinical applications. *Plast Reconstr Surg*, 1992, 89:408.

[34] Taylor G, Palmer J. The vascular territories (angiosomes) of the body: experimental and clinical applications. *Br J Plast Surg*, 1987, 40:113-131.

[35] Urken ML, Catalano PJ, Sen C, Post K, Futran N, Biller HF. Free tissue transfer for skull base reconstruction. Analysis of complications and a classification scheme for defining skull base defects. *Arch Otolaryngol Head Neck Surg*, 1993, 119:1318.

[36] Urken ML, Turk J, Weinberg H, Vickery C, Billier HF. The rectus abdominis free flap in head and neck reconstruction. *Arch Otolaryngol Head Neck Surg*, 1991, 117:857-866.

[37] Yamada A, Harii K, Ueda K, Asato H. Free rectus abdominis muscle reconstruction of the anterior skull base. *Br J Plast Surg*, 1992, 45:302-306.

第 10 章

股薄肌

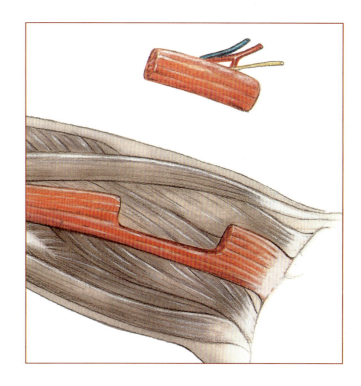

Michael J. Sullivan，*M.D.*
Mark L. Urken，*M.D.*

股薄肌皮瓣是最先通过显微血管技术移植的肌皮瓣之一。Harii 等[3]于 1976 年介绍了这种游离皮瓣，随后他推广了单独应用股薄肌修复面部运动功能。股薄肌瓣也被设计成带蒂瓣广泛用于会阴部缺损的修复，包括修复阴道、直肠，甚至是压力性坐骨溃疡。股薄肌有一个容易辨认的血管蒂以及一支粗大的运动神经，因此它适合皮瓣移植和神经再支配。

股薄肌是大腿的内收和内旋肌。它是一块起于耻骨联合及耻骨支并止于膝盖下方胫骨的带状肌。强壮的大收肌及长收肌可以补偿股薄肌的功能缺失(图 10-1 和图 10-2)。

◆ 组织瓣的设计与应用

股薄肌是一块长而薄的肌肉，宽 4~6cm。神经血管束在距离耻骨结节下方约 8~10cm 处进入股薄肌近端(图 10-3)。主要的肌皮穿支也位于相同的区域。

股薄肌在头颈部主要被用于面部重建，移植过程中要吻合血管和神经以便恢复肌肉的收缩功能。在 Harii[3]等最初对该项技术的描述中，先将一部分股薄肌移植到面部瘫痪的一侧，然后将该肌肉的运动神经分支，即闭孔神经前支与颞深神经吻合。肌肉的一端与口角外侧的口轮匝肌缝合，另一端与颞肌筋膜进行张力缝合。

随着时间的推移，Harii 最初的技术已经历多次改良。当面神经近端残肢不能使用

图 **10-1** 大腿内侧肌肉解剖正面观。股薄肌起自耻骨体及耻骨下支。它跨过膝盖止于胫骨上端的内侧面。股薄肌在从上至下的走行过程中明显变窄，直至其终止于肌腱附着处。

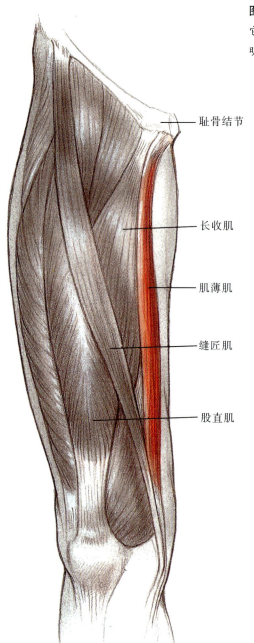

耻骨结节

长收肌

肌薄肌

缝匠肌

股直肌

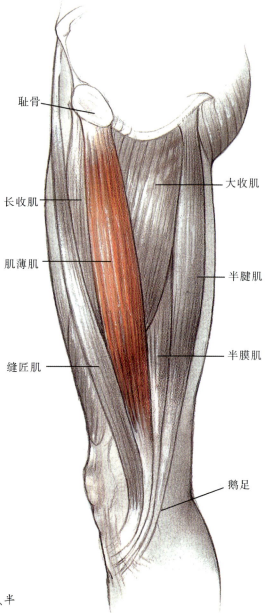

耻骨

长收肌

肌薄肌

缝匠肌

大收肌

半腱肌

半膜肌

鹅足

图 **10-2** 在大腿内侧显露股薄肌的手术径路。缝匠肌、股薄肌、半膜肌和半腱肌的肌腱汇集成鹅足。强有力的长收肌和大收肌可以补偿股薄肌的缺失。

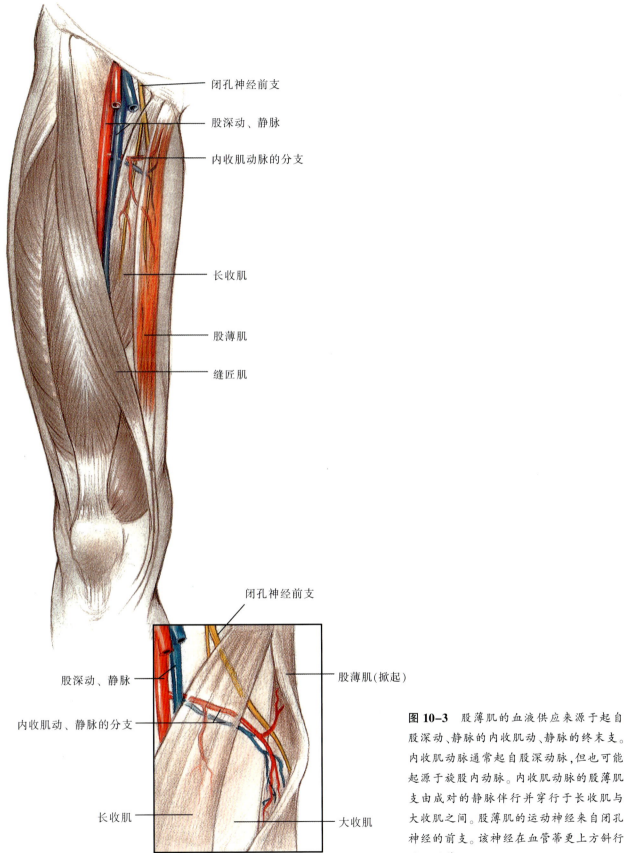

闭孔神经前支

股深动、静脉

内收肌动脉的分支

长收肌

股薄肌

缝匠肌

闭孔神经前支

股深动、静脉

股薄肌（掀起）

内收肌动、静脉的分支

长收肌

大收肌

图 10-3   股薄肌的血液供应来源于起自股深动、静脉的内收肌动、静脉的终末支。内收肌动脉通常起自股深动脉，但也可能起源于旋股内动脉。内收肌动脉的股薄肌支由成对的静脉伴行并穿行于长收肌与大收肌之间。股薄肌的运动神经来自闭孔神经的前支。该神经在血管蒂更上方斜行进入股薄肌。

时，为了恢复面部同步表情运动，有学者描述了一种二期手术，在一期使用跨面部的腓肠神经移植。面中部的肌肉有大量的交叉神经分布，它们由面神经颊支支配。通过术中电刺激可以选择合适的受体神经分支。Tinel 征可用于神经轴突跨面部生长情况的监测，神经轴突生长通常发生于一期移植术后 9~12 个月。当患者的检查结果提示移植的腓肠神经末端有存活的轴突时即可进行游离肌肉的移植、血管吻合，并与面部交叉移植的腓肠神经残端进行吻合以期实现神经再支配[1]。

除了引入交叉面部神经移植物以获得表情活动外，还要努力减小移植到面部的肌肉体积。Harii[1]报道移植一块长 10cm、宽 3cm 的股薄肌，这块肌肉约占股薄肌肌腹宽度的一半。Manktelow[4]研究了支配股薄肌的闭孔神经运动分支的神经束分布特征。在闭孔神经 3 个常见的神经束中有一束支配股薄肌前端的 25%~50%。神经束间分离以及术中电刺激技术的应用允许选择性地切取仅由一支或者两支神经束支配的小块股薄肌。通过该项技术，Manktelow 实现了在保证神经血管蒂适合显微血管吻合的同时仅移植较小的一部分股薄肌(图 10-4)。

Harii[1]报道称 122 例使用游离股薄肌移植的患者面部功能恢复的质量有很大差异。支配移植肌肉的受体神经的选择似乎对术后效果的影响最大。将支配股薄肌瓣的运动神经与同侧面神经残端吻合，可以取得最为恒定的良好手术效果。然而，当同侧面神经不可用时，采用二期交叉面神经移植的方法也可以取得良好或满意的效果。

Harii 等[3]最早描述的股薄肌肌皮瓣，在近端肌肉上方设计皮岛。转移覆盖于近端肌肉上方的纵向皮岛用于多种缺损的修复(图 10-5)。而 Yousif 等[9]描述了一种横向的皮岛设计，而且，这种设计被认为具有几种优势。在股薄肌上部有 3~6 个较大的肌皮穿支。主要的穿支血管直径约 1.5mm 并且几乎直接位于主要神经血管蒂进入股薄肌的位点。Yousif 等报道这些穿支血管在穿出肌肉后向前或向后走行。穿支血管这种表浅的走行模式启发了作者设计出向前扩展至长收肌和缝匠肌上方，向后扩展至大收肌

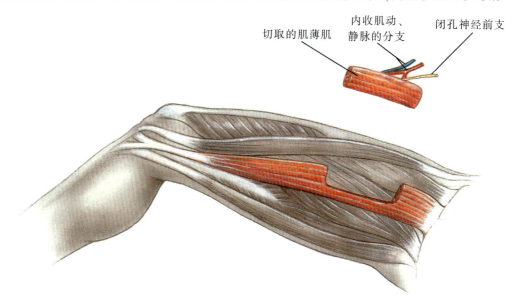

切取的肌薄肌　　内收肌动、静脉的分支　　闭孔神经前支

图 10-4　闭孔神经前支的分支类型，允许将股薄肌分离成至少两块功能性肌肉单位。其中一个独立的神经束支配股薄肌前部 25% 的肌肉，其余神经束支配其余股薄肌，利用主要血管蒂及来自闭孔神经前支的神经束可以获取小块股薄肌。

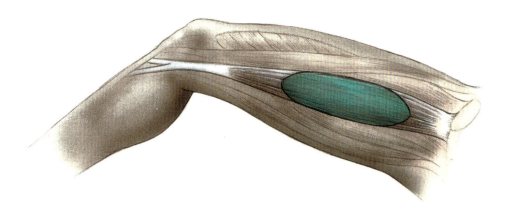

图 10-5   最初设计的股薄肌肌皮瓣的皮岛的方向与股薄肌长轴一致。另外一种横向的皮岛设计也已被证明是可靠的。上述任何一种瓣的设计都必须以位于耻骨结节下方 8~10cm 处的主要肌皮穿支为中心。

和半腱肌上方的横行皮瓣。染料注射研究中皮肤着色的模式证明了这种皮瓣设计的合理性。一期关闭皮肤缺损限制了该皮瓣的垂直宽度。Yousif 等报道成功移植了一块 10cm×25cm 大小的股薄肌皮瓣。横向的皮瓣设计可以更好地隐藏供区的缝合创口。

◆ **神经血管解剖**

根据 Mathes 和 Nahai 的分类方法[5]，股薄肌的血供模式属于 Ⅱ 型。主要的血管蒂系内收肌动脉的终末支，内收肌动脉起自股深动脉并在前方的长收肌与后方的短收肌及大收肌之间迂回，然后在股薄肌的上 1/3 与下 2/3 交界处进入该肌(图 10-6)。该血管入肌点恒定地位于耻骨结节下方 8~10cm。内收肌动脉在第一穿支附近起自股深动脉或起自旋股内动脉。内收肌动脉发出分支至长收肌和短收肌，这些分支必须加以结扎以获得足够长度(通常为 6cm)的血管蒂，动脉直径平均为 2mm。需要指出的是，尽管内收肌动脉可能起自旋股内动脉，但股薄肌的主要血供并不是来自旋股内动脉本身。

较小的血管蒂起自股浅动脉并进入股薄肌的下 1/3。另一条较小的血管蒂起自旋股内动脉。

供应股薄肌的主要动脉有两支静脉伴行。这两支静脉可能汇合或者独自引流并注入股深静脉。这两支静脉的平均直径为 1.5~2.5mm。

前面已经描述了通过肌皮穿支系统对皮肤的血供。主要的穿支血管从股薄肌的上 1/3 穿出，也有少数位于股薄肌的中下部。Yousif 等[9]描述了另外一种从股薄肌与长收肌之间的肌间隔穿出的肌间隔血管对皮肤的血供。肌间隔血管终末支横向走行。大腿远端的肌间隔血管属于股浅动脉的分支，而非股深动脉系统的分支。

支配股薄肌的运动神经是闭孔神经的前支，该神经分支在血管蒂入肌点上方约 2~3cm 处斜行入肌。为了获得更长的神经，可以在长收肌与短收肌之间向近端探查该神经。支配大腿内侧皮肤的感觉神经起自闭孔神经的分支，该感觉神经可在皮岛上方的皮下组织中分离切断。目前没有关于股薄肌肌皮瓣感觉神经再支配的报道。然而，已有学者通过尸体解剖在大腿内侧上部发现了感觉神经。通过向闭孔管方向探查这些神经可以获得合适长度的神经。

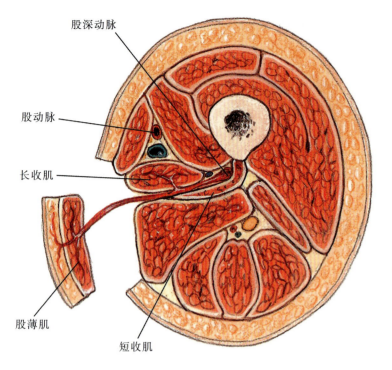

股深动脉

股动脉

长收肌

股薄肌

短收肌

图 10-6 大腿中部断层解剖显示内收肌动脉的走行,它起自股深动脉,走行于收肌之间,其前方为长收肌,后方为短收肌及大收肌。肌皮穿支在股薄肌主要神经血管蒂入肌点对侧进入皮肤。

◆ **解剖变异**

股薄肌的神经和血管分布较为恒定,主要的变异存在于被覆皮肤的血供,包括肌皮穿支的数量及管径的变化。Yousif 等[9]报道在一些解剖中,没有肌皮穿支血管从股薄肌穿出,而皮肤的血供主要起自肌间隔血管,或者来自延伸到股薄肌区域的阴部外浅动脉的下支。

◆ **潜在的缺陷**

由于股薄肌神经血管蒂较为恒定,切取股薄肌瓣的潜在风险很小。主要问题可能发生于切取股薄肌肌皮瓣时,因为大腿内侧皮肤的血供偶有变异。另外,试图切取长皮岛常常会导致股薄肌远端 1/3 被覆皮肤的坏死。因为剩余内收肌群的力量强大,移植股薄肌所致的并发症较少。

组织瓣采集技术

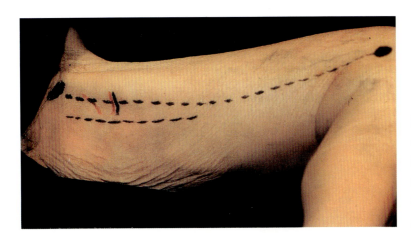

图 10-7　股薄肌瓣的获取。下肢屈曲并外展，在耻骨结节与胫骨内侧髁之间画一条虚线，股薄肌的上缘位于该虚线后方大约 1~1.5cm 处。神经血管蒂在耻骨结节下方大约 8~10cm 处于股薄肌深面入肌。如果需要切取肌皮瓣，皮岛应以此点为中心，横向或纵向均可。

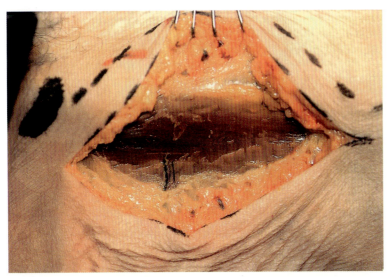

图 10-8　首先切开皮肤及皮下组织以确认股薄肌中部的肌腹。在大腿中部，缝匠肌是确认股薄肌的良好标志。在手术区域，缝匠肌直接位于股薄肌之上。在大腿近端，长收肌直接位于股薄肌之上，如图所示。

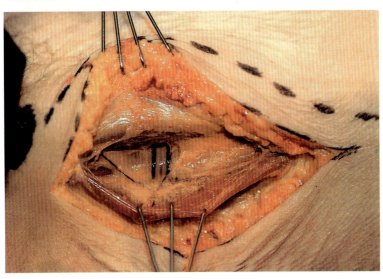

图 10-9　将股薄肌的上缘向下翻转，很容易辨认神经血管蒂，它在股薄肌的深面进入肌肉。在进入股薄肌之前，神经血管蒂从上方的长收肌与下方的大收肌之间穿出。

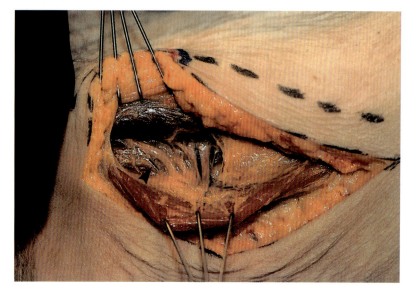

图 10-10　在确认动静脉后,即可寻找闭孔神经前支（箭头所示）,它在血管蒂上方约 2~3cm 处斜行进入股薄肌。

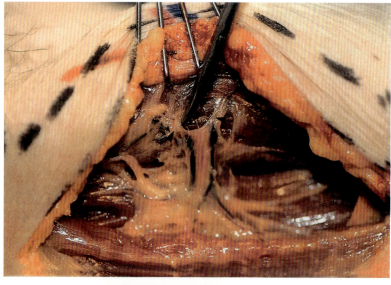

图 10-11　从血管蒂到长收肌的血管分支（箭头所示）必须结扎从而使血管蒂长度达到最大。

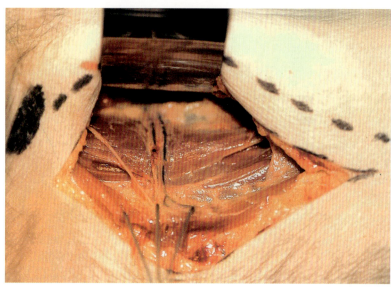

图 10-12　在血管蒂内侧切断可以获得大约 6cm 长的血管蒂,其动脉最大直径约 2mm,静脉最大直径可达 2.5mm。

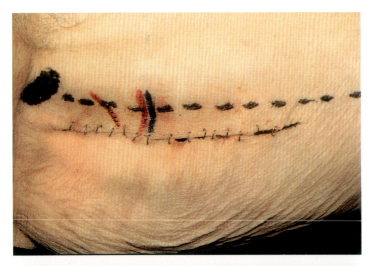

图 10-13　首先拉拢缝合长收肌与大收肌筋膜，然后逐层缝合皮肤以关闭切口。

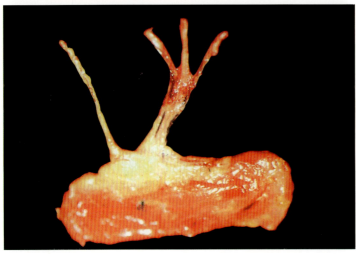

图 10-14　获取的一块带有营养动脉及一对伴行静脉的股薄肌，从图中可见闭孔神经前支在血管蒂更上方进入股薄肌。该肌肉可在保留神经血管蒂的同时纵向切开以减小体积。

参考文献

[1] Harii K. Microneurovascular free muscle transplantation. In：Rubin L，ed. The Paralyzed Face. Philadelphia：Mosby Yearbook，1991：178-200.

[2] Harii K，Ohmori K，Sekiguchi J. The free musculocutaneous flap. *Plast Reconstr Surg*，1976，57：294-303.

[3] Harii K，Ohmori K，Torii S. Free gracilis muscle transplantation with microvascular anastomosis for the treatment of facial paralysis. *Plast Reconstr Surg*，1976，57：133-135.

[4] Manktelow R. Microvascular Reconstruction：Anatomy，Applications and Surgical Technique. New York：Springer-Verlag，1986.

[5] Mathes S，Nahai F. Clinical Application for Muscle and Musculocutaneous Flaps. London：CV Mosby，1982.

[6] McGraw J，Massey F，Shanklin K，Hortron C. Vaginal reconstruction with gracilis myocutaneous flaps. *Plast Reconstr Surg*，1976，58：176.

[7] Pickrill K，Georgiade N，Maquire C，Crawford H. Gracilis muscle transplants for rectal incontinence. *Surgery*，1956，40：349.

[8] Wingate G. Report of ischial pressure ulcers with gracilis myocutaneous island flaps. *Plast Reconstr Surg*，1978，62：245.

[9] Yousif N，Matloub H，Kabachalam R，Grunert B，Sanger J. The transverse gracilis musculocutaneous flap. *Ann Plast Surg*，1992，29：482-490.

Fascial and Fasciocutaneous Flaps
筋膜瓣和筋膜皮瓣

前臂桡动脉瓣

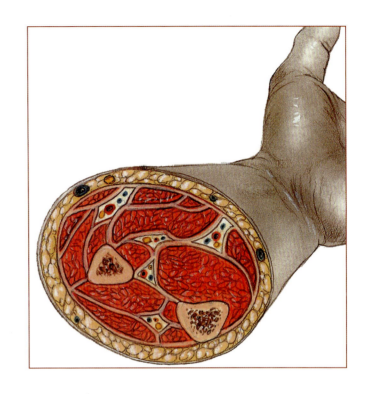

Mark L.Urken，M.D.

首例以桡动脉为蒂的游离组织瓣是 1976 年 Taylor 移植的一段桡神经浅支[46]。前臂桡动脉瓣作为筋膜皮瓣则由 Yang 等[55]于 1981 年首先在中文文献中提出。在这篇 60 例行前臂桡动脉瓣移植只有 1 例失败的最初报道之后不久，又有来自中国的其他相关论著发表[38]，该组织瓣也因此称为"中国皮瓣"。Soutar 的团队[40-42]通过多篇文章推广了前臂桡动脉瓣在口内重建中的应用，其中最早的一篇出现于 1983 年。

以桡动脉和头静脉或其伴行静脉为蒂，前臂桡动脉瓣可作为包括血管化骨[39]、血管化肌腱[34]、肱桡肌[36]、血管化神经[19]或感觉神经[20]的复合瓣用于移植。然而，由于此处皮肤薄而柔软且血供丰富，皮瓣设计具有高度的灵活性及可靠性，这一点正是前臂组织瓣在头颈外科重建中有着非常重要地位的关键原因。

◆ 组织瓣的设计与应用

事实上，从肘前窝至腕屈肌横纹的整块前臂皮肤都可以被切取(图 11-1)。该组织瓣的厚薄因人而异，然而，一般来说远端会更薄一些。并且，通常男性比女性更薄一些，另外，皮肤上被毛的程度和形态也因人而异。

与其他游离组织瓣相比，前臂桡动脉瓣已经被更广泛地用于解决各种重建问题。毫无疑问，它最多地应用于修复外科切除术后口内黏膜的缺损。实际上，它已经应用于口腔任意部位缺损的修复[23,27-28,40-41,53]。1994 年，Urken 等[50]报道了前臂桡动脉瓣的双

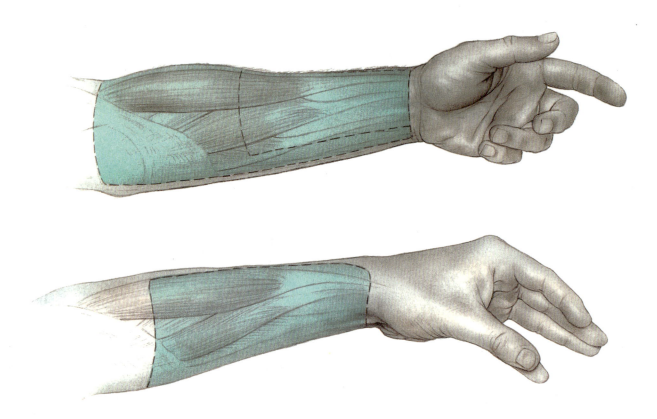

图 11-1 前臂桡动脉瓣的大小、形状因缺损状况而异。皮瓣应以桡动脉及头静脉的走行为中轴。皮瓣范围可从腕屈肌横纹至肘窝上。前臂皮下组织厚度有区域性差异,前臂远端获取的皮瓣最薄。如果大部分供区位于掌面,那么供区的缺损就更容易隐藏。

叶设计,用于帮助舌大部切除术后的患者维持残舌的运动功能。最终,组织瓣能够提供薄而充分的组织以满足舌体运动的需求。这种双叶设计利用其中的一叶修复舌面的缺损,另一叶则覆于口底。如此可将残舌与下颌骨内板隔离开。收获组织瓣时也可只切取深筋膜和皮下组织而不切取其被覆皮肤。Ismail[20]曾描述将这种筋膜皮下组织瓣用于肢体重建,他还报道称由于保留了前臂皮肤,切口达到了线性闭合,术后美学效果有了很大改善。可在该筋膜瓣表面覆盖一层皮片以修复上皮缺损。它还可以非常有效地用于颅底手术中硬脑膜的修补,这种血供丰富的薄组织瓣更易植入紧邻大脑的部位,而这些部位常常不适合使用厚组织瓣。Martin 和 Brown[27]介绍了游离前臂桡动脉瓣在口内重建方面的应用。他们报道称筋膜皮下组织层快速上皮化形成黏膜面。此外,该技术可在下颌骨表面获得一个更适合放置义齿的更薄、更稳固的组织层。由于避免了取皮,供区外形看起来更美观。虽然该技术在牙槽修复时具有优势,但也可因为瘢痕形成导致口底运动受限。

使用游离筋膜瓣的另外一个缺点是由于切除了皮肤中的感觉受体,从而导致前臂皮神经与头颈部受体神经吻合后感觉功能恢复的不可预知性。笔者报道了头颈重建手术中首例感觉性前臂桡动脉瓣的成功移植[52]。一名青年女性因咽部缺损而接受了前臂组织瓣修复,其感觉神经与耳大神经吻合。当患者喝冷、热饮的时候,感觉会传递至耳部。虽然耳大神经并非咽部缺损感觉修复的最佳受体神经,但是,它为我们提供了一个非常有价值的结果。它证明了感觉性组织瓣可以成功地运用于头颈部手术,并且感觉功能恢复的机制就是通过吻合神经。目前笔者使用感觉性组织瓣的经验积累已经超过60例,基于其可预测的感觉恢复程度及其对患者康复的功能影响,笔者对该项技术依然持有高度热情[48]。笔者认为最适合使用感觉性组织瓣修复的是活动部位的缺损,比如舌根重建、咽壁重建、部分喉切除术后的喉重建以及上下唇的修复。

　　前臂桡动脉瓣除了用于口腔下半部分缺损的修复外,还可用于腭的重建。Hatoko等[18]报道了他们在上颌骨切除术后采用折叠式双层前臂组织瓣重建硬腭的成功经验。一层用于口腔侧,另外一层则用于鼻腔和鼻窦底壁。据报道,术后这些患者可以配戴上颌义齿。笔者在使用桡侧前臂折叠组织瓣修复部分或全部软腭缺损方面获得了相当大的成功。组织瓣的两层分别用于修复口咽和鼻咽部的缺损。通过将组织瓣的相对面去上皮并将组织瓣折叠缘与咽后壁缝合可以重建腭咽的功能。两边的黏膜岛在腭中线两侧的附着处相互交通。

　　增加前臂供区功能的需求促使研究者在该组织瓣中并入了其他的成分。肱桡肌的运用正是出于此目的。众所周知,虽然肱桡肌的主要肌穿支可能来源于桡动脉(40%)、桡侧返动脉(33%)或者肱动脉(37%),但由于存在大量的次要穿支,所以移植带桡动脉的肱桡肌还是非常可靠的。肱桡肌的表面存在大量的肌皮穿支,因此,可以肱桡肌为载体获取一块独立的皮岛。这不仅增加了组织瓣的体积,还允许术者获取单独的上皮面用于复合缺损的修复。另外,如果需要,还可以将肱桡肌作为功能性肌单位用于移植[36]。

　　通过将肌肉的两端缝合在下唇口轮匝肌上,肱桡肌已用于重建整个上唇。通过吻合面神经的颊支和肱桡肌的运动支可实现肌肉的再神经化。Takada 等[45]报道移植的肱桡肌具有非常好的功能结果以及肌电图证实的电活动。Sadove 等[35]报道运用前臂桡动脉瓣重建整个下唇。掌长肌腱与前臂皮肤一起移植以支撑并维持下唇的高度。联合运用具有感觉支配的掌长肌腱可以提供一个高质量的全下唇重建。

　　有时在头颈重建中需要多块皮岛。前臂桡动脉瓣可分成由一块去上皮区分隔的两个上皮面,分别用做内外层的衬里[5]。虽然中间去上皮区已被分离至筋膜层,但它仍可为远端皮岛提供足够的血供[3]。Yousif 和 Ye[56]沿着外侧肌间隔将前臂皮肤的穿支血管分成 3 束,每束供应一个节段的皮肤。

　　从近端的旋前圆肌附着处至远端的肱桡肌附着处的一段桡骨也可以切取(图 11-2)。这段骨的长度不超过 10~12cm,骨量限制在桡骨周长 40% 的范围内。Soutar 和 Widdowson[42]报道他们利用前臂桡动脉骨皮瓣为 14 例患者行口腔下颌骨重建,其中 12 例获得成功。为了使重建后的下颌外观更完美,他们对其中 9 例患者实施了骨切开术。虽然理论上复合骨皮瓣对于口腔下颌骨缺损的修复是非常理想的,然而,仍然有两大因素制约了它的使用。首先,可以安全获取的桡骨的尺度受到必须保持剩余桡骨结构完整的限制。对于下颌骨的功能重建,其他的血管化骨供区可提供更多的骨质[31,49]。另外一个限制使用桡骨的主要因素是存在病理性骨折的潜在风险,据报道其发生率高达23%[49]。虽然在取骨时我们可以采取一些特殊的技巧以及术后长期制动以减少骨折的发病率,但是其潜在的风险以及骨量的贫乏决定了桡骨不是血管化骨的最佳供区。

　　桡神经浅支可作为血管化神经移植物用于移植。一则个案报道称采用这项技术用

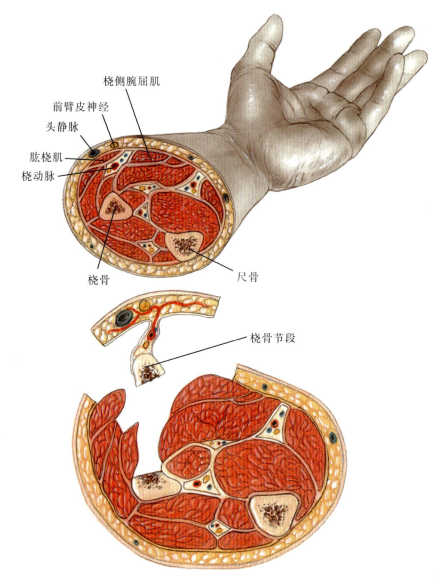

图 11-2 前臂断层解剖显示位于外侧肌间隔内的桡动脉及其伴行静脉。肌间隔与桡骨的连接通过供应桡骨膜的穿支血管为桡骨供血。可安全获取的桡骨骨量应限制在周长的 40% 之内。

于面神经的修复取得了很好的疗效[20]。然而,血管化神经移植物超过非血管化神经移植物的真正价值仍然存在争议。

前臂桡动脉瓣已经成功地运用于头颈部大面积皮肤缺损的修复,特别是涉及需要薄皮瓣修复的头皮缺损[8]。它还可以用于鼻和前额复合性损伤的修复[1,7]。

前臂皮肤的厚度存在区域性差异,这一特点用于修复某些特定缺损可以获得更理想的美学效果。越靠近前臂上端皮岛组织越厚,且易制成更宽的皮瓣。位于近端肌床上的皮片要比位于远端肌腱上的皮片更可靠。从前臂近端获取组织瓣的缺点是血管蒂明显缩短。Baird 等[1]描述了用于前额修复的前臂近心端组织瓣,将桡动脉远端与一侧颞浅动脉吻合,通过桡动脉逆向流动来维持此组织瓣的血供。向近端分离头静脉以增加血管长度并将其与对侧颈外静脉吻合。

前臂桡动脉瓣还可用于头颈部较小缺损的修复。Tahara 和 Susuki[44]报道利用前臂桡动脉瓣矫正放疗后眼窝凹陷的恶性挛缩，并取得了良好效果，所获得的具有上皮覆盖的眼窝可以配戴义眼。

前臂桡动脉瓣的另一个用途是咽食管的环形重建。Harii 等[17]介绍了管状前臂桡动脉瓣的概念，并将其用于喉咽切除术后缺损的修复。该供区的组织纤薄柔顺，比其他供区较厚的肌皮瓣更易卷曲成管状。另外，由于此法无须剖腹手术，因此，与游离空肠自体移植相比具有显著优势。

前臂供区的多功能性在喉和咽部缺损修复中得到了进一步的反映。Chantrain 等[6]报道了前臂桡动脉瓣在 4 例垂直半咽喉切除术后缺损修复中的运用，其中 3 例是梨状窝癌，1 例是跨声门癌。掌长肌腱纳入了组织瓣，其前方固定于甲状软骨，后方固定于在环状软骨板中线处所钻的小孔上。该操作为新声带提供了一个稳固的位置。组织瓣的皮肤折叠后衬于半喉和梨状窝的内侧壁。所有 4 例患者均能经口进食，其中 3 例安全拔管。目前还没有在喉部分切除术中最大限度地应用这项技术。

Hagen[14]提出了前臂桡动脉瓣的一种改良设计，并将其用于喉切除术后的发声重建。前臂瓣被卷曲成管状制成一个以皮肤为内衬的管状瓣，并将其缝合于气管上端。将一个以自体软骨加固的会厌样结构缝在位于舌根部的皮管的开口端。这种无喉语言康复技术的优点是无须假体植入，而且发声压力也比采用气管食管假体要小。最重要的是，该组 7 例患者吞咽时没有发生误吸。

前臂桡动脉瓣用于口腔或下咽部的修复存在一个问题，即由于这些区域空间有限而不能进行有效的术后观察。笔者采用了一种新的埋入式前臂桡动脉瓣的设计，它有两块皮岛，远端皮岛用于修复黏膜缺损，而近端较小的皮岛则外置于颈部(图 11-3)[51]。介于两块皮岛之间的皮下筋膜组织被用于覆盖颈动脉和辅助修复根治性颈清扫术后的局部缺损。由于桡动脉和浅静脉被带血供的皮下组织完全包绕，从而能在发生唾液瘘

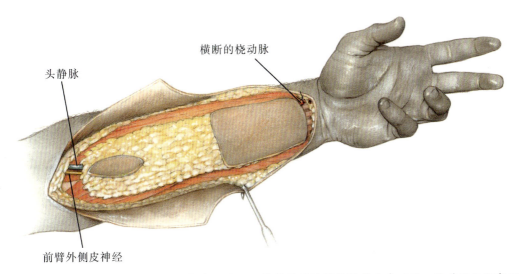

头静脉

横断的桡动脉

前臂外侧皮神经

图 11-3   改良的前臂桡动脉瓣设计包含一块用于修复黏膜缺损的远端皮岛以及一块外置于颈部用做血供监测的近端皮岛。两者之间的皮下组织覆盖大血管及微血管蒂，也能辅助修复根治性颈清扫术所致的缺损。

时为皮瓣的血管蒂提供一个有效的保护屏障。

◆ 神经血管解剖

下臂和手部的血供来源于肱动脉,它在肘窝分为桡动脉和尺动脉两支。桡动脉终于掌深弓,尺动脉终于掌浅弓。获取前臂桡动脉瓣需要完全截断桡动脉,因此,术后手部的血供完全依靠尺动脉(图 11-4)。

有 4 个血管系统以一系列肌间隔皮穿支和肌皮穿支的形式滋养前臂皮肤。它们分别是桡动脉、尺动脉、骨间前动脉和骨间后动脉[24]。

前臂屈肌和伸肌被同一个筋膜鞘包裹,筋膜汇聚形成外侧肌间隔,并在前臂隔开桡侧腕屈肌和肱桡肌(图 11-2)。桡动脉及其两条伴行静脉走行于前臂外侧肌间隔内并分出 9~17 支筋膜支。该筋膜血管丛几乎供养着整个前臂的皮肤。前臂的中 1/3 仅有少数筋膜支血管,事实上,由于桡侧腕屈肌和肱桡肌的重叠,桡动脉和深筋膜之间的交通支减少了很多。桡动脉在前臂近端 1/3 处发出一些筋膜支,其中肘下动脉是前臂近端的一个主要筋膜皮支,可供应以前臂近端为蒂的筋膜皮瓣。这个筋膜皮支血管可能起源于桡动脉或桡侧返动脉[24]。血管内墨汁灌注染色研究表明,远端区域的这些血管能够供应延伸至肘上端的筋膜皮瓣[48]。目前桡动脉所能供养的皮瓣最大区域尚不明确。Yang 等[55]曾报道过 1 例 35cm×15cm 大小的前臂桡动脉瓣。据文献记载至少有 1 例截肢前臂的整个皮肤作为以桡动脉为蒂的游离皮瓣用于移植[54]。

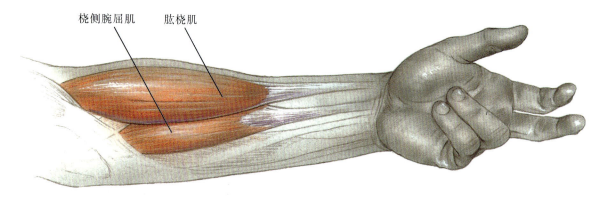

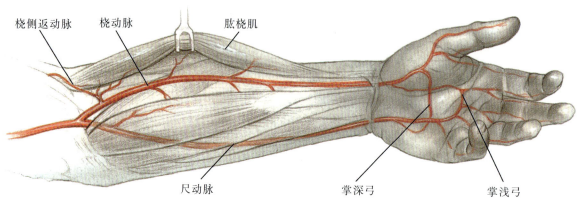

图 11-4 在终于掌深弓之前桡动脉走行于桡侧腕屈肌和肱桡肌之间。掌深弓为大拇指和食指主要的血供来源。尺动脉终于掌浅弓,后者主要为第 3、4、5 指供血,通常也为食指供血。

　　除了通过筋膜血管丛营养前臂皮肤，桡动脉还发出分支供应前臂屈肌间隔的肌肉、掌长肌腱及桡神经。外侧肌间隔附着于桡骨下端并由此发出血管支至骨膜，这使得获取一段血管化骨成为可能[10]。在骨膜表面已经发现一个纵向的血管弓，它的起点紧邻拇长屈肌和旋前方肌的附着处[40]。

　　前臂桡动脉瓣通过走行于肌间隔的两对伴行深静脉以及头静脉等较大的浅静脉获得静脉营养。两个静脉系统均有静脉瓣，从而保证血液单向流动。营养筋膜血管丛的静脉与桡动脉的分支伴行，并汇入伴行静脉。伴行静脉和浅静脉之间有广泛的交通支，这样可在两个静脉系统中任选其一作为皮瓣的引流通道。此处深浅静脉系统的分支形式已被划分为 5 种不同的类型[47]。第 1 型占 20%，深浅静脉系统之间通过吻合静脉而充分交通。另外，肘正中静脉分为两条大的分支——头正中静脉和贵要正中静脉；第 2 型最常见，占 43%，除了肘正中静脉不分叉以外，其余特点和第 1 型完全一样；第 3 型占 18%，两条伴行静脉汇成一支相当粗的主干，主干和头静脉之间没有明显的交通支，两者也不汇成肘正中静脉；第 4 型仅占 5%，其伴行静脉并不汇合也不加入头静脉，但每一条伴行静脉的管径都适合做微血管吻合；第 5 型占 15%，除了其中一条静脉相对另一条为优势静脉外，其余特征与第 4 型类似。笔者倾向于采用皮下静脉系统，因为其管径大，管壁厚，做血管吻合更容易。通常有多条皮下静脉适合做吻合，这取决于桡侧前臂瓣的设计。当确定为第 1 型和第 2 型静脉分支类型时，笔者倾向于采用肘正中静脉做吻合，这种做法理论上的优势是深浅静脉都能得到直接回流。然而，在笔者仅采用浅静脉或深静脉做吻合时从未遇到静脉回流不足的问题。

　　前臂桡动脉瓣动脉血管蒂的长度受桡侧返动脉的限制，后者是桡动脉从肱动脉分出后发出的第一大分支。桡侧返动脉是一条主要肌支，而头静脉的全长（直至其与锁骨下静脉在锁骨下区的交汇处）均可探查到。分离至肘窝以上可以增加能够安全获取的静脉长度，这在常常需要使用静脉移植物的颅底重建中非常重要。在头颈外科手术中，这种皮瓣还可单纯地进行动脉吻合术，而不截取头静脉从而保持其静脉回流[32]。采用这种广泛分离却不阻断头静脉的技术，Bhathena 和 Kavarana[3] 报道了一种通过末端桡动脉逆流实现再灌注的前臂近端组织瓣。当前臂桡动脉翻转皮瓣作为带蒂皮瓣移植于手部时，常规使用通过桡动脉的逆流灌注[21]。

　　前臂的皮肤感觉源自前臂内、外及后侧皮神经（图 11-5）。前臂外侧皮神经（作为肌皮神经的延续）是前臂最常用供区皮肤的主要感觉神经。这条神经在前臂上端通常紧邻头静脉走行，然后在前臂下端分支，并一直延续到手的鱼际区。前臂内侧皮神经起自臂丛内侧束，并与贵要静脉伴行，司前臂内侧面的感觉。前臂背面皮肤的感觉由前臂内外侧皮神经的后侧分支以及前臂后侧皮神经支配，后者是桡神经的一条分支。除非获取的组织瓣非常大，否则在切取前臂组织瓣时很少遇到前臂内侧和后侧皮神经。

　　桡神经是运动和感觉混合神经。它支配了绝大部分伸肌间隔的肌肉，以及拇长展肌和拇短展肌。它的感觉支通过前臂后侧皮神经分布于部分上臂和前臂背侧。桡神经浅支在前臂肱桡肌深面走行，在肱桡肌肌腱外侧通过，并于此处分支为指背神经，支配手背、拇指、食指及中指背面的感觉。虽然桡神经末端分支模式是高度变异的，但在掀起前臂桡动脉瓣时通常能在腕部遇到主要的分支。通常可以保留桡神经及其所有分支以维持手部的感觉功能。

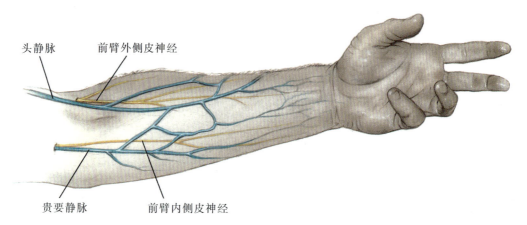

图 11-5　支配前臂皮肤感觉的神经始终和皮下主要静脉伴行。根据皮瓣的大小和轴向,可将前臂内侧或外侧皮神经或两者同时并入。

◆ 解剖变异

前臂浅静脉系统解剖是高度变异的。然而,通过在上臂绑一条止血带,循着怒张的静脉探查,静脉的走行模式在术前还是很容易辨认。

在获取前臂桡动脉皮瓣时最大的顾虑就是要保证尺动脉通过掌浅弓供应手部的完整性。因此,手部动脉血供的异常值得关注。简单而言,桡动脉截断后手部的血供依赖尺动脉。在一项 750 具上肢尸解研究中,McCormack 等[30]发现所有标本中均存在尺、桡动脉。尺动脉通过掌浅弓为手部供血,它或者通过其分支供应 5 根手指或者通过掌浅弓与掌深弓之间的交通支为整个手部供血。Coleman 和 Anson[9]通过尸解研究证明尺动脉营养第 3、4、5 指,即使有变异,也非常罕见。在获取前臂桡动脉瓣时,如果下述两种动脉变异同时存在,那么大拇指和食指的血供将处于最危险的境地。第一种变异是掌浅弓不完整,无大拇指和食指分支;第二种变异也必须提出来,因为它会导致手指缺血的问题,那就是掌浅弓和掌深弓之间完全不交通。在 265 例尸体标本中,Coleman 和 Anson 发现 77.3%具有完整的掌浅弓。同时存在上述两种变异的标本占 12%,这部分人如果桡动脉阻断,至少会有大拇指缺血的风险。

手部血供的第三个来源可能起源于持续的正中动脉,这大约占 16%[9]。正中动脉通常汇入掌浅弓。因此,在桡动脉切断后,拇指和食指的血供可能有危险的情况下,正中动脉有可能为患者手部提供一个保护性的循环。

Heden 和 Gylbert[19]报道在掀起前臂桡动脉瓣时遇到了一例走行异常的桡动脉。在桡动脉正常的解剖位置上只发现了一个小分支,其主干在前臂远端发出分支走行于拇伸肌腱的表面,并于其正常位置偏桡侧数厘米处进入手部。据报道这种解剖变异的人群发生率为 1%,考虑到对 Allen 试验结果准确性的影响,其重要性是显而易见的[19,26]。此时,压迫处于正常桡动脉位置的桡动脉分支并不能发现掌动脉弓的异常,从而使得拇指存在缺血的风险。获取前臂桡动脉瓣的过程中若遇到上述变异,必须将走行异常的真正的桡动脉暂时性阻断,然后松开止血带以评估其对手部血供的影响

其他类型的桡动脉解剖变异虽然罕见,但还是有相关报道。Otsuka 和 Terauchi[33]

报道了一例走行于前臂背侧面的桡动脉，它绕过桡骨的 Lister 结节并于伸肌肌腱上方进入手部。Small 和 Millar[37]曾报道一例桡动脉走行于旋前圆肌的深面。

尺动脉的变异同样非常罕见。Fatah 等[12]描述了一例走行于前臂屈肌表面的尺动脉。发现此类解剖变异至关重要，因为这样可以避免获取前臂桡动脉瓣之后破坏手部血供的灾难性损伤。

◆ 潜在的缺陷

虽然前臂桡动脉瓣是一个非常可靠的修复重建方法，但在使用过程中可能会遇到许多供区问题。为了避免发生手部缺血坏死的灾难性并发症，术前实施准确的 Allen 试验极其重要。Jones 和 O'Brien[22]在一篇发表的文献中报道，尽管 Allen 试验结果正常，但获取皮瓣后仍导致了手部供血不足，幸好术中及时发现了这一问题，并介植静脉移植物修复了桡动脉，手掌才得以挽救。Bardsley 等[2]报道在整个 100 例接受前臂桡动脉瓣移植的患者中有 12 例实施了桡动脉重建。该组病例是他们总体病例中最早期的一部分患者。尽管在术中重建了桡动脉血供，但后来只有 6 例静脉移植物保持通畅。不过移植物闭塞的患者无一例出现任何并发症。供血不足也可能由于前臂皮肤缝合过紧或敷料包扎过紧所致。术中、术后仔细观察手部血供情况有助于避免这类问题。

获取的皮片质量不佳可能是由于手部制动不足使底层肌肉产生剪切力所致。术中屈肌肌腱上的腱旁组织未能得到良好保护也可能导致皮片的质量问题。

前臂供区感染并不常见，然而，Hallock 曾报道过此类并发症的严重后果[16]，一名患者因下行性化脓性腱鞘炎而导致手部僵硬。术中严格的无菌操作以及头颈部与前臂供区各用一套器械以避免交叉感染是绝对必要的。

植皮供区外观上的缺陷是游离前臂桡动脉瓣的主要弊端之一。目前已经报道了许多不同的技术用于改善植皮前臂供区外观的缺陷。有报道利用尺侧转位皮瓣直接关闭末端皮肤缺损。较长的筋膜连接为这些皮瓣提供了可靠的血供，它可用于小到中等尺寸缺损的修复。对于肌肉强壮的个体而言，使用尺侧转位皮瓣常常带来前臂近端二次缺损的关闭问题。常规的"V–Y"缝合术是行不通的，在这些病例中，在获得远端屈肌肌腱全厚皮片覆盖的同时，需要使用一块皮片覆盖于近端[2,11]。尽管仔细保留了肌腱旁组织，但获取的覆盖远端屈肌肌腱的皮片质量不佳仍然是个棘手的问题。有报道，以拇长屈肌和指浅屈肌翻转肌瓣覆盖桡侧腕屈肌肌腱可以改善供区移植床，使之更适合植皮[13]。

据报道利用组织扩张器可以获得全厚皮片用于修复供区缺损。Masser[28]曾于获取前臂桡动脉瓣术前数周放置组织扩张器以利于关闭前臂的缺损。扩张器的埋置深达前臂筋膜及桡动脉。在扩张期间仔细观察多普勒血流信号，对防止桡动脉阻塞是非常重要的。业界认为预扩张技术可以获取更大面积的皮瓣并可延迟移植术后边缘区域可能发生的缺血坏死。另外，Masser 还报道该技术降低了前臂皮瓣的厚度。

Hallock[15]提出了另一种技术，即在获取前臂桡动脉瓣的同时于残余皮肤下埋置组织扩张器，并至少等待 2 周后才开始一系列的扩张。经此法治疗的 10 例患者中，5 例愈合后只留下了线形瘢痕，其余患者需要植皮区域的面积也明显缩小。

单纯移植筋膜瓣可以避免供区皮肤缺损的问题。移植的筋膜瓣可用裂层皮片覆盖。Kawashina 等[23]报道了用去上皮的前臂组织瓣重建上呼吸消化道黏膜的方法,皮瓣取下后用鼓式取皮机去上皮。获得的裂层皮片覆盖前臂供区创面,这样就避免了第二供皮区的外观缺陷,而去上皮的皮瓣正常地愈合并很快由新生上皮层覆盖。

术后最常见的神经问题是桡神经浅支的损伤及前臂皮神经离断造成的感觉缺失。根据笔者的经验,一般不会出现痛性神经瘤,但其发生的可能性肯定是存在的。

常规获取前臂桡动脉瓣后手部功能通常是正常的。但当获取骨皮瓣时,术后手部功能障碍的潜在风险会增加。桡骨骨折对手部做旋后、屈腕、用力握捏动作有明显不利影响[4]。如前所述,这种潜在的并发症以及骨量贫乏的缺点极大地限制了桡骨骨皮瓣的常规应用。然而,有时候可能需要获取一块非常小的复合瓣。这时,采用何种截骨术式以避免出现严重的供区并发症是非常重要的。Bardsley 等[2]主张切取的骨要尽量小,在截骨的过程中,他们建议行平滑的"船形"骨切口而不是容易骨折的直角形。他们还建议术后长期制动,并定期进行 X 线检查了解供区愈合情况,以确保在前臂承重之前骨质已充分重塑。

Swanson 等[43]验证了截骨方式影响残余桡骨机械强度的假设。他们并未发现直角形与弧形骨切口之间的抗断强度存在统计学上的差异。但是,实施桡骨截骨术组与正常桡骨的对照组相比,抗断强度存在显著差异(24%)。然而,这些学者还是建议采用弧形骨切口以降低集中于直角骨切口角部的压力,并可使获取的骨量最小化,他们认为不宜超过桡骨直径的 1/3。此外,他们还建议术后使用超肘关节夹板固定 8 周。

◆ 术前处理

术前应评估诸如组织厚度、被毛皮肤以及表浅静脉分布等因素,从而为前臂组织瓣的设计做准备。组织瓣的大小和形状通常可通过直接喉镜检查及触诊精确确定。然而,笔者通常要等到冷冻切片确定了肿瘤的安全边界后才会切取组织瓣。Allen 试验是最重要的术前评估方法,它可以评估尺动脉能否对手部充分供血。Allen 试验的操作必须正确,在患者手部作交替握拳和摊开运动的同时检查者需同时压迫患者的尺、桡动脉。由于机械性驱血的抽吸作用手部会变得苍白。然后先摊开手掌至放松位,再放开对尺动脉的压迫。此时很重要的一点是手指不能处于过伸位置,因为这样它们仍然会很苍白,从而得出一个假阳性的结果。尺动脉松开后 15~20s 内手部皮肤会泛红。如果超过该时间点,就需对尺动脉循环持谨慎态度,则前臂桡动脉瓣不能使用。对于深色皮肤的人群,由于皮肤毛细血管充血泛红现象不易观察,可以通过按压指甲然后松开观察甲床的再灌注来判断手的供血情况。依据前述原因,检查者注意观察患者大拇指的供血情况是必要步骤。笔者倾向于选择非优势手获取组织瓣。Allen 试验需要进行多次以验证最初的结论。最后一次验证可在手术室里完成,在患者大拇指上戴上指脉氧监护仪,压迫桡动脉时观察氧饱和度波形的变化。Little 等[25]报道,普通人群中 Allen 试验的阳性率为 3%。此试验用于尺动脉循环不良人群筛选的可靠性在笔者所做的 100 例患者以及 Soutar[39]所做的 200 例前臂桡动脉瓣手术中得到了证明,这些病例中没有一例出现手部缺血坏死。

在收住入院准备行前臂桡动脉瓣移植患者的供区手臂上缠绕绷带,以防止任何人在此手臂做动脉或静脉穿刺术。同时告知患者,嘱咐其不允许任何医务人员在此手臂上做任何操作。对于长期住院的患者，手臂上可能很少有开放的浅静脉，对于这些患者可以伴行静脉为蒂获取前臂皮瓣，或者更慎重一点的话，重新选择供区。

　　桡动脉的通畅性很少会有问题，除了那些先前做过桡动脉置管的患者。虽然这些患者桡动脉的通畅性可在一段时间后恢复，但笔者曾遇到过少数患者不能恢复。虽然桡动脉闭塞的长度是不确定的，然而，审慎起见还是应选择其他供区。

◆ 术后护理

　　在使用裂层皮片后，需使用从手指至肘窝的掌侧石膏夹板固定。并在夹板上缠上弹力绷带，抬高前臂。前臂制动对于预防皮片下方肌肉的剪切力非常重要。在松开止血带之后，必须确认手部的血运。必须再次评估大拇指的血运循环以确保尺动脉侧支循环能提供足够的血供。术后局部包扎和掌侧夹板固定需保持 7d 左右。在此期间，前臂需抬高，并继续观察手部血运状况，确认并没有因为术后水肿而致绷带压迫前臂循环。术后第 7 天拆除包扎，并观察移植皮片生长状况。然后以合适的弹力保护套辅助伤口愈合并减轻因静脉及淋巴管阻断而引起的手部水肿。

组织瓣采集技术

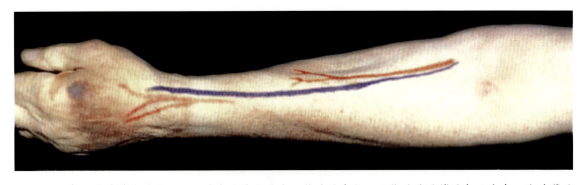

图 11-6　在设计前臂桡动脉瓣之初首先要将主要皮下静脉的走行以及桡动脉的搏动勾画出来。左前臂的头静脉和桡动脉已在上图描绘出来。在该解剖图中感觉神经大致的体表解剖已经用橙色线条描绘出来。前臂外侧皮神经与头静脉毗邻走行，桡神经浅支的大致走行图示为终止于手背部的神经分支。

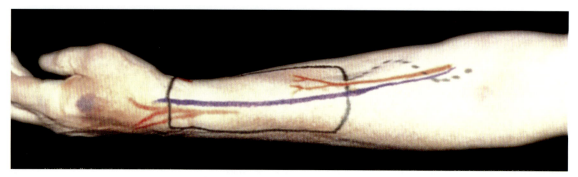

图 11-7 图示在前臂远端描绘出的矩形前臂桡动脉瓣。该皮瓣以桡动脉和头静脉为中轴。弯曲的虚线代表前臂近端切口,此处的皮瓣将被掀起以便为获取神经血管蒂近端提供入路。也可获取更大的皮岛,切取范围可延伸至肘窝近端,并包括几乎整圈前臂皮肤,但是要除外尺骨面的皮桥。

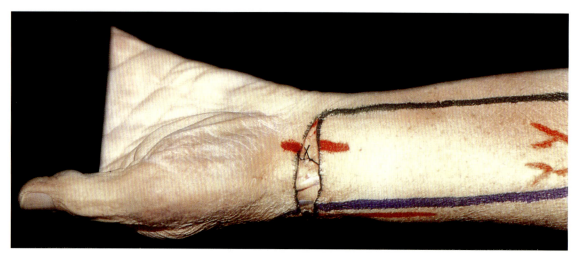

图 11-8 术前通过使用弹力止血带并使袖带压力升至 250mmHg 左右以减少前臂血流,然后从前臂远端开始解剖。在前臂远端做皮肤切口以暴露桡动脉及其相邻的伴行静脉。

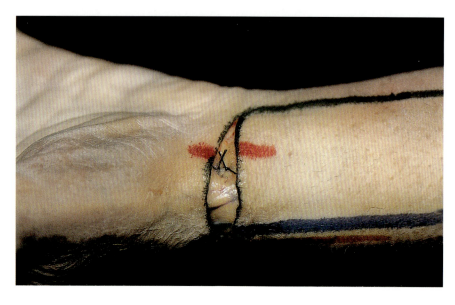

图 11-9 结扎桡动脉并予以分离。

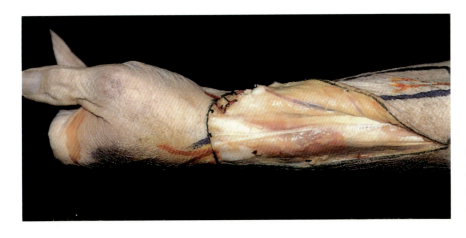

图 11-10　手术从尺侧或桡侧入路均可。在此特定的解剖图中，皮瓣已从桡侧掀起。头静脉的远端必须予以结扎离断。

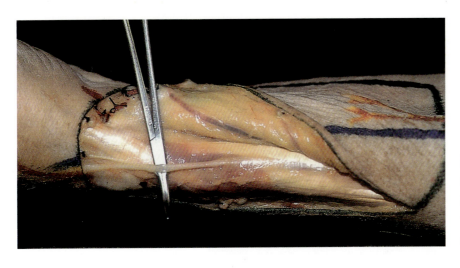

图 11-11　皮瓣连同深筋膜一起掀起至以肱桡肌边缘为标志的外侧肌间隔。桡神经浅支已分离和保留下来以维持手背的感觉功能。桡神经的分离需要打开筋膜下层结构。

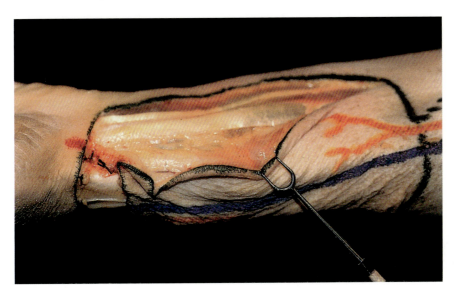

图 11-12　皮瓣的尺侧解剖在筋膜下层进行，需要将皮瓣从屈肌间隔的肌腱上掀起。在进行此项操作时，保持腱旁组织的完整性非常重要。前臂皮瓣已从尺侧掀起至桡侧腕屈肌边缘，后者标志着肌间隔的位置。

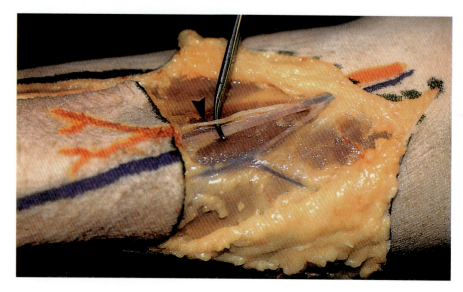

图 11-13　通过沿着虚线做切口,皮岛近端的皮瓣已经掀起。为了保持皮下静脉及其毗邻感觉神经的完整性,皮瓣需从皮下层掀起。此图中 2 条皮下静脉及前臂外侧皮神经(箭头所示)与头静脉伴行。

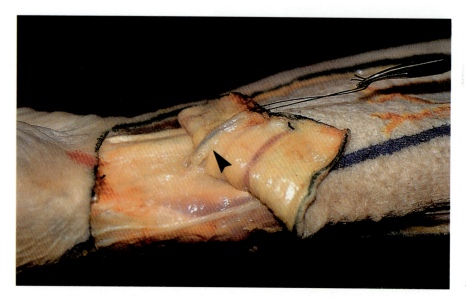

图 11-14　手术进行到此时,从远端向近端分离桡动脉(箭头所示),切断并电凝供应前臂肌肉和桡骨的桡动脉深支。

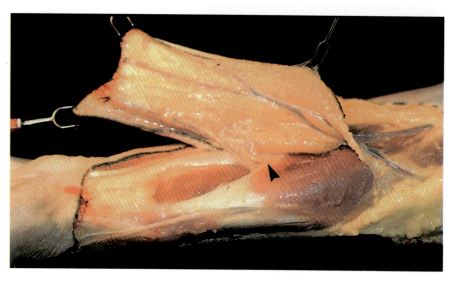

图 11-15　沿肌间隔继续向上分离皮瓣至肱桡肌和桡侧腕屈肌的重叠部(箭头所示)。

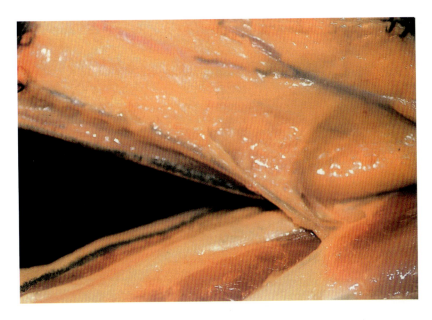

图 11-16 在前臂近端桡动脉走行于肱桡肌深面，因此，很显然前臂皮瓣皮肤成分的血供主要来源于筋膜皮穿支，后者从前臂远侧 1/3 处发出。

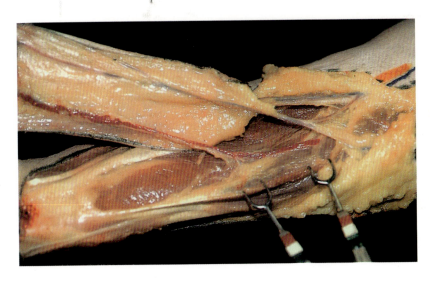

图 11-17 通过分离肱桡肌与桡侧腕屈肌可显露桡动脉近端及其伴行静脉。继续探查桡动脉可至肱动脉，但却很少需要这样做。松开止血带使皮瓣重新得到灌注。通过观察皮瓣的颜色及真皮层的渗血可以确认皮瓣血供。此时可以进行止血，当受区准备工作完成后就可以切取皮瓣。

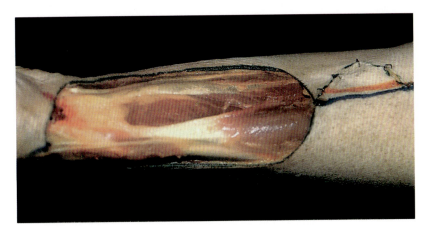

图 11-18 如图所示，皮瓣近端可直接对位缝合进行关闭，余下的创面则用裂层皮片移植修复。

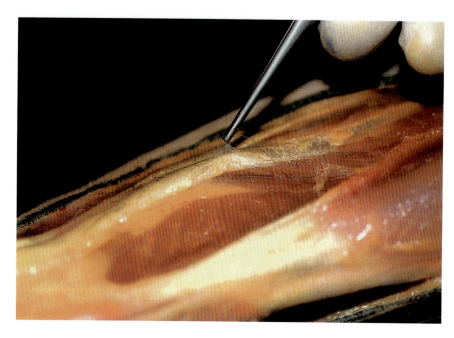

图11-19　如前所述，保留前臂远端肌腱上方薄薄一层的腱旁组织是十分必要的，这有利于该供区的皮片移植。

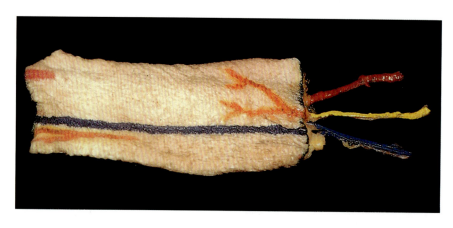

图11-20　图示带有桡动脉、头静脉及前臂外侧皮神经的前臂桡动脉瓣。

参考文献

[1] Baird W,Wornom I,Culbertson J. Forehead reconstruction with a modified radial forearm flap:a case report. *J Reconstr Microsurg*,1988,4:363.

[2] Bardsley A,Soutar D,Elliot D,Batchelor A. Reducing morbidity in the radial forearm flap donor site. *Plast Reconstr Surg*,1990,86:287.

[3] Bhathena H,Kavarana N. Bipaddled retrograde radial extended forearm flap with microarterial anastomoses for reconstruction in oral cancer. *Br J Plast Surg*,1988,41:354.

[4] Boorman J,Brown J,Sykes P. Morbidity in the forearm flap donor arm. *Br J Plast Surg*,1982,40:207.

[5] Boorman JG,Green MF. A split Chinese forearm flap for simultaneous oral lining and skin cover. *Br J Plast Surg*,1986,39:179.

[6] Chantrain G,Deraemaecker R,Andry G,Dor P. Wide vertical hemipharyngolaryngectomy with immediate glottic and pharyngeal reconstruction using a radial forearm free flap:preliminary results. *Laryngoscope*,1991,101:869.

[7] Chicarelli Z,Ariyan S,Cuono C. Free radial forearm flap versatility for the head and neck and lower extremity. *J Reconstr Microsurg*,1986,2:221.

[8] Chicarefli Z, Ariyan S, Cuono C. Single—stage repair of complex scalp and cranial defects with the free radial forearm flap. *Plast Reconstr Surg*, 1986, 77:577.

[9] Coleman T, Anson B. Arterial patterns in the hand based upon a study of 650 specimens. *Surg Gynecol Obstet*, 1961, 113:409.

[10] Cormack G, Duncan M J, Lamberty B. The blood supply of the bone component of the compound osteocutaneous radial artery forearm flap—an anatomical study. *Br J Plast Surg*, 1986, 39:173.

[11] Elliot D, Bardsley F, Batchelor A, Soutar D. Direct closure of the radial forearm flap donor site. *Br J Plast Surg*, 1988, 41:358.

[12] Fatah M, Nancarrow J, Murray D. Raising the radial artery forearm flap: the superficial ulnar artery "trap." *Br J Plast Surg*, 1985, 38:394.

[13] Fenton O, Roberts J. Improving the donor site of the radial forearm flap. *Br J Plast Surg*, 1985, 38:504.

[14] Hagen R. Laryngoplasty with a radialis pedicle flap from the forearm: a surgical procedure for voice rehabilitation after total laryngectomy. *Am J Otolaryngol*, 1990, 11:85.

[15] Hallock G. Refinement of the radial forearm flap donor site using skin expansion. *Plast Reconstr Surg*, 1988, 81:21.

[16] Hallock G. Complication of the free flap donor site from a community hospital perspective. *J Reconstr Microsurg*, 1991, 7:331.

[17] Harii K, Ebihara S, Oho I, Saito H, Terui S, Takato T. Pharyngoesophageal reconstruction using a fabricated forearm free flap. *Plast Reconstr Surg*, 1985, 75:463–476.

[18] Hatoko M, Harashina T, Inoue T, Tanaka I, Imai K. Reconstruction of palate with radial forearm flap; a report of 3 cases. *Br J Plast Surg*, 1990, 43:350.

[19] Heden P, Gylbert L. Anomaly of the radial artery encountered during elevation of the radial forearm flap. *J Microsurg*, 1990, 6:139.

[20] Ismail TI. The free fascial forearm flap. *Microsurgery*, 1989, 10:155–160.

[21] Jin Y, Guan W, Shi T, Quiwan Y, Xe L, Chang T. Reversed island forearm fascial flap in hand surgery. *Ann Plast Surg*, 1985, 15:340.

[22] Jones B, O'Brien C. Acute ischemia of the hand resulting from elevation of a radial forearm flap. *Br J Plast Surg*, 1985, 38:396.

[23] Kawashina T, Harii K, Oho I, Ebihara S, Joshizumi T. Intraoral and oropharyngeal reconstruction using a deepithelialized forearm flap. *Head Neck*, 1989, 11:358.

[24] Lamberty B, Cormack G. The forearm angiosomes. *Br J Plast Surg*, 1982, 35:420.

[25] Little J, Zylstra P, West J, May J. Circulatory patterns in the normal hand. *Br J Plast Surg*, 1973, 60:652.

[26] Loetzke HH, Kleinau W. Gleichzeitiges Vorkommen der Aa. brachialis superficialis, radialis und antebrachialis dorsalis superficialis sowie deren Aufzweigungen. *Anat Anz*, 1968, 122:137–141.

[27] Martin IC, Brown AE. Free vascularized fascial flap in oral cavity reconstruction. *Head Neck*, 1994, 16:45.

[28] Masser M. The pre—expanded radial free flap. *Plast Reconstr Surg*, 1990, 86:295.

[29] Matthews RN, Fatah F, DM Davies, Eyre J, Hodge RA, Walsh—Waring GP. Experience with the radial forearm flap in 14 cases. *Scand J Plast Reconstr Surg*, 1984, 18:303.

[30] McCormack L, Cauldwell E, Anson B. Brachial and antebrachial arterial patterns, a study of 750 extremities. *Surg Gynecol Obstet*, 1953, 96:43.

[31] Moscoso J, Keller J, Genden E, Weinberg H, Biller HF, Buchbinder D, Urken ML. Vascularized bone flaps in oromandibular reconstruction. A comparative study of bone stock from various donor sites to assess suitability for enosseous dental implants. *Arch Otolaryngol Head Neck Surg*, 1994, 120:36.

[32] Nakayama Y, Soeda S, Ilino T. A radial forearm flap based on an extended dissection of the cephalic vein. The longest venous pedicle? Case report. *Br J Plast Surg*, 1986, 39:454.

[33] Otsuka T, Terauchi M. An anomaly of the radial artery—relevance for the forearm flap. *Br J Plast Surg*, 1991, 44:390.

[34] Reid CD, Moss ALH. One stage repair with vascularized tendon grafts in a dorsal hand injury using the "Chinese" forearm flap. *Br J Plast Surg*, 1983, 36:473.

[35] Sadove R, Luce E, McGrath P. Reconstruction of the lower lip and chin with the composite radial forearm–palmaris longus free flap. *Plast Reconstr Surg*, 1991, 88:209.

[36] Sanger J, Ye Z, Yousif N, Matloub H. The brachioradialis forearm flap: anatomy and clinical application. Presented at the 8th Annual Meeting of the American Society for Reconstructive Microsurgery, Scottsdale, Arizona, November 8, 1992.

[37] Small J, Miller R. The radial artery forearm flap: an anomaly of the radial artery. *Br J Plast Surg*, 1985, 38: 501.

[38] Song R, Gao Y, Song Y, Yu Y, Song Y. The forearm flap. *Clin Plast Surg*, 1982, 9:21–26.

[39] Soutar D. Radial forearm flaps. In: Baker S. ed. Microsurgical Reconstruction of the Head and Neck. New York: Churchill Livingstone, 1989.

[40] Soutar DS, McGregor IA. The radial forearm flap in intraoral reconstruction: the experience of 60 consecutive cases. *Plast Reconstr Surg*, 1986, 78:1.

[41] Soutar DS, Scheker LR, Tanner NSB, McGregor IA. The radial forearm flap: a versatile method for intraoral reconstruction. *Br J Plast Surg*, 1983, 36:1.

[42] Soutar DS, Widdowson WP. Immediate reconstruction of the mandible using a vascularized segment of radius. *Head Neck*, 1986, 8:232.

[43] Swanson E, Boyd J, Mulholland R. The radial forearm flap: a biomechanical study of the osteotomized ramus. *Plast Reconstr Surg*, 1990, 85:267.

[44] Tahara S, Susuki T. Eye socket reconstruction with free radial forearm flap. *Ann Plast Surg*, 1989, 23:112.

[45] Takada K, Sugata T, Yoshiga K, Miyamoto Y. Total upper lip reconstruction using a free radial forearm flap incorporating the brachioradialis muscle: report of a case. *J Oral Maxillofac Surg*, 1987, 45:959.

[46] Taylor GI, Ham FJ. The free vascularized nerve graft. A further experimental and clinical application of microvascular techniques. *Plast Reconstr Surg*, 1976, 57:413.

[47] Thoma A, Archibald S, Jackson S, Young J. Surgical patterns of venous drainage of the free forearm flap in head and neck reconstruction. *Plast Reconstr Surg*, 1994, 93:54.

[48] Timmons M. The vascular basis of the radial forearm flap. *Plast Reconstr Surg*, 1986, 77:80.

[49] Urken ML. Composite free flaps in oromandibular reconstruction: review of the literature. *Arch Otolaryngol Head Neck Surg*, 1991, 117:724.

[50] Urken MI, Billet HF. A new bilobed design for the sensate radial forearm flap to preserve tongue mobility following significant glossectomy. *Arch Otolaryngol Head Neck Surg*, 1994, 120:26–31.

[51] Urken ML, Futran N, Moscoso J, Biller HF. A modified design of the buried radial forearm free flap to exteriorize a monitoring segment. *Arch Otolaryngol Head Neck Surg*, 1994, [in press].

[52] Urken ML, Weinberg H, Viekery C, Biller HF. The neurofasciocutaneous radial forearm flap in head and neck reconstruction: a preliminary report. *Laryngoscope*, 1990, 100:161.

[53] Vanghan ED. The radial forearm free flap in orofacial reconstruction. *J Craniomaxillofac Surg*, 1990, 18:2.

[54] Wakrhouse N, Moss A, Townsend PL. Lower limb salvage using an extended free radial forearm flap. *Br J Plast Surg*, 1984, 37:394.

[55] Yang G, Chen B, Gao Y, et al. Forearm free skin flap transplantation. *Natl Med J China*, 1981, 61:139.

[56] Yousif NJ, Ye Z. Analysis of cutaneous perfusion: an aid to lower extremity reconstruction. *Clin Plast Surg*, 1991, 18:559.

第 12 章

外侧臂

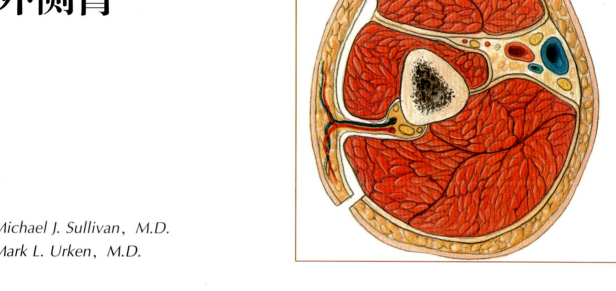

Michael J. Sullivan，M.D.
Mark L. Urken，M.D.

在过去的 20 年里，随着游离皮瓣和游离筋膜皮瓣新供区的增加，上臂似乎逐渐成为可使用的优质皮肤的合理选择。尽管来自上臂的多种不同的组织瓣已被报道。然而，人们发现臂内侧瓣血供不稳定。沿内侧肌间隔走行的尺侧上副动脉的营养性肌间隔皮穿支血管大小的变异最受关注[3]。Franklin[4]引入了三角肌瓣，其以三角肌皮下动脉为蒂，该动脉是旋肱后动脉一条稳定的分支。然而，必须在有限的暴露视野下进行深部分离以获得足够长度的血管蒂，并且血管蒂还非常危险地紧邻腋神经。1982 年，Song等[17]引入了臂外侧筋膜皮瓣，它已成为头颈和四肢重建的主力游离瓣。臂外侧筋膜皮瓣可以和一段肱骨、三角肌腱以及两条神经一起移植，其中一条神经司感觉支配，另一条则作为血管化的神经移植物。它与前臂桡侧瓣有类似之处，然而，其滋养动脉即肱深动脉具有独特的优势，它并非上肢远端血供所必需，并且，供区缺损闭合后仅留一条线状瘢痕。

◆ 组织瓣的设计与应用

臂外侧瓣的范围已通过染料注射实验进行过研究。皮岛的最大尺寸尚无定论，然而，已有学者报道了 18cm×11cm 大的皮瓣[14]。Rivet 等[14]描述了一个"安全区域"，即延伸到外上髁上方 12cm，包括手臂周长 1/3 的区域。他们建议皮瓣应包含此区域以确保血供及重建成功。Katsaros 等[7]报道染色面积从 8cm×10cm 到 15cm×14cm 不等。在对

150 例臂外侧瓣的回顾分析中,Katsaros 等[8]报道成功地移植了延长到三角肌附着点以上 10cm 和外上髁以下 10cm 的皮瓣。这些作者还推测肱深动脉蒂能够营养从肩部到前臂中份之间的完整的皮管。大多数情况下,为了实现创口一期闭合,所切取的皮肤宽度限制在 6~8 cm,或者手臂周长的 1/3。然而,曾有学者切取更大的皮瓣,然后用皮片覆盖供区。臂外侧瓣的设计通常以三角肌附着点至外上髁所绘的直线为轴,也有学者提倡以肩峰点和外上髁之间的连线为轴(图 12-1)[20]。

臂外侧瓣皮肤的血供来源于一组 4~5 支的皮间隔穿支,这些穿支来自位于外侧肌间隔的桡侧副动脉的后支。Katsaros 等[7]描述了一种获取更宽皮瓣的技术,在保证有足够的穿支动脉灌注组织瓣的近端和远端的前提下,切取尽可能长的组织瓣,然后横行切断。通过折叠远端部分使远端部分与近端毗邻,这样可以获得额外的宽度,通过该操作可使皮瓣宽度加倍且仍能够实现供区的一期缝合。

Kuek 和 Chuan[9]通过伊红注射研究了皮岛的远端极限,他们发现着色范围可扩展到外上髁远端平均 7.9cm 处(4.5~10.0cm)。该组织瓣额外的长度不仅允许它通过自身折叠用于修复更宽的缺损,还使得切取一块远端皮岛从而有效地延长血管蒂成为可能。此外,上臂远端的皮肤通常比该区域更上方的皮肤要薄。

臂外侧瓣能够以筋膜瓣或筋膜皮瓣的形式切取。使用血管化的筋膜瓣能够获取大得多的组织表面积而不至于影响供区的一期缝合。可使用一块裂层皮片覆于筋膜瓣以获得上皮覆盖。对于该供区脂肪层较厚的患者而言,这也是一种获取菲薄组织的有效方法。有人曾切取 12cm×9cm 大小具有良好血供的大块筋膜仍然实现了供区的一期缝合。可以切取一些小皮岛以方便术后监测[21]。游离皮下筋膜瓣已用于修复颌面部的轮廓缺损[18]。该供区通常带有一层脂肪组织,它的厚度介于前臂桡侧瓣与肩胛瓣之间。Yousif 等[21]报道了包绕肱三头肌、肱肌和肱桡肌筋膜套的详细解剖。部分筋膜层融合形成肌间隔。该筋膜套的表层延续为覆盖整个手臂的筋膜鞘。两层之间有脂肪组织分

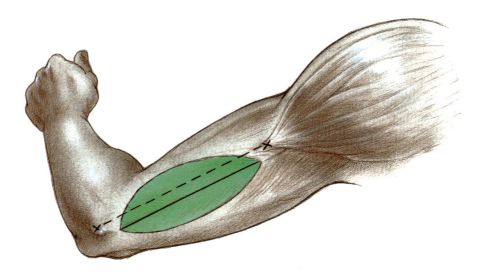

图 12-1 臂外侧瓣的体表解剖。虽然三角肌嵌入处和外上髁之间的连线常规用做组织瓣的轴线,但实际上外侧肌间隔位于该轴线后方 1~2cm。因此,组织瓣中心轴应按照图示进行调整。

隔。肌间隔后方的筋膜平均厚度为 0.21mm，与之相比肌间隔前方的筋膜平均厚度为 0.41mm。

针对臂外侧游离瓣面积有限的问题,Shenaq[16]报道了一种替代解决方案,即在移植前使用组织扩张器。他从一个儿童的手臂上切取 11cm×18cm 的组织瓣并实现了一期缝合。通过分期的移植前组织扩张以改变供区的特性,是一种具有巨大潜力但尚未得到广泛探索的技术。

同时切取 1cm×10cm 大小的肱骨可以获得骨皮瓣。肌间隔穿支血管延伸到骨膜的方式类似于前臂桡侧骨皮瓣中桡骨的血供。应保留与外侧肌间隔相连的肱三头肌和肱桡肌的肌袖以保护血供[8,10]。肱骨段已用于下颌骨重建,然而,它有限的骨储量限制其移植骨内植入体用于牙齿重建的能力。虽然基于对残余肱骨发生病理性骨折的顾虑限制了可切取肱骨的大小,但该骨段可能在面中部的重建中发挥作用。

上臂后皮神经(PCNA)与前臂后皮神经(PCNF)为臂外侧瓣的神经功能修复提供了可能。通过将 PCNA 吻合到头颈部合适的受体神经可以恢复所移植皮肤的感觉[19]。Matloub 等[11]报道了 6 例使用感觉性臂外侧瓣进行口腔修复的患者,其中 2 例部分舌切除术后缺损重建的患者能够分辨浅、深触觉以及冷热刺激。PCNF 被 Rivet 等[14]称为"中转神经"。该神经在肌间隔中走行并支配前臂外侧皮肤的感觉。它接受来自桡侧后副动脉(PRCA)分支的血供,因此,可用做血管化的神经移植物。Katsaros 等[8]曾报道使用该神经为 4 例患者桥接了面神经的缺损。

Katsaros 等[7]曾报道把血管化的肱三头肌肌腱用于肢体重建。该组织在头颈部重建中用途有限。

◆ **神经血管解剖**

肱深动脉是肱动脉在上臂最大的分支。它走行于上臂后面,在其从肱骨的内侧向外侧绕行时与桡神经相伴。肱深动脉发出两个终末分支(图 12-2),这些分支的命名有些混乱。桡侧后副动脉,它是臂外侧瓣的主要滋养动脉,也曾被称为中副动脉。该血管穿过外侧肌间隔并与骨间返动脉吻合。桡侧后副动脉与骨间返动脉之间的直通式灌流系统是臂外侧逆流瓣的生理基础,后者已应用于肘部的覆盖。在该组织瓣中,桡侧后副动脉在近端被结扎,臂外侧瓣的血流来自骨间返动脉的吻合血管[2]。桡侧前副动脉,也称为桡侧副动脉,它在肱肌与肱桡肌的起点之间与桡神经伴行并发出分支。桡侧前副动脉与桡侧返动脉吻合。在经典的描述中,肱深动脉还为肱骨、三角肌及肱三头肌 3 个头的主要营养动脉供血(图 12-3)。

肱深动脉自肱动脉发出,其在该起点以下 1cm 处的平均直径为 2.45mm(1.75~2.7mm)[14]。肱深动脉于三角肌嵌入处进入外侧肌间隔, 它在此处平均直径为 1.55mm (1.25~1.75mm)[14]。Moffett 等[12]描述了一种手术方法,在肱三头肌长头与外侧头之间向近端解剖可使血管蒂延长 6~8cm。在该技术中,沿着桡神经沟,进行标准的分离、解剖直至肱三头肌外侧头的肌纤维限制了进一步的解剖。通过分开肱三头肌外侧头与长头获得显露后,从上下两个方向联合操作,在肱三头肌嵌入处的下方制作一个隧道。通过该径路通常能够显露肱深动脉于肱动脉的起点。作者提醒必须辨认并保留从桡神经发出的支配肱三头肌的肌支。他们分别于实施此扩展术式后的第 3 个月和第 6 个月对 4 例患者的肱三

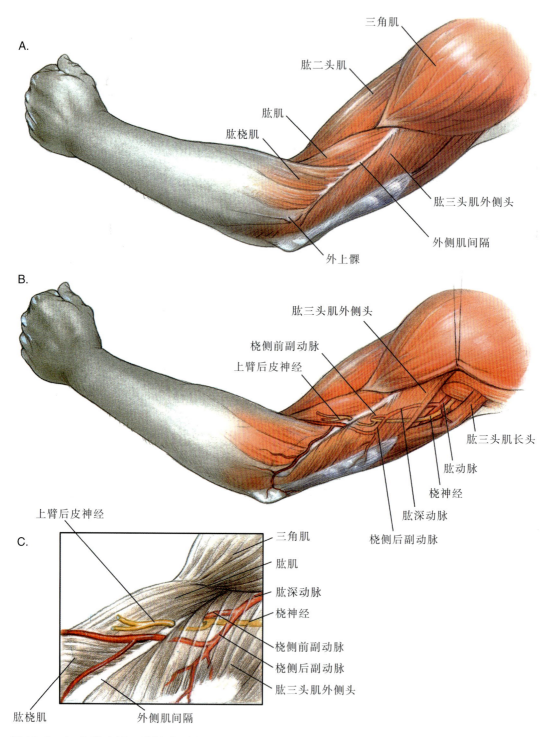

A.
三角肌
肱二头肌
肱肌
肱桡肌
肱三头肌外侧头
外侧肌间隔
外上髁

B.
肱三头肌外侧头
桡侧前副动脉
上臂后皮神经
肱三头肌长头
肱动脉
桡神经
肱深动脉
桡侧后副动脉

C.
上臂后皮神经
三角肌
肱肌
肱深动脉
桡神经
桡侧前副动脉
桡侧后副动脉
肱三头肌外侧头
肱桡肌
外侧肌间隔

图 12-2 A. 上臂外侧肌群解剖。外侧肌间隔位于后方的肱三头肌与前方的肱肌和肱桡肌之间。外侧肌间隔的实际位置在三角肌嵌入处后方 1~2 cm 处。B. 肱深动脉由肱动脉发出,与桡神经相伴在桡神经沟绕行。分离肱三头肌长头与外侧头可更好地显露神经血管蒂。肱深动脉在肌间隔内走行过程中分为桡侧前副动脉和桡侧后副动脉。桡侧前副动脉与桡神经伴行位于前方,介于肱桡肌与肱肌嵌入处之间。C. 外侧肌间隔神经血管解剖特写。桡神经和桡侧副动脉的前支在肱肌和肱桡肌之间向前发出分支。桡侧副动脉的后支供应臂外侧瓣;上臂后皮神经支配该组织瓣的感觉。

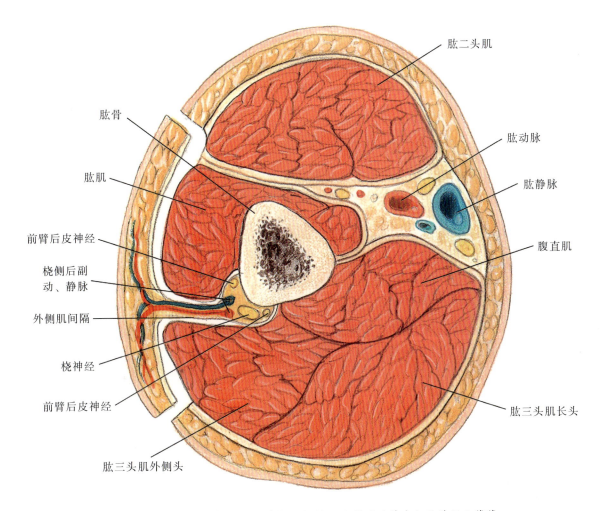

肱二头肌

肱动脉

肱静脉

腹直肌

肱骨

肱肌

前臂后皮神经

桡侧后副
动、静脉

外侧肌间隔

桡神经

前臂后皮神经

肱三头肌长头

肱三头肌外侧头

图 12-3 上臂的横断面解剖显示外侧肌间隔以及紧贴肱骨走行的神经血管蒂。

头肌的强度进行了测试[12]。相对于没有做过手术的手臂，接受手术的手臂有一些轻微的伸展和屈曲乏力。导致这种细微差异的可能原因是术后接受手术一侧手臂的废用以及组织瓣通常从非优势手臂切取。

臂外侧瓣有深、浅两个静脉系统。浅静脉系统汇入头静脉；深静脉系统汇入直径约2.5mm 的成对伴行静脉[8]。Inoue 和 Fujino 报道[6]在扩展头静脉分离范围但并没有阻断头静脉的前提下成功移植臂外侧瓣，与颈部受体动脉的微血管吻合术则按照常规方式进行。该组织瓣被用于修复颞区缺损。Nakayama 等[13]描述了一个类似的手术方法以获取前臂桡侧瓣，解剖分离头静脉直至锁骨水平，另外针对桡动脉做单独的动脉吻合术。

有 2 条感觉神经穿过外侧肌间隔。文献中这些感觉神经的命名也很混乱。支配臂外侧瓣表面皮肤感觉的神经是上臂后皮神经，它是桡神经的一条分支。上臂后皮神经在皮下组织内分成 4~5 条束支[7]。该神经也被称做臂下外侧皮神经、后前臂皮神经上支或手臂下外侧皮神经[15]。前臂后皮神经在穿越肌间隔到达前臂的行程中并不支配臂外侧瓣的感觉。如前所述，该神经可用做血管化的神经移植物。它也有许多不同的命名，其中包括后前臂皮神经[5]。据报道，保留前臂后皮神经有望避免感觉的缺失，但需要在肌间隔内进行细致的分离才能做到这一点(图 12-4)。

Brandt 和 Khouri[1]曾描述一种上臂外侧前臂近端组织瓣,它延伸到外侧髁远端 12cm。前臂组织的血供依靠肘后方丰富的血管丛,它由桡侧后副动脉供血。该延长瓣的主要感觉神经支配来自前臂后皮神经。

◆ 解剖变异

与前臂桡动脉瓣不同,切取臂外侧瓣不用担心上肢远端侧支循环的完整性受到影响。阻断肱深动脉并不发生缺血后遗症。已经报道的大多数解剖变异与间隔内双血管蒂有关。在不同的研究报道中双肱深动脉的发生率为 4%[7]、8%[12]和 12%[14]。Moffett 等[12]建议暂时性阻断每一条动脉以确定需要吻合 1 条还是 2 条动脉血管。Scheker 等[15]报道过 1 例具有 2 条桡侧后副动脉的个案,该病例需要吻合 2 条动脉以实现组织瓣的完全血运重建。

◆ 潜在的缺陷

术后桡神经麻痹已有报道,可能与加压包扎或伤口缝合过紧有关[8]。当创口关闭困难时可使用裂层皮片。轻微的加压包扎可避免医源性损伤。

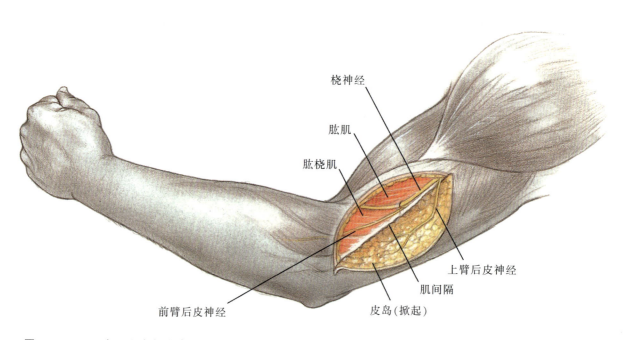

桡神经
肱肌
肱桡肌
上臂后皮神经
肌间隔
前臂后皮神经
皮岛(掀起)

图 12-4 运用前入路手术将臂外侧瓣掀起以显示上臂后皮神经在该瓣皮下组织中的分支。向上方剥离该神经能够增加其长度以便与头颈部合适的受体神经吻合。前臂后皮神经也是桡神经的一条分支,它虽然不支配臂外侧瓣的感觉,但是可用做血管化的神经移植物。为了成功恢复臂外侧瓣的感觉,必须区分这两个神经分支。前臂后皮神经的阻断会导致外上髁远端区域的感觉缺失。

组织瓣采集技术

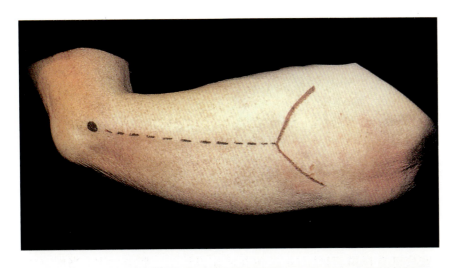

图 12-5　臂外侧瓣的体表解剖已经标记出来。主要标志是三角肌嵌入肱骨处的"V"形点以及外上髁。虚线代表两点的连线。

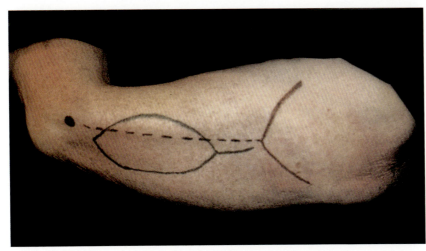

图 12-6　外侧肌间隔位于三角肌嵌入处与外上髁连线的后方约 1cm。组织瓣设计的中轴基于肌间隔。皮肤的范围在远端可扩展到外上髁，在近端可扩展到三角肌。

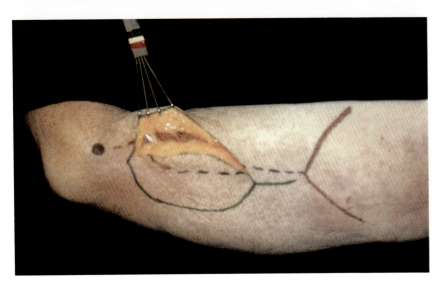

图 12-7　切取臂外侧瓣可在使用或不使用止血带控制的条件下进行。解剖先从前面做切口，切开皮肤和皮下组织直至肱桡肌和肱肌。

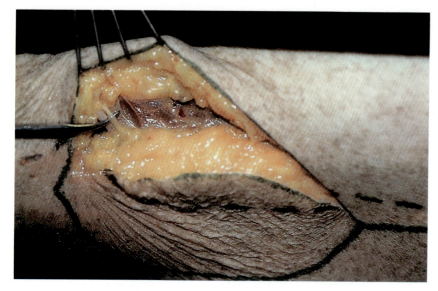

图 12-8 在组织瓣的软组织中，辨认走行至远端支配组织瓣远端感觉的前臂后皮神经。通过细致的解剖能够保留该神经，但它通常会被切断并导致前臂一些区域的感觉缺失。

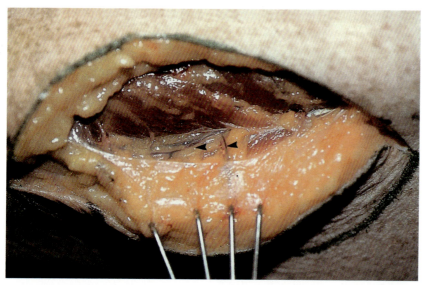

图 12-9 在筋膜下平面向肌间隔继续分离，此时可发现很多肌间隔皮穿支（箭头所示）走向皮下组织。

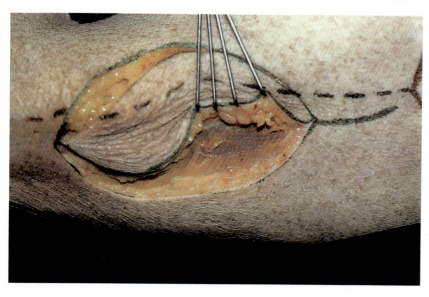

图 12-10 注意力转向后方切口，切开皮肤、皮下组织及肱三头肌表面的深筋膜。

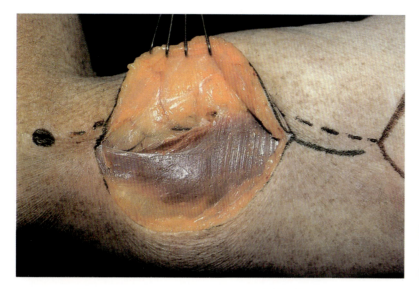

图 **12-11**　后方入路至肌间隔相对容易，因为与肱桡肌不同，肱三头肌并非起自肌间隔本身。

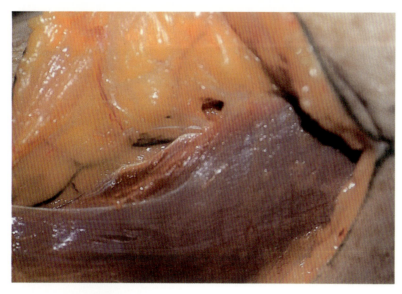

图 **12-12**　解剖至肌间隔后，就很容易辨认肌间隔皮穿支。这些穿支血管通向桡侧后副动脉。

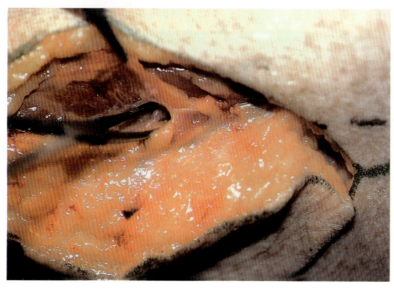

图 **12-13**　在后入路显露了主要的血管蒂后，将注意力转移至前入路寻找桡侧后副动脉和桡侧后副静脉。这必须通过沿着肱桡肌肌纤维进行钝性分离来实现，肱桡肌必须与肌间隔分开。

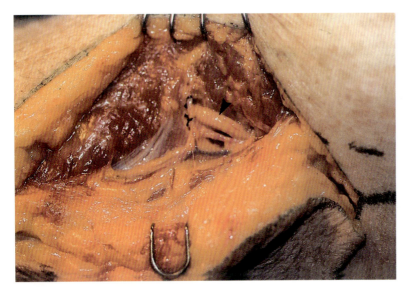

图 12-14 沿着肌间隔前方持续解剖至桡神经(箭头所示),后者很容易被识别,因为它直径大且走行于肱肌与肱桡肌的起点之间。桡侧副动脉前支与桡神经伴行。

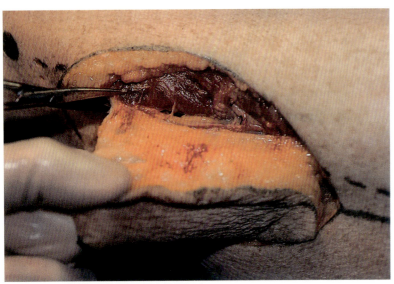

图 12-15 锐性分离筋膜及血管与肱骨的连接,并将组织瓣从远端向近端掀起。

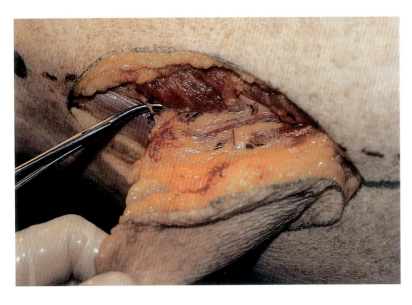

图 12-16 必须在软组织中找出并结扎与骨间返动脉吻合的桡侧后副动脉的延续部分。

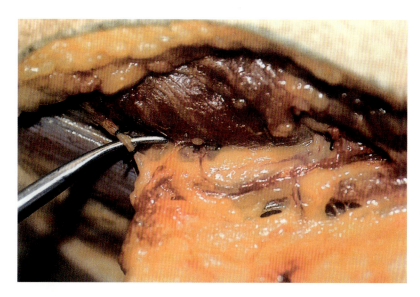

图 12-17　结扎桡侧后副动脉的远端部分之后，沿着肌间隔的纵深继续解剖。上臂后皮神经和前臂后皮神经与桡侧后副血管蒂紧密相连。

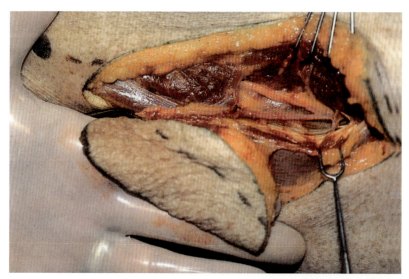

图 12-18　沿着桡神经探查神经血管蒂进入桡神经沟内。需极其小心以免损伤桡神经。

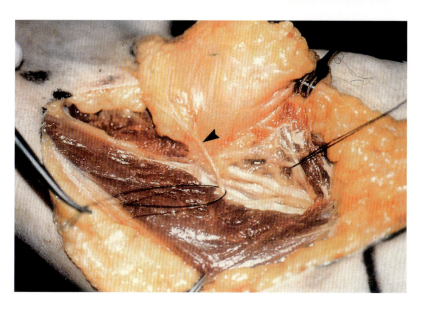

图 12-19　组织瓣后方解剖暴露上臂后皮神经（箭头所示），可以看到后者在组织瓣皮下组织内的分支。

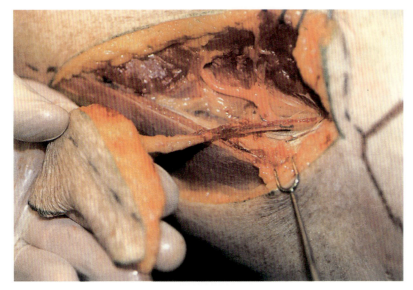

图 **12-20** 神经血管蒂经过桡神经沟处已轮廓化,钝性分离与牵引可改善其行程的显露。

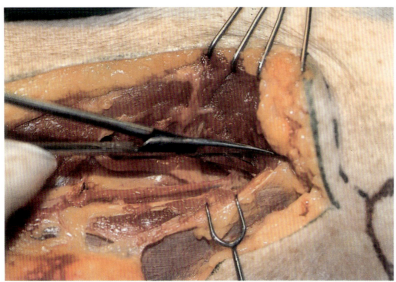

图 **12-21** 也可把附着于肱骨的三角肌游离数厘米,以增进桡神经沟的显露。在桡神经沟适当的位点将血管蒂结扎。做一个深达肱三头肌外侧头的隧道并分开长头与外侧头,可向近端进一步分离血管蒂。

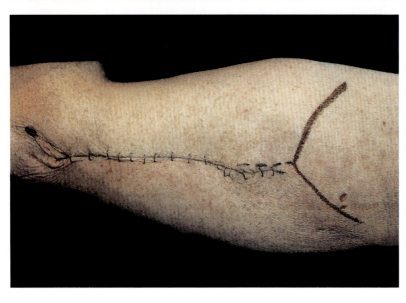

图 **12-22** 将肱肌的筋膜缝合至肱三头肌以关闭创口。常规将软组织分层缝合。术后应轻微加压包扎数日。

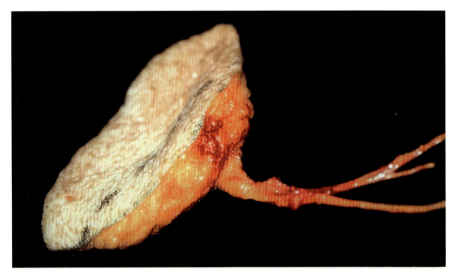

图 12-23　臂外侧瓣已经切取。向近端进一步分离以及向上臂更远端与前臂近端设计组织瓣，可获得更长的神经血管蒂。

参考文献

[1] Brandt K,Khouri R. The lateral arm/proximal forearm flap. *Plast Reconstr Surg*,1993,92:1137.

[2] Culbertson J,Mutumer K. The reverse lateral upper arm flap for elbow coverage. *Ann Plast Surg*,1987,18:62-68.

[3] Daniel R,Terzis J,Schwarz G. Neurovascular free flaps:a preliminary report. *Plast Reconstr Surg*,1975,56:13-20.

[4] Franklin J. The deltoid flap:anatomy and clinical applications. In:Buncke HJ,Furnas H,eds. Symposium on Frontiers in Reconstructive Microsurgery,vol. 24. St. Louis:Mosby Year Book,1984.

[5] Hollinshead WH. Anatomy for Surgeons. 3rd ed. vol. 3. Philadelphia:JB Lippincott,1982.

[6] Inoue T,Fujino T. An upper arm flap,pedicled on the cephalic vein with arterial anastomosis for headnd neck reconstruction. *Br J Plast Surg*,1986,39:451-453.

[7] Katsaros J,Schusterman M,Beppu M,Banis J,Acland R. The lateral upper arm flap:anatomy and clinical applications. *Ann Plast Surg*,1984,12:489-500.

[8] Katsaros J,Tan E,Zoltie N,Barton M,Venugopalsrinivasan,Venkataramakrishnan:Further experience with the lateral arm free flap. *Plast Reconstr Surg*,1991,87:902-910.

[9] Kuek L,Chuan T. The extended lateral arm flap:a new modification. *J Reconstr Microsurg*, 1991,7:167-173.

[10] Martin D,Mondie J,BeBiscop J,Selott H,Peri G. The osteocutaneous outer arm flap:a new concept in microsurgical mandibular reconstructions. *Rev Stomatol Chir Maxillofac*,1988,89:281-287.

[11] Matloub H,Larson D,Kuhn J,Yousif J,Sanger J. Lateral arm free flap in oral cavity reconstruction:a functional evaluation. *Head Neck*,1989,11:205-211.

[12] Moffett T,Madison S,Derr J,Acland R. An extended approach for the vascular pedicle of the lateral arm free flap. *Plast Reconstr Surg*,1992,89:259-267.

[13] Nakayama Y,Soeda S,Iino T. A radial forearm flap based on an extended dissection of the cephalic vein. The longest venous pedicle? *Br J Plast Surg*,1986,39:454-457.

[14] Rivet D,Buffet M,Martin D,Waterhouse N,Kleiman L,Delonca D,Baudet J. The lateral arm flap:an anatomic study. *J Reconstr Microsurg*,1987,3:121-132.

[15] Scheker L,Kleinert H,Hanel D. Lateral arm composite tissue transfer to ipsilateral hand defects. *J Hand Surg [Am]*,1987,12A:665-672.

[16] Shenaq S. Pretransfer expansion of a sensate lateral arm free flap. *Ann Plast Surg*,1987,19:558-562.

[17] Song R,Song Y,Yu Y,SongY. The upper arm free flap. *Clin Plast Surg*,1982,9:27-35.

[18] Sullivan M,Carroll W,Kuriloff D. Lateral arm free flap in head and neck reconstruction. *Arch Otolaryngol Head Neck Surg*,1992,118:1095-1101.

[19] Urken ML,Vickery C,Weinberg H,Biller HF. The neurofasciocutaneous radial forarm flap in head and neck reconstruction-a preliminary report. *Laryngoscope*,1990,100:161-173.

[20] Waterhouse N,Healy C. The versatility of the lateral arm flap. *Br J Plast Surg*,1990,43:398.

[21] Yousif NJ,Warren R,Matloub H,Sanger J. The lateral arm fascial free flap:its anatomy and use in recon- struction. *Plast Reconstr Surg*,1990,86:1138-1145.

第 13 章

股外侧瓣

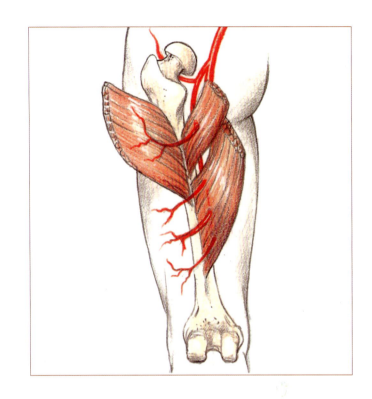

Mark L. Urken, M.D.

Michael J. Sullivan, M.D.

外科医生们很早就认识到大腿作为皮肤储藏库在远距离重建中的价值。早在1976年，Harii 等[4]就已报道了使用股薄肌肌皮瓣移植大腿内侧皮肤。1978 年，Hill 等[6]介绍了采用阔筋膜张肌肌皮瓣作为载体移植大腿外侧皮肤。

然而，为了追求更薄的皮瓣且在去除功能性肌肉后不出现并发症，Baek[1]研究了以直接皮穿支血管为蒂的大腿皮瓣的可能性。1983 年，他引进了两种新的皮瓣——内侧筋膜皮瓣和外侧筋膜皮瓣。这两种皮瓣均由肌间隔穿支血管供应，内侧筋膜皮瓣由来自股浅动脉的一条"无名"动脉营养，外侧筋膜皮瓣则由股深动脉系统的一条穿动脉供应。虽然 Baek 只报道了 2 例使用上述皮瓣的临床病例，他却指出了这些供区巨大的潜在价值。此外，他还注意到使用股内侧皮神经和股外侧皮神经有恢复感觉神经的能力。虽然对这两种皮瓣的关注有限，但 Hayden[5]还是推广了大腿外侧皮瓣并演示了其在头颈部重建中的效用。在一些身体状况有利于采用该技术的个体中，这片供区可提供带有长血管蒂的大面积可用组织。此外，该供区距离头颈部的距离允许在头颈部病灶切除的同期切取该皮瓣。这一区域的皮肤缺损很少会造成功能障碍。

◆ 组织瓣的设计与应用

大腿外侧皮瓣的主要皮肤动脉是股深动脉的第三穿动脉，后者走行于股外侧肌和股二头肌间的外侧肌间隔。该穿动脉从肌间隔穿出后呈分支状越过髂胫束为大腿外侧大面积的皮肤供血。Baek[1]所做的墨汁注射研究显示第三穿动脉供应一块以外侧肌间隔为长轴的椭圆形区域的皮肤。研究发现,该穿支动脉大约在位于从大转子到股骨外上髁所做的一条直线的中点处的肌间隔内穿出(图 13-1)。由于沿这条纵轴的皮肤血供存在解剖变异,所以,建议设计一个比实际需要更长的皮瓣以包含解剖中可能遇到的一些变异。Cormack 和 Lamberty[2]报道称,在他们的解剖中,肌间隔穿支的分支主要位于髂胫束的前方,因此,建议所设计的皮岛表面区域的 2/3~3/4 要位于肌间隔的前方。

虽然 Hayden[5]报道成功移植了 25cm×14cm 大小的大腿外侧皮瓣,但这一供区的最大尺寸还没有确定。应当争取一期关闭供区,然而,也可放置裂层皮片用于缝合。

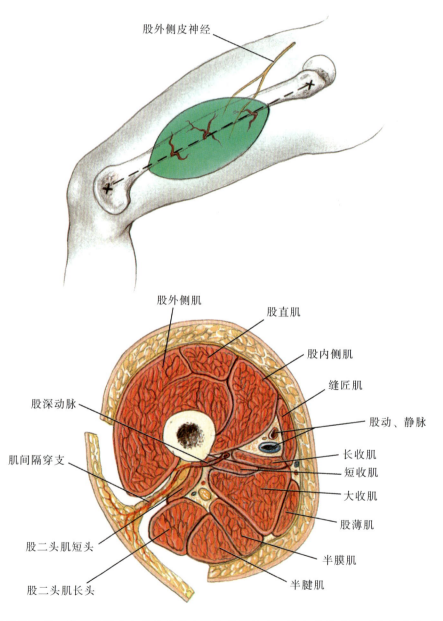

图 13-1　外侧肌间隔以一条连接股骨大转子和外上髁的直线标出。这条直线为髂胫束的后缘,是设计大腿外侧皮瓣皮岛的中心轴。股外侧皮神经支配该区域皮肤的感觉。供应这块皮瓣的肌间隔穿支通常是股深动脉的第三穿动脉,从大收肌附着处穿出到达股骨粗线。它位于股外侧肌的后面,股二头肌长头、短头的前面。

大腿外侧皮瓣的移植通常不用阔筋膜张肌。然而,Inoue 等[7]采用带有条状血管化阔筋膜张肌的股外侧皮瓣重建了跟腱。头部和颈部对筋膜的需求并不普遍,但在面瘫后外联合的静态悬吊、瘫痪下唇的支撑或重建时筋膜可能有效。

大腿外侧的术前评估非常重要,以确定每个患者此区域的皮肤是否适合转移。髂胫束是阔筋膜张肌的坚固外层,它起于大转子并向下延伸越过膝关节的外侧。从牢固的髂胫束到股二头肌(位于后部)的过渡标志着外侧肌间隔的位置。通常情况下,大腿外侧的皮下组织头端较厚,女性较男性厚。对这个区域皮肤毛发状况的评估也很重要,需确定该因素对于重建的美学效果或功能状况是否有不利影响。

血管蒂位于皮岛的中部使得该皮瓣的轮廓塑形具有相当的自由度。供区的位置距头颈部有足够的距离,适合两组手术同时进行。皮瓣的尺寸应该超过缺损的预期大小。如上所述,皮瓣移植到头颈部后的二次外形修整是非常容易的。它薄而柔韧的自然特性使其非常适合咽和咽食管的大面积重建。Hayden[5]描述了使用该皮瓣重建喉咽切除术后的食管。在大多数情况下,该皮瓣很容易做成皮管用做环形衬里。该皮瓣可获取的组织长度可以重建从胸廓入口到鼻咽部的上消化道。与 Harii 等[3]描述的管状前臂桡动脉瓣相比,该供区用于咽食管缺损修复的主要优点是此供区关闭后有相对较好的美学外形。大腿外侧皮肤大面积移植通常只遗留一条线状瘢痕,而前臂桡动脉瓣需要皮片移植。

Baek[1]报道使用大腿外侧皮瓣修复脸颊部皮肤缺损。毫无疑问该皮瓣可以应用于任何的头颈部外部缺损,特别是大的头皮缺损。通过股外侧皮神经实现皮肤的感觉再支配的潜在可能,这在喉完整的情况下为改善咽部重建后的功能恢复提供了机会。

◆ 神经血管解剖

通过大量的尸体解剖,Baek[1]确定第三穿动脉是大腿外侧的主要供血动脉;然而,他也报道在少数人第二或第四穿动脉可能是主要供血动脉。Cormack 和 Lamberty[2]也证实有一支大的穿支动脉从肌间隔较靠上的部位穿出,该点位于臀大肌下缘 3cm 以内。这个上方的血管是股深动脉第一穿支的分支,在所解剖的 50 例尸体中,Cormack 和 Lamberty 发现在 60%的病例中它是优势肌间隔穿支。

股深动脉是股动脉的最大分支(图 13-2)。它从股三角内股动脉的后外侧发出,大约在腹股沟韧带下 5cm。股深动脉的走行迂回、曲折,最后在较深较后的平面接近股骨。在其从头至尾的行进过程中,此动脉始终位于耻骨肌、短收肌及大收肌的表面,长收肌的深面。耻骨肌、短收肌及大收肌形成了一块从骨盆延伸到股骨粗线的宽阔的肌肉薄板。股深动脉发出许多肌支至内侧肌间隔的内收肌群。

通常情况下,股深动脉有 4 条穿支通过短收肌和大收肌在股骨粗线上附着部位的小开口进入后外侧肌间隔。充分认识这 4 条分支是安全获取大腿外侧皮瓣的关键。虽然对股深动脉系统的经典描述包括 4 条穿动脉,其中第四穿动脉是终末分支,然而,也可能会存在 2~6 条穿动脉。每一条穿动脉发出 3 种类型的分支:到达腘绳肌腱的肌支,从头端向尾端走行与其他穿动脉分支相吻合的分支,以及筋膜皮瓣分支。

第一穿动脉发出一条大的肌支,它提供内收肌群的主要血供。除了发出营养支到达短收肌、长收肌及大收肌外,它的终末分支是股薄肌的主要血管蒂。该内收肌分支可直接从股深动脉发出,并且常常发出一条皮支到达大腿上部的内侧。在营养分支到达

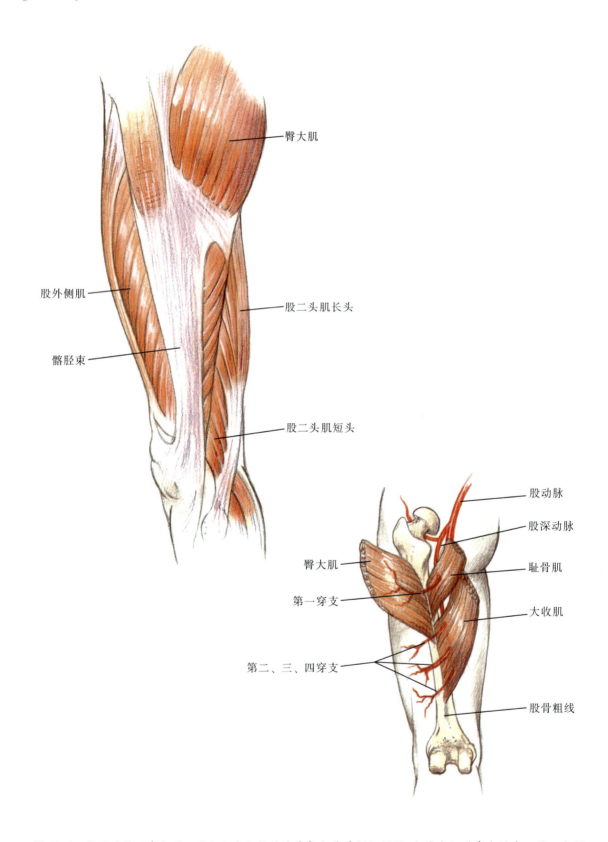

臀大肌

股外侧肌

股二头肌长头

髂胫束

股二头肌短头

股动脉

股深动脉

臀大肌

耻骨肌

第一穿支

大收肌

第二、三、四穿支

股骨粗线

图 13-2 坚固的髂胫束与股二头肌肌肉之间的过渡部分是外侧肌间隔,它是皮肌膜穿支的出口处。大腿后面观显示穿动脉穿过大收肌股骨粗线附着处的裂隙。图示第一穿动脉的一些肌支及第二、三、四穿动脉的大致路径。

臀大肌和大转子后，它以一条皮动脉终止。

　　在 50 例尸体解剖中，Cormack 和 Lamberty[2]发现 60%的病例第一穿动脉的一条皮支为大腿后外侧皮肤的主要供血血管。Maruyama 等[8]成功地利用以第一穿动脉为血管蒂的筋膜皮瓣修复坐骨和转子处的褥疮。

　　第二穿动脉发出主要肌支到达半膜肌、股二头肌的长头和短头及股外侧肌。它也可能发出一条大的皮支，但最重要的是，它是供应股骨的滋养动脉。

　　第三穿动脉是最常见的供应大腿外侧皮瓣的主要营养动脉，它也发出肌支到达股二头肌和股外侧肌。第三穿动脉在其通过外侧肌间隔的行程中越过或者穿过股二头肌的短头。术者必须要在股二头肌的薄短头内仔细寻找血管搏动以确认该皮瓣的主要供血血管。股二头肌的短头是膝关节的一块屈肌。这块肌肉的一小部分常常在获取大腿外侧皮瓣的过程中被"牺牲"掉。第四穿动脉，通常为股深动脉的终末支，在外侧肌间隔有类似的走行，可能偶尔会成为大腿外侧皮肤的主要供血血管。在获取以第三穿动脉为蒂的大腿外侧皮瓣的过程中该分支常被切断。重要的是要认识到这四支穿动脉彼此之间是通过从头至尾走行的连接分支丛相互吻合的。

　　大腿外侧皮瓣的静脉回流通过与穿动脉伴行的成对的静脉实现，这些伴行静脉常于穿动脉进入股深动脉之前汇入相应的股深静脉。母静脉的直径通常为 4~5mm。股深静脉的直径通常为 3~5mm，但是当它向肌间隔的外侧走行时显著变细，在肌间隔外侧进行解剖时最先发现的是股深静脉，此时它的直径只有 1~1.5mm。

　　股外侧皮神经是大腿前面及外侧面的主要感觉神经。该神经最常见于前 3 支腰神经的一根独立分支，但也可来自股神经。股外侧皮神经走行于腹膜外，位于髂肌和髂腰肌的表面，在腹股沟韧带的下方髂前上棘的前方离开骨盆，从旋髂深动脉和旋髂深静脉的表面或者深面横越。该神经与缝匠肌之间的位置关系多变，可在其前面或者后面通过，也可穿过这块肌肉。此外，股外侧皮神经可能穿过阔筋膜张肌后在大腿的前外侧发出许多小分支。Baek[1]确认了获取大腿外侧带感觉的皮瓣的可能性。在对大腿外侧皮瓣前方进行解剖的过程中常常很难分辨股外侧皮神经更小的第三、第四级分支。相比之下，在更近端辨认出股外侧皮神经，同时获取宽阔的袖套样皮下组织以保护向皮瓣前缘走行的股外侧皮神经的纤细分支则要容易得多。

◆ 解剖变异

　　最重要的解剖变异发生于外侧肌间隔，且与股深动脉系统 4 条穿动脉中哪一支为主要供血动脉有关。当第四穿动脉为皮肤的主要血供来源时，皮岛中心位置通常设计于大腿外侧的更远端，但是，血管蒂的解剖通常不受影响。主要问题出现于当第二穿动脉为大腿外侧皮瓣的主要供血动脉时，向第二穿动脉近端的解剖必须在大的肌支起始处终止以确保肌肉和股骨的血液供应。Hayden[5]注意到第三穿动脉不是皮肤的主要供血动脉的发生率为 15%。他还建议即使第三穿动脉是主要的供血血管，也要将粗大的第四穿动脉纳入血管蒂以增加皮肤的血供。

　　大腿外侧皮肤的血管供应比较恒定，迄今为止只有一篇关于该处血供出现显著解剖变异的报道。Baek[1]在一具尸体中发现大腿外侧皮肤的主要血液供应来自股浅动脉的一条分支。在这具尸体中，股深动脉退化，没有发出第三或第四皮支。

◆ 潜在的缺陷

在一些情况下,第四或第二穿动脉为皮瓣的主要血供来源,皮瓣的设计必须将这些可能性考虑在内。如前所述,当第二穿动脉为主要动脉时,血管蒂的解剖只能到第二穿动脉的肌支起始处。在这一供区笔者遇到的主要问题是股深动脉及其分支的动脉粥样硬化。术前的血管造影不是常规检查,然而,如果患者有下肢缺血症状的病史或明显的动脉粥样硬化疾病的体征就应该选择另一供区。

最后,在将内收肌群从股骨粗线分离以显露股深动脉和股深静脉时,术者应意识到已接近坐骨神经,以及坐骨神经的易损性。应尽量避免粗暴地牵拉及使用电刀以防止损伤这一重要结构。

◆ 术后护理

广泛皮下分离关闭供区缺损,通常需要负压引流。必要时可在大腿外侧植皮,但必须通过严格限制皮瓣的尺寸以尽量避免这种情况。应鼓励患者术后早期离床活动。

组织瓣采集技术

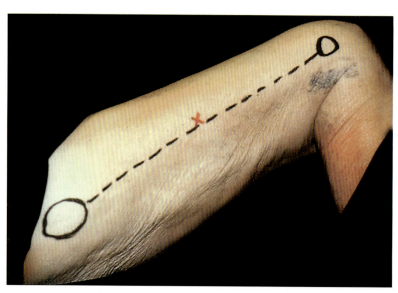

图 13-3　大腿外侧皮瓣的体表解剖及肌间隔的主要解剖标志。它们是上方的股骨大转子和下方的股骨外上髁,连接两点的虚线表示肌间隔。股深动脉的第三穿动脉在这两个骨性标志的中间穿过肌间隔。

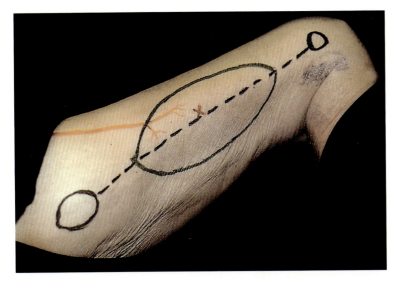

图 **13-4** 一个梭形皮岛的轮廓。股外侧皮神经的大致走行被描成红色，它越过缝匠肌的上1/3。在髂前上棘附近做对口切开以便在其分叉前辨别股外侧皮神经。这将体现在随后进行的解剖中。

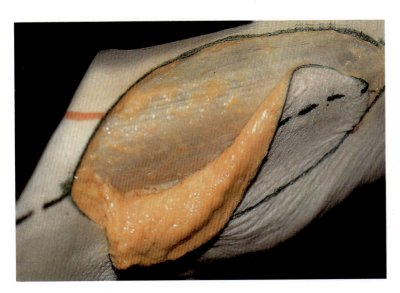

图 **13-5** 在皮瓣的四周做一环形切口后在皮下组织与髂胫束之间的平面进行解剖。皮瓣的薄度与柔韧性显而易见。

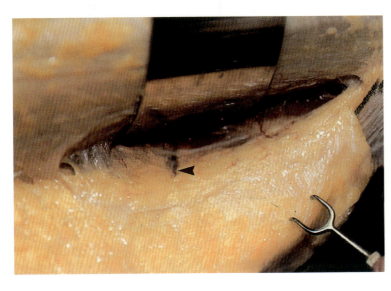

图 **13-6** 只要解剖平面保持在筋膜浅面，就可以辨认在皮下组织中走行的血管蒂的末端分支（箭头所示）。

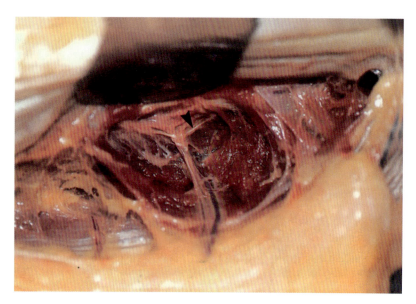

图 13-7 追踪第三穿动脉穿过股二头肌短头。大收肌在股骨粗线的附着处已经分离。如此,股深动脉和静脉(箭头所示)已经暴露出来。

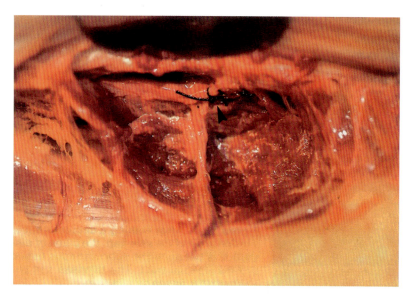

图 13-8 股深动脉蒂的延长部发出的第四穿动脉必须结扎(箭头所示),除非第四穿动脉是皮瓣重要的供血血管。

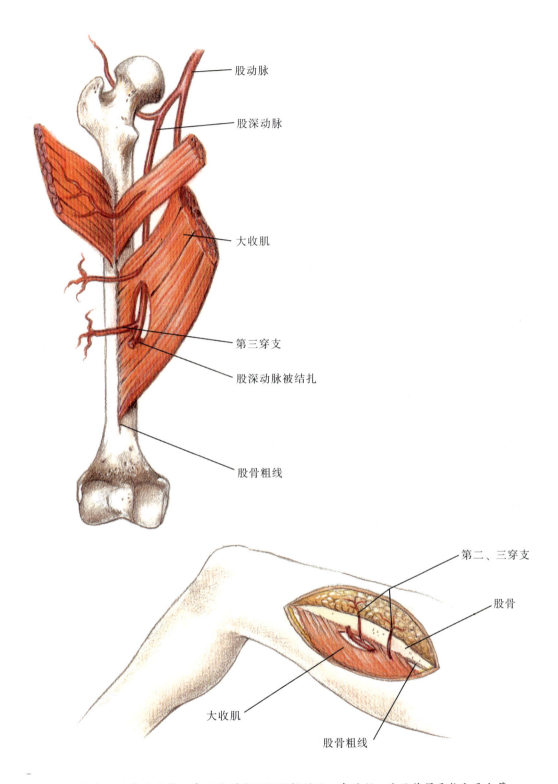

股动脉

股深动脉

大收肌

第三穿支

股深动脉被结扎

股骨粗线

第二、三穿支

股骨

大收肌

股骨粗线

图 13-9　大收肌的裂隙为第三穿动脉到达肌间隔提供了一条路径。为了获得更长和更大管径的血管,追踪该穿动脉至股深动脉系统。股深动脉和静脉的远端部分必须结扎以便沿血管蒂向近端解剖。

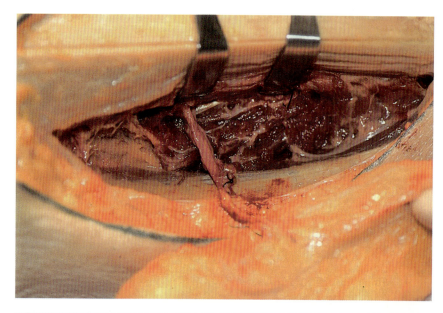

图 **13-10** 随着进一步游离股深动脉系统,血管蒂的直径和长度均已可见。随着血管蒂完全暴露在视野下, 可继续进行后续的皮肤切开及分离。

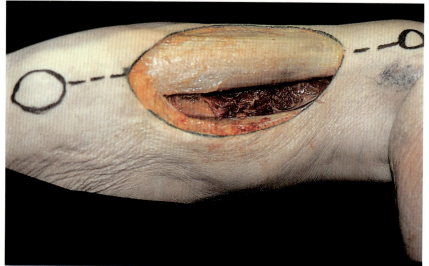

图 **13-11** 股二头肌与髂胫束对位缝合,皮下广泛分离后闭合皮肤,如此可闭合大腿的缺损。

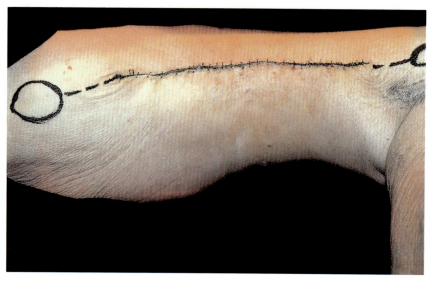

图 **13-12** 伤口通常可以线性闭合,放置负压引流。大腿外侧的闭合也许需要植皮。

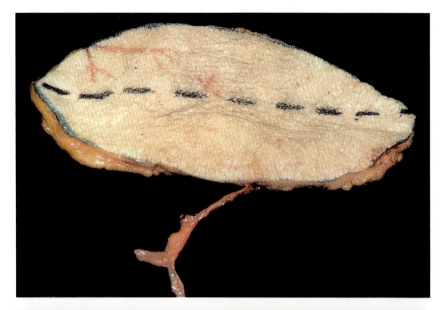

图 **13-13** 大腿外侧皮瓣是一个带有长血管蒂的薄而柔韧的组织。如果需要，可切取更大尺寸的皮瓣。

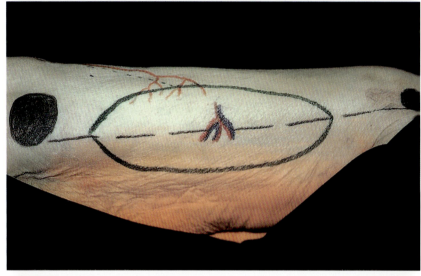

图 **13-14** 如果需要切取股外侧皮神经以提供皮瓣的感觉支配，前部切口只能切透真皮。

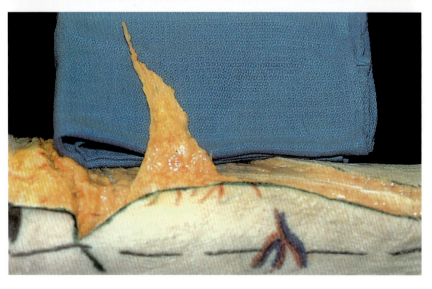

图 **13-15** 在髂前上棘区域，缝匠肌的浅面或深面可以找到股外侧皮神经。在神经主干与皮瓣前缘之间切取宽阔的袖套样皮下组织。神经末梢的树枝状分布决定这种手术方法比分离末端分支更易成功。

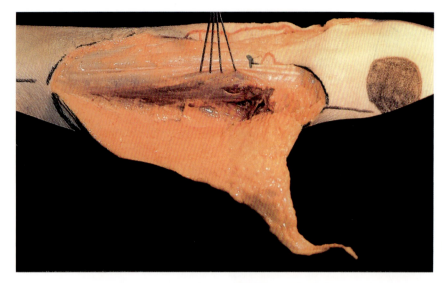

图 13-16 以类似的方法沿着髂胫束平面解剖获取血管蒂。

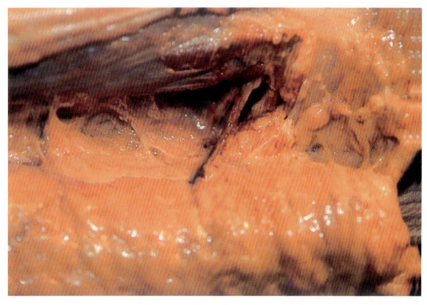

图 13-17 沿着股深动脉系统分离可以获得更长的血管蒂。

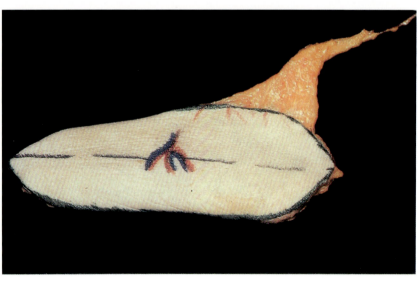

图 13-18 具有感觉支配的皮瓣有一个长的神经蒂,该神经蒂可到达头颈部几乎所有的受体神经。

参考文献

[1] Baek SM. Two new cutaneous flaps: the medial and lateral thigh flaps. *Plast Reconstr Surg*, 1983, 71: 354.

[2] Cormack G, Lamberty B. The blood supply of thigh skin. *Plast Reconstr Surg*, 1985, 75: 342.

[3] Harii K, Ebihara S, Ono I, Saito H, Terui S. Takato T. Pharyngoesophageal reconstruction using a fabricated tbrearm free flap. *Plast Reconstr Surg*, 1985, 75: 463–476.

[4] Harii K, Ohmori K, Sekiguchi J. The free musculocutaneous flap. *Plast Reconstr Surg*, 1976, 57: 294.

[5] Hayden RE. Lateral cutaneous thigh flap. In: Baker S, ed. Microsurgical Reconstruction of the Head and Neck. New York: Churchill Livingstone, 1989: 211.

[6] Hill HL, Nahai F, Vasconey LO. The TFL myocutaneous free flap. *Plast Reconstr Surg*, 1978, 61: 517.

[7] Inoue T, Tanaka I, Imai K, Hatoko M. Reconstruction of Achilles tendon using vascularized fascia with free lateral thigh flap, *Br J Plast Surg*, 1990, 43: 728.

[8] Maruyama Y, Ohnishi K, Takeuchi S. The lateral thigh fascio-cutaneous flap in the repair of ischial and trochanteric defects. *Br J Plast Surg*, 1984, 37: 103.

第14章

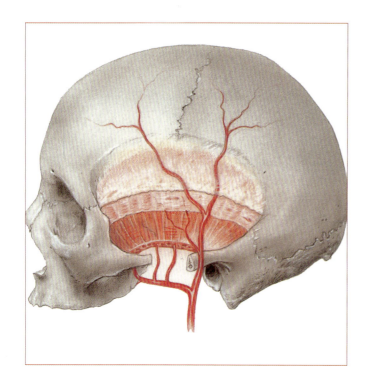

颞顶筋膜

Mark L. Cheney，M.D.

近一个世纪前，Monks[41]和 Brown[11]分别报道了采用以颞浅血管为蒂的颞顶筋膜瓣重建眼睑和耳廓的病例。近来，颞顶筋膜瓣得到广泛应用，既可作为带蒂瓣用于眶周[25,40]及耳廓的重建，又可作为游离瓣应用于多种缺损的处理[20,28,52,55]。在过去的20年中，文献报道颞顶筋膜瓣系修复多种肢体缺损的重要手段[30,33,59]。使用过程中不断积累的经验表明，该筋膜瓣具有的多重特性使其特别适用于头颈部的重建[18,50]。颞顶筋膜瓣超薄、血供丰富，并具有高度的灵活性，这就允许它可以折叠包裹移植物及送入体腔或术腔并能保持它的耐久性。该瓣具有很强的抗感染能力，适于转移至被感染或辐射过的受植床。在头颈部重建中，该筋膜瓣最常以带蒂瓣的形式转移，但当旋转弧度不够时，也可以作为游离瓣使用。颞顶筋膜瓣另一特点是供区隐蔽于发际，美容效果好[18,45]。

◆ 组织瓣的设计与应用

颞顶筋膜瓣以颞浅动静脉为蒂，既可单独移植，又可联合皮肤[9-10,15,18-19,31,45-46,49,51]和颅骨移植（图14-1）[38-39]。颞顶筋膜瓣最显著的特点是血供丰富、柔韧性好，这使其成为头颈部重建中充填死腔和覆盖移植软骨的重要工具[8-10,18,36]。皮肤移植物要比体积庞大的组织瓣更适用于修复面部、手及下肢等部位的缺损，但是当缺乏合适的受植床时，许多学者推荐应用该组织瓣进行修复[10,18,45,51]。

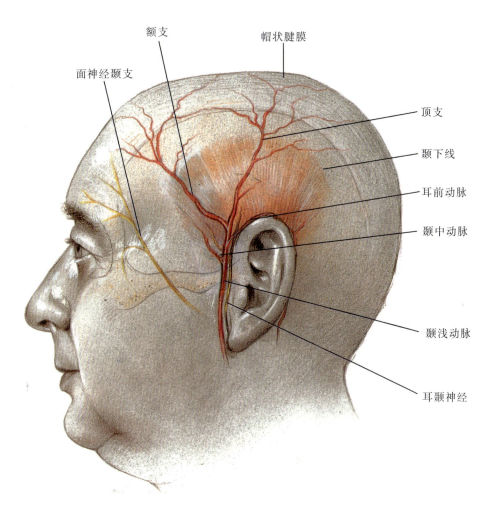

图 14-1　颞顶筋膜瓣由颞浅动静脉供血，颞浅血管在耳轮的上界分为额支和顶支。在越过颧弓之前，颞浅血管常发出颞中动静脉，营养颞肌筋膜。此外，还有皮支分布至耳轮根部，因此，可从该区域移植复合组织瓣。面神经颞支越过颧骨，向前分离该筋膜瓣时可能发生损伤。

在不过分分离头皮的情况下，可获取的颞顶筋膜瓣大小为 17cm×14cm，其厚度约 2~4mm。多数情况下，需在筋膜瓣移植后再在其表面移植裂层皮片。然而，笔者在口腔中使用该筋膜瓣时未进行皮片移植，事实证明该筋膜瓣可以提供良好的防水封闭及再黏膜化的覆面。

在头颈部重建中以颞顶筋膜瓣转移筋膜组织有多种目的[5,12,18,37,45]。Brent 及其他学者[8-10]详细概括了联合颞顶筋膜瓣与自体肋软骨[7]及硅胶支架[44]在耳廓重建中的应用。颞顶筋膜瓣的柔韧性使其能非常可靠地包裹卷曲的耳廓支架，耳廓重建手术能否成功，很大程度上取决于软组织衬里的质量，因为它是确保经塑形的软骨支架外形细节能清晰可见的关键。亦有学者推荐颞顶筋膜瓣应用于急性耳廓外伤，其可提供耳廓软骨的及时覆盖[21,35,58]。

Acland 等[2]证实颞中动脉为颞肌筋膜的主要供血动脉（图 14-2），这种供血方式为同时转移两叶独立的血管化筋膜瓣提供了可能。East 等[25]将该修复技术用于一位外

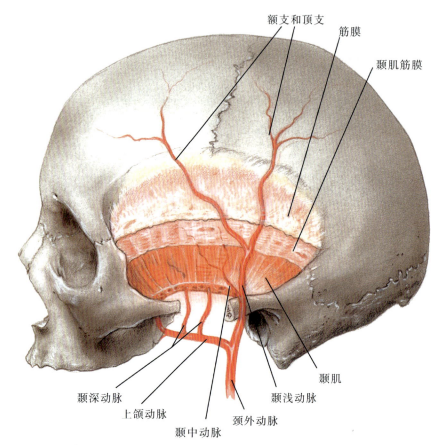

额支和顶支　　筋膜

颞肌筋膜

颞深动脉

上颌动脉

颞中动脉

颈外动脉

颞肌

颞浅动脉

图 14-2 颞窝的肌肉和筋膜层。其最深层为颞肌，由来自颌内动脉的颞深前及颞深后动脉供血。颞肌筋膜由颞中动脉供血，该动脉在颧弓下发自颞浅动脉。颞浅动静脉的终末支供应颞顶筋膜。

伤后气管软化的患者。他将鼻中隔软骨置于两筋膜瓣之间成"三明治"状来修复气管前壁。

颞顶筋膜瓣还可用于麻烦的颞骨和眼眶的重建[24,56]。当这些腔窝的骨壁受到辐射影响时，颞顶筋膜瓣丰富的血供及柔韧性等特点有利于为其提供可靠的覆盖。该筋膜瓣还非常适用于面中部及眶区外形缺损的修复[39]。

颞顶筋膜瓣除了作为筋膜组织移植的经典用途外，还可以移植其表面覆盖的头皮及头发用于头皮和唇部的重建[32,36,42-43]。移植一段静脉延长血管蒂，并通过"V-Y"技术移动该瓣后，可将其用于头皮全层缺损的关闭[30]。

此外，还有一系列关于以颞浅动静脉为蒂转移耳轮根部的皮肤软骨复合组织瓣的报道，这进一步证实了该瓣的广泛用途。该复合组织瓣可用于修复重建面积颇大的鼻翼缺损[46-47,54]。通过内外均由皮肤覆盖的软骨来复制鼻翼的自然轮廓是鼻部重建中极具挑战性的问题之一，而耳轮根部的形态与鼻翼极其相配，胜过身体其他任何组织，是这一特殊部位缺损的独特供区。

颅骨也可以与该瓣一起转移，移植的血管化骨瓣为颞上线以上的颅顶骨外板，颞上线系颞顶筋膜与帽状腱膜相连处。McCarthy 和 Zido 等[39]描述了颞顶筋膜和颅骨外板一起移植的技术，并记录了颞浅动脉对该骨瓣的血供情况[16,23,48]。Antonyshyn 等[3]的研究提示血管化颅骨移植在早期成活与新骨生成方面要优于传统的颅骨片移植。血管化颅骨移植在颅面部缺损修复中的可靠性和长期结果已被大型系列临床研究所证实[6,47]。当颅骨与筋膜瓣一起移植时，注意保护颅骨表面的筋膜及骨膜组织。颅骨外板是以裂层颅骨瓣的形式切取的[17]，用丝线把颞顶筋膜缝合于颅骨上，以避免颅骨膜上细小穿支血管的撕裂[50]。文献记录颅骨瓣与颞顶筋膜一起移植的生存率高于传统非血管化颅骨瓣[13-14,23]。该技术的另一个优点是可以在获取软组织的同一个供区获取骨瓣，因此，患者可免受另一供区取骨所带来的创伤。

　　颞顶筋膜瓣的血供可达颅骨的中线，当颞顶筋膜瓣用于口内重建时[29]，可以将该瓣延伸至中线。在大多数患者中，带蒂颞顶筋膜瓣（带或不带颅骨）可以转移至颊区、眶区及下颌区。基于笔者的经验，颞顶筋膜瓣蒂的长度常常不足以使该瓣转移至口腔。几种方法可用于增加旋转弧度，包括将颧弓暂时切除和将蒂部向近心端解剖至耳屏下。然而，值得注意的是将蒂解剖至耳屏下有损伤面神经的风险，需要在腮腺内确认面神经主干。可通过颊沟做一切口将颞顶筋膜瓣转移至口腔。

　　由于该瓣具有适中的厚度且转移方便，常可用于填充面部的软组织缺损，笔者广泛使用该技术修复面中部和腮腺床的外形缺损。

◆ 神经血管解剖

　　文献回顾发现用于描述颞区解剖层次的术语比较混淆（图 14-3）[1,34,57]。颞顶区头皮分为清晰的 5 层。颞顶筋膜位于颞上线以下区域的两层组织平面的中间，其浅层为皮肤及皮下组织，并与其紧密连接。颞顶筋膜不应与颞肌筋膜相混淆，颞肌筋膜包裹颞肌。颞顶筋膜是浅表肌腱膜系统向上延伸的部分，两者均附着于颧弓。颞肌筋膜通过颧弓的深面附着于下颌骨的冠突[40]。在颞上线以上，颞顶筋膜移行为帽状腱膜。在颞上线以下，颞顶筋膜的深面为疏松结缔组织和颞肌筋膜。疏松结缔组织将颞顶筋膜与颞肌筋膜分开，使得头皮具有固有的可移动性。头皮移动时，颞顶筋膜与头皮一起移动，而颞肌筋膜和颅骨骨膜保持不动。在颞线以上，颞肌筋膜与颅骨骨膜融合在一起，作为颅骨膜向头顶延伸（图 14-3）。

　　颞浅动静脉属于中等大小的血管，最易于从耳轮根部上约 3cm 处分离，此处颞浅动静脉分为顶支和额支（图 14-1）。这些分支在前额与眶上及滑车上血管自由吻合[4]。颞顶筋膜瓣通常由顶支供血，它的基底以上耳轮的中 1/3 为中心。通常在其与顶支分开处远端 3~4cm 处结扎额支，在此处更远端解剖有损伤面神经额支的危险。

　　颞浅动脉起始处的平均直径约 1.89mm，位于腮腺深面或腮腺内[52]。其行程的第一部分长约 15mm，于下颌升支后面上行，于耳屏前 4~5mm 穿出浅筋膜[26]；它的第二部分，或其浅部，越过颧骨颧突的后部，位于耳颞神经及颞浅静脉的前方，在该处易扪及其搏动。第二部分也可位于耳前肌深面，行程亦可扭曲，此点非常重要，因为如果将扭曲部分松解可以增加岛状组织瓣的蒂长约 1.5cm。供应颞肌筋膜的颞浅动脉颞中分支在该区分出，在颧弓上约 2~4cm（范围 0~5cm），颞浅动脉分为两条终末支：额支和顶支。通常另有一条延迟的分支与发育良好的颧-眶支相伴从颞浅动脉主干发出，其发生率达 80%[48]。额支一般比顶支稍粗，两者直径分别为 1.2mm 和 1.1mm[20]。额支迂曲向前

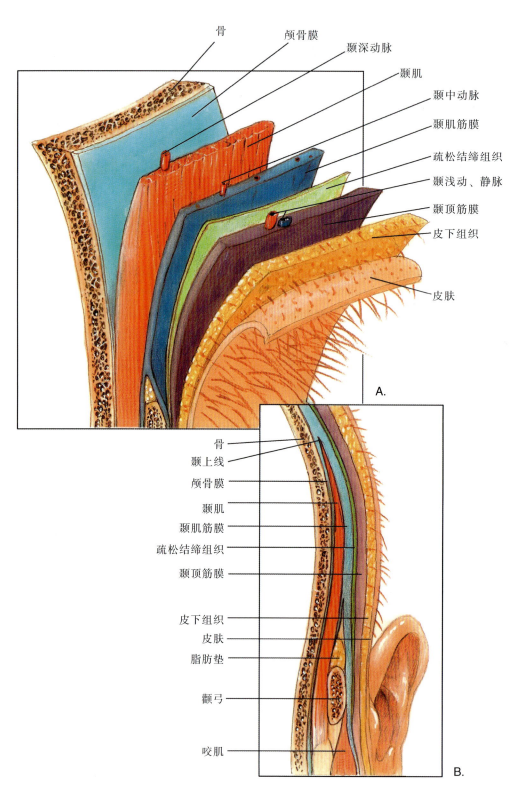

骨
颅骨膜
颞深动脉
颞肌
颞中动脉
颞肌筋膜
疏松结缔组织
颞浅动、静脉
颞顶筋膜
皮下组织
皮肤

A.

骨
颞上线
颅骨膜
颞肌
颞肌筋膜
疏松结缔组织
颞顶筋膜
皮下组织
皮肤
脂肪垫
颧弓
咬肌

B.

图 14-3　图示颞窝从颅骨至皮肤的头皮各层。颞肌筋膜在颧弓上 2cm 分为两层。两层之间由脂肪分隔，从而提供一个天然的解剖平面。颞肌筋膜在颧弓下延续为咬肌筋膜。颞肌筋膜与颞顶筋膜被疏松结缔组织分隔，在颞上线以上区域帽状腱膜和颅骨膜也被疏松结缔组织分隔。

上走行,供应头皮各层,并与对侧的同名血管以及同侧的眶上动脉和滑车上动脉吻合。

顶支垂直向头顶走行。大约 7.5% 的患者可能有两条几乎互相平行的顶支,其走行于以耳道为中心的 2cm 带状范围内并向上延伸至头顶。在这个带状区域里,顶支由前缘斜向后缘走行。颞浅静脉可以是单支也可成双,在大多数情况下,颞浅静脉位于动脉浅层并与之伴行, 然而,20%~30% 人群的颞浅静脉在耳轮根部水平以上与动脉分离,最远者可达动脉蒂后方 3cm[50,55]。顶支可与来自于对侧的颞浅动脉顶支及同侧耳后动脉及枕动脉吻合。

颞中动脉在颧弓水平由颞浅动脉的近端发出,营养颞肌筋膜。基于上述颞浅动脉的分支特点,人们可以依靠单血管蒂获取双层筋膜瓣(图 14-12)[21]。

颞浅动脉发出几个分支至面部皮肤。面横动脉发自腮腺深面,向前越过咬肌。35%的面横动脉直接发自于颈外动脉。面横动脉在颧弓与腮腺导管之间与面神经分支伴行,并经常与腮腺导管交叉,营养腮腺、腮腺导管、咬肌及皮肤。在外眦外侧 2cm 做一垂直线与通过鼻翼基底部的水平线相交,在该相交点处有一固定的较大皮支。面横动脉向上与泪动脉及眶下动脉吻合,向前与面动脉及咬肌前动脉吻合,深面与颊动脉吻合。面横动脉主要营养肌肉,但同时也是咬肌及腮腺被覆皮肤的主要营养血管,而且还为眶下和鼻唇部的皮肤提供一定的血供[20]。

颞浅动脉还分出 3 组耳廓支:①下组分支供应耳屏和耳垂;②上组的 2~3 支经常形成一个总干,供应耳轮的上部、耳轮脚及三角窝[45];③颞浅动脉或其顶支发出一个小分支在耳后下行一小段距离,供应耳廓颅骨面附着的最上部位,并与耳后动脉吻合[20]。

颧-眶动脉可自颞浅动脉、颞中动脉或额支分出,于颞肌筋膜两层间沿颧弓上缘走行至眶外侧。该动脉分支供应眼轮匝肌,与泪动脉及眼动脉睑支相吻合,与眶上、眶下血管一起形成眶周血管环[20]。

在颞顶筋膜供区还有一些运动和感觉神经穿过。耳颞神经——源自三叉神经的感觉支——位于颞浅动脉后方的颞顶筋膜内,支配局部头皮。面神经的额支在眶外侧缘外侧 1.5cm 斜行越过颧弓,该神经位于颞顶筋膜内,代表着向前掀起颞顶筋膜瓣的界线。

◆ 解剖变异

颞浅动脉是颈外动脉较小的终末分支, 一般总是在耳轮根部上约 3cm 处分为两个独立的分支[30]。已经有 5 种不同的分支模式被报道[27]。对所有病例的后顶支走行均可用多普勒超声成像加以追踪以确保颞顶筋膜瓣设计区域具有良好的血供。

◆ 潜在的缺陷

尽管颞顶筋膜瓣系头颈部重建中非常可靠的技术 , 但在此依然需要提及一些供区问题[18]。向前端解剖筋膜瓣受到瓣内走行的面神经额支的限制。在分离筋膜瓣时应仔细确认面神经额支,谨防损伤。

颞顶筋膜瓣最常见的并发症是继发性脱发,可见于切口周围 2cm 的区域。如前所述,如果该区域以往接受过放疗或手术,筋膜瓣掀起后更易发生头皮缺血性损伤。另外,如果手术解剖层次不清可导致毛囊的直接损伤以致发生大面积的继发性脱发。实际上所有皮瓣移植都必须将营养动脉和静脉包含在内,医生必须注意颞浅静脉可能与动脉分离。因此,在切取筋膜瓣时必须确认两根血管均已包含在内。

◆ 术前评估

许多因素都可以影响颞顶筋膜瓣的成活并限制它在选择性的头颈部缺损修复中的应用。术前放疗、颈部手术及颈外动脉血栓形成均可影响血管蒂,它们被认为是应用该组织瓣的相对禁忌证。颞顶筋膜的显露要求在毛囊下平面掀起头皮,这可能损伤毛囊,因而脱发是一种潜在风险。如果患者有该区域既往手术史或放疗史,这种风险明显增大。判断该筋膜瓣安全性最重要的术前检查是多普勒超声,该检查应该在手术方案最终确定前于门诊完成。

◆ 术后伤口护理

颞顶筋膜瓣移植后,应用双极电凝仔细止血,特别要注意避免毛囊的热损伤。术区常规放置负压引流管,如果使用转位瓣,负压引流管应放置于高位以避免不慎接触血管蒂。切口分层缝合,术区加压包扎24h,负压引流保持24~48h。

组织瓣采集技术

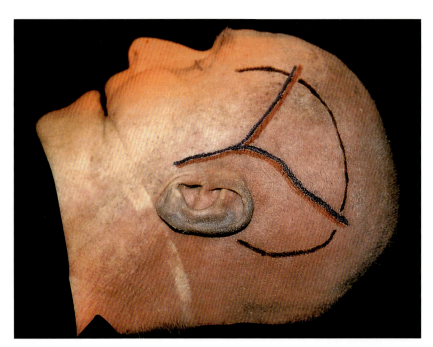

图14-4 在外侧头皮上画出颞顶筋膜瓣的体表解剖。图示颞浅动静脉及其在耳屏上约3cm处分出的前后两个分支的大致行程。颞浅静脉可以与动脉伴行,也可以与动脉分离,在动脉后2~3cm走行。图中显示颞上线,起于额骨的颧突,沿着前额的外缘向上向后越过额骨与顶骨,最后止于乳突上嵴。颞肌的最上端起于颞下线,这是一个重要的解剖标志,因为在该处颞顶筋膜移行为帽状腱膜,而颞上线为颞肌筋膜移行为颅骨骨膜之处。

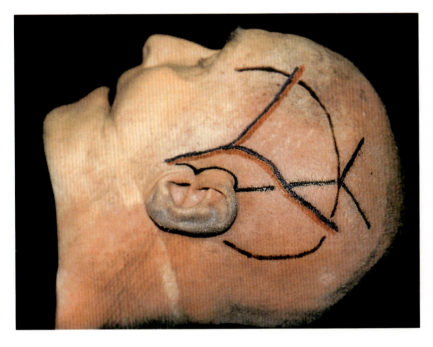

图 14-5   从耳轮根部至颞上线做一垂直切口,切口的最上端呈"V"形延长以充分显露颞顶筋膜层,下方切口置于与耳轮根部相邻的耳屏前皱褶。一般情况下,血管蒂位于切口起始段的前方,然而,需要注意的是有时静脉可位于动脉偏后方。

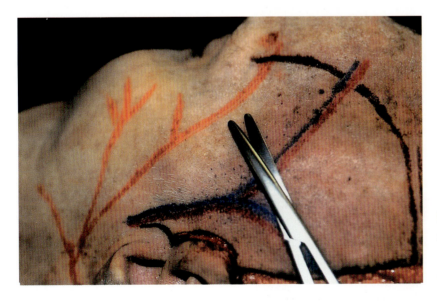

图 14-6   图中显示面神经额支由面神经总干发出,越过颧弓后至前额外侧的大致行程,解剖操作必须保持在该区域的后方以避免损伤该神经。

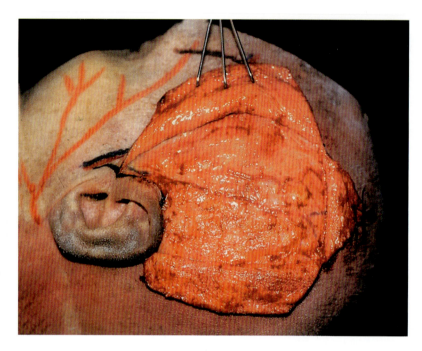

图 14-7 解剖从将前后部头皮皮瓣翻起开始，翻瓣时避免损伤毛囊。颞浅动脉额支在该皮瓣的前界结扎。

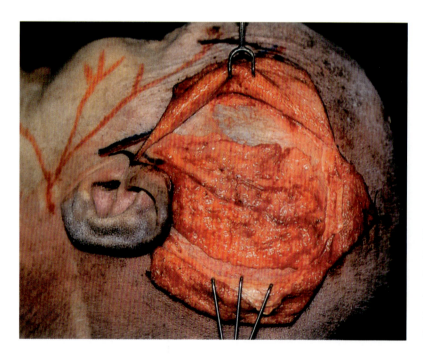

图 14-8 在颞顶筋膜的浅面向后、上及前方翻起头皮瓣后在颞顶筋膜的深面分离并掀起筋膜瓣。掀瓣最好从颞上线开始，确认颞肌筋膜可以帮助术者确认正确的分离层面。颞顶筋膜与颞肌筋膜之间为疏松结缔组织，在此层内解剖易行且无出血。

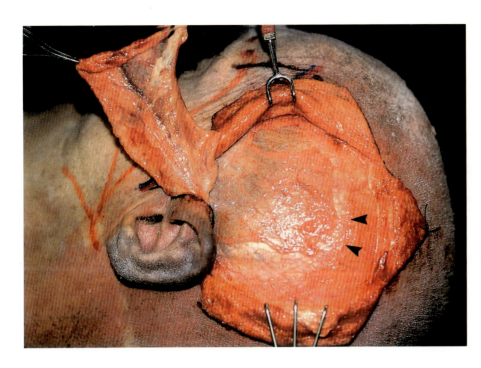

图 14-9　颞顶筋膜瓣已翻起至耳轮根部。在此区域内的解剖应小心细致以避免损伤血管蒂，如果需要获取颞肌筋膜（箭头所示），应沿着颞肌表面进行分离。

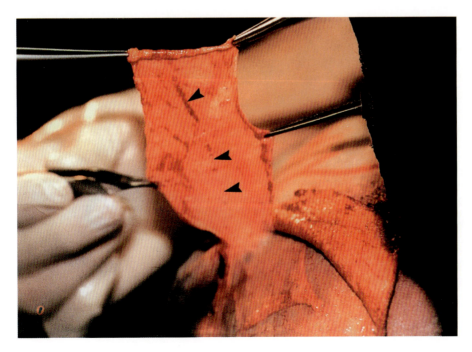

图 14-10　颞顶筋膜瓣已翻起，颞浅动静脉位于瓣内（箭头所示）。此瓣蒂部宽度通常为 2.0~2.5cm。该筋膜瓣具有柔软、薄及血运丰富的特点，且显示出非常好的可用于"包被"的特性。

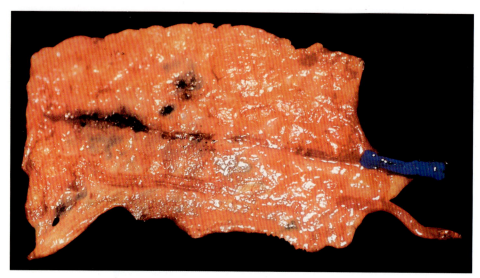

图 14-11 颞浅动脉(直径 1.8~2.2mm)与静脉(2.0~3.0mm)的长度有限,因为进一步向下方解剖将接近面神经主干。

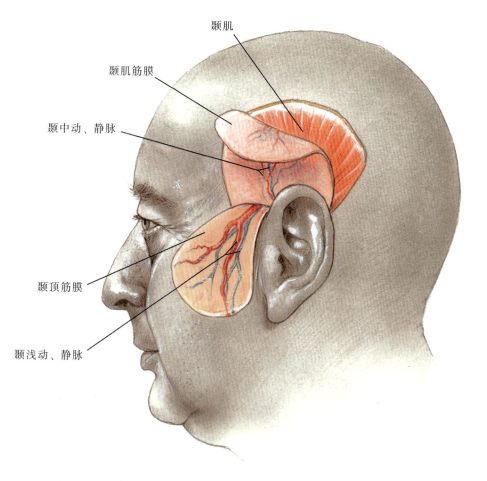

颞肌

颞肌筋膜

颞中动、静脉

颞顶筋膜

颞浅动、静脉

图 14-12 如果需要两层血管化筋膜瓣进行重建,可同时切取颞顶筋膜瓣和颞肌筋膜瓣。两个独立的营养血管系统使得两个独立的薄层组织可在同一供区获取,这也使得该供区独一无二。为了获取两层筋膜瓣作为微血管游离瓣,需在颞弓区仔细解剖颞中动脉。

参考文献

[1] Abul-Hassan HS. von Drasek-Ascher G. Acland RD. Surgical anatomy and blood supply of the fascial layers of the temporal region. *Plast Reconstr Surg*, 1980, 77:17.

[2] Acland RD, Abul-Hassan H, Ulfe E. Superficial and deep temporal fascia flap: an anatomic approach. Videotape presentation at the Annual Meeting of the American Society of Plastic and Reconstructive Surgeons. Las Vegas. Nevada, October 12, 1983.

[3] Antonyshyn O, Colcleugh RG, Hurst LN, Anderson C. The temporalis myo-osseous flap: an experimental study. *Plast Reconstr Surg*, 1986, 77:406.

[4] Antonyshyn O, Gruss JS, Birt BD. Versatility of temporal muscle and fascial flaps. *Br J Plast Surg*, 1988, 41:118.

[5] Avelar JM, Psillakis JM. The use of galea flaps in craniofacial deformities. *Ann Plast Surg*, 1981, 6:464.

[6] Bite U, Jackson IT, Wahner HW, Marsh RW. Vascularized skull bone grafts in craniofacial surgery. *Ann Plast Surg*, 1987, 19:3.

[7] Boudard PH, Benassayag CL, Alvarez FL, Portmann O, Bebear JP, Portmann M. Temporoparietal fascial flap in difficult total ear reconstruction. *Rev Laryngol*, 1989, 110:219.

[8] Brent B. Auricular repair with autogenous rib cartilage grafts: two decades of experience with 600 cases. *Plast Reconstr Surg*, 1992, 9:355.

[9] Brent B, Byrd HS. Secondary ear reconstruction with cartilage grafts covered by axial, random, and free flaps of temporoparietal fascia. *Plast Reconstr Surg*, 1983, 72:141.

[l0] Brent B, Upton J, Acland RD, Shaw WW, Finseth FJ, Rogers C, Pearl RM, Hentz VR. Experience with the temporoparietal fascial free flap. *Plast Reconstr Surg*, 1985, 76:177-188.

[11] Brown WJ. Extraordinary case of horse bite: the external ear completely bitten off and successfully replaced. *Lancet*, 1898, 1:1533.

[12] Byrd HS. The use of subcutaneous axial fascial flaps in reconstruction of the head. *Ann Plast Surg*, 1980, 4:191.

[13] Canalis RF. Further observation of the fate of pedicle osseocutaneous grafts. *Otolaryngol Head Neck Surg*, 1979, 87:763.

[14] Canalis RF, Saffouri M, Mirra J, Ward PH. The fate of pedicle osseocutaneous grafts. *Laryngoscope*, 1977, 87:895.

[15] Carstens MH, Greco RJ, Hurwitz DJ, Tolhurst DE. Clinical applications of the subgaleal fascia. *Plast Reconstr Surg*, 1991, 87:615.

[16] Casanova R, Cavalcante D, Grotting JC, Vasconez LO, Psillakis JM. Anatomic basis for vascularized outer-table calvarial bone flaps. *Plast Reconstr Surg*, 1986, 78:300.

[17] Cheney ML, Gliklich RE. The use of calvarial bone in nasal reconstruction. *Arch Otolaryngol Head Neck Surg*, 1994, [in press].

[18] Cheney ML, Varvares MA, Nadol JB Jr. The temporoparietal fascial flap in head and neck reconstruction. *Arch Otolaryngol Head Neck Surg*, 1993, 119:618.

[19] Chiarelli A, Baldelli A, Vincenzo AD, Martini G. Utilization of the superficial temporoparietal fascia in reconstructive plastic surgery. *Ophthal Plast Reconstr Surg*, 1989, 5:274.

[20] Cormac GC, Lamberty BGH. The Arterial Anatomy of Skin Flaps. New York: Churchill Livingstone, 1986.

[21] Cotlar SW. Reconstruction of the burned ear using a temporalis fascial flap. *Plast Reconstr Surg*, 1983, 71:45.

[22] Cutting CB, McCarthy JG. Comparison of residual osseous mass between vascularized and non-vascularized onlay bone transfers. *Plast Reconstr Surg*, 1983, 72:672.

[23] Cutting CB, McCarthy JG, Berenstein A. Blood supply of the upper craniofacial skeleton: the search for composite calvarial bone flaps. *Plast Reconstr Surg*, 1984, 74:603.

[24] East CA, Brongh MD, Grant.HR. Mastoid obliteration with the temporoparietal fascial flap. *J Laryngol Otol*, 1991, 105:417.

[25] East C, Grant H, Jones B. Tracheal reconstruction using a composite microvascular temporoparietal fascia flap and nasal septal graft. *J Laryngol Otol*, 1992, 106:741.

[26] Esser JFS. Uber eine gestielte Ueberpfianzung eine senrecht angelegten Kells aus dem oberen Augenlid in das gleichseitige Unterlid oder umgekehrt. *Kiln Monatsbl A ugenheilkd*, 1919, 63:379.

[27] Busthianos NA. Etude anatomique sur les arteres temporales superficielles. *Ann Anat Pathol（Paris）*, 1932,9:678.

[28] Fox JW, Edgerton MT. The fan flap: an adjunct to ear reconstruction. *Plast Reconstr Surg*, 1976,58:663.

[29] Godfrey PM. Sinus obliteration for chronic oro-antral fistula: a case report. *Br J Plast Surg*, 1993,46:341.

[30] Hallock GG. The extended temporoparietal fascia "non free" flap. *Ann Plast Surg*, 1988,21:65.

[31] Hallock GG. Scalp fascia for the extremities. *Contemp Orthop*, 1990,21:542.

[32] Harii K, Ohmori K, Ohmori S.Hair transplantation with free scalp flaps. *Plast Reconstr Surg*, 1974,53:410.

[33] Hing DN, Buncke H J, Alpert BS. Use of temporoparietal free fascial flap in the upper extremity. *Plast Reconstr Surg*, 1988,81:534.

[34] Horowitz JH, Persing JA, Nichter IS, Morgan RF, Edgerton MT. Galeal-pericranial flaps in head and neck reconstruction: anatomy and application. *Am J Surg*, 1984,148:489.

[35] Jenkins AM, Finucan T. Primary nonmicrosurgical reconstruction following ear avulsion using the temporoparietal fascial island. *Plast Reconstr Surg*, 1989,83:148.

[36] Lyons GB, Milroy BC, Lendvay PG, Teston LM. Upper lip reconstruction: use of the free superficial temporal artery hair-bearing flap. *Br J Plast Surg*, 1989,42:333.

[37] Maillard FG, Gumener R, Montandon D. Correction of depressed supratarsal sulcus by an arterial subcutaneous composite flap. *Plast Reconstr Surg*, 1984,74:362.

[38] McCarhy JG. Cutting CB. Show WW.Vascularized calvarial flap. *Clin plast Surg*, 1987,14:37.

[39] McCarthy JG. Zido BM. The spectrum of calvarial bone grafting: introduction of the vascuiarized calvarial bone graft. *Plast Reconstr Surg*, 1984,74:10.

[40] Mitz V. Peyronie M. The superficial musculoaponeurotic system（SMAS）in the parotid and cheek area. *Plast Reconstr Surg*, 1976,58:80.

[41] Monks GH. The restoration or a lower lid by a new method. *N Engl J Med*, 1898,139:385.

[42] Ohmori K. Free scalp flap. *Plast Reconstr Surg*, 1980,65:42.

[43] Ohmori K. Free scalp flap surgery. *Ann Plast Surg*, 1980,5:17.

[44] Ohmori S. Reconstruction of microtia using the Silastic flame. *Clin Plast Surg*, 1978,5:379.

[45] Panje R, Morris MR. The temporoparietal fascial flap in head and neck reconstruction. *Ear Nose Throat J*, 1991,70:311.

[46] Parkhouse N, Evans D. Reconstruction of the ala of the nose using a composite free flap from the pinna. *Br J Plast Surg*, 1985,38:306.

[47] Pribaz J J, Falco N. Nasal reconstruction with auricular microvascular transplant. *Ann Plast Sarg*, 1993,31: 289.

[48] Psillakis JM, Grotting JC, Casanova R, Cavalcante D, Vasconez LO. Vascularized outer-table calvarial bone flaps. *Plast Reconstr Surg*, 1986,78:309.

[49] Rieboung B. Mitz, Lassau JP. Artere temporale superficielle. *Ann Chir Plast Esthet*, 1975,20:197.

[50] Rose EH, Noms MS. The versatile temporoparietal fascial flap: adaptability to a variety of composite defects. *Plast Reconstr Surg*, 1990,85:224.

[51] Smet HT. Fascial flaps. In: Tissue Transfers in Reconstructive Surgery. Part2. New York: Raven Press, 1989:51.

[52] Smith RA. The free fascial scalp flap. *Plast Reconstr Surg*, 1980,66:204.

[53] Stock AL, Collins HP, Davidson TM. Anatomy of the superficial temporal artery. *Head Neck*, 1980,2:466.

[54] Tanaka Y, Tojima S, Tsuijiguchi K, Fukea E, Ohmiya Y. Microvascular reconstruction of the nose and ear defects using composite auricular free flaps. *Ann Plast Surg*, 1993,31:298.

[55] Tegtmeier RE, Gooding RA. The use of a fascial flap in ear reconstruction. *Plast Reconstr Surg*, 1977,60: 406.

[56] Teichgraeber JF. Temporoparietal fascial flap in orbital reconstruction. *Laryngoscope*, 1993,103:931.

[57] Tolhurst DE, Carstins MH, Graco R J, Hurwitz DJ. The surgical anatomy of the scalp. *Plast Reconstr Surg*, 1991,87:603.

[58] Turpin JM, Altman OI, Cruz G, Acjaver BM. Salvage of the severely injured ear. *Ann Plast Surg*, 1988,21: 170.

[59] Upton J, Rogers C, Durham-Smith G, Swartz W. Clinical applications of free temporoparietal fascial flaps in hand reconstruction. *J Hand Surg [Am]*, 1986,11a:475.

Composite Free Flaps

复合游离组织瓣

第 15 章

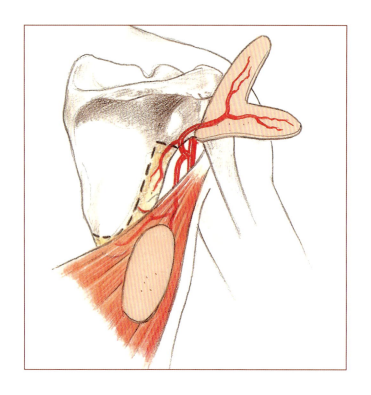

肩胛下系统

Michael J. Sullivan，M.D.

    肩胛下区组织瓣在所有的游离组织移植供区中非常独特，因为其组织类型多样，可供移植的组织潜在的表面积大且不同组织瓣之间的相对移动性好。最早从腋窝区切取的游离瓣之一是以胸外侧动脉或胸外侧副动脉为蒂[2,4,7]的胸外侧瓣。然而，不仅是由于肩胛下区组织瓣的出现，也由于胸外侧瓣自身血管解剖的显著变异性，使后者很快成为了一种历史遗迹。

    肩胛下动静脉的分支模式使以下组织瓣以单蒂进行移植成为可能(附图)：

1. 肩胛筋膜皮瓣。
2. 肩胛旁筋膜皮瓣。
3. 肩胛–肩胛旁骨筋膜皮瓣(例如：双蒂角支骨皮瓣)。
4. 背阔肌瓣。
5. 背阔肌肌皮瓣。
6. 背阔肌肋骨肌皮瓣。
7. 前锯肌瓣。
8. 前锯肌肌皮瓣。
9. 前锯肌肋骨瓣。

    尽管很少有必要向头颈部移植一块以上的组织瓣，但有些时候却必须这样做。Harii 等[6,8]报道应用背阔肌肌皮瓣及前锯肌肌皮瓣分别作为内衬和外衬来修补面颊的

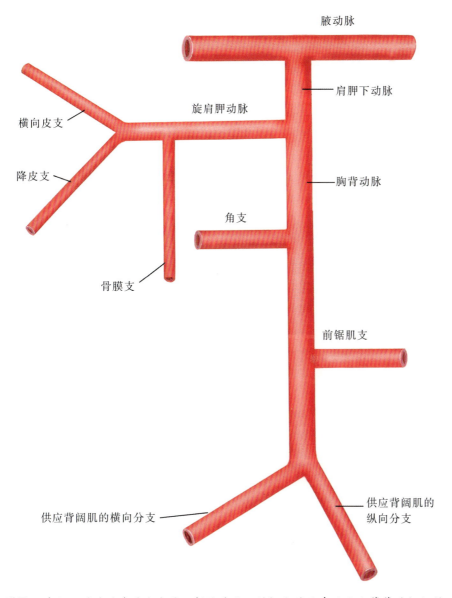

腋动脉

肩胛下动脉

旋肩胛动脉

横向皮支

胸背动脉

降皮支

角支

骨膜支

前锯肌支

供应背阔肌的横向分支

供应背阔肌的纵向分支

附图   肩胛下动脉的多重分支是理解该系统可供切取的具有独立血管蒂的组织瓣的范围之关键。肩胛下动脉分为旋肩胛动脉和胸背动脉。前者为肩胛骨外缘骨膜及肩胛和肩胛旁筋膜皮瓣供血。后者发出角支至肩胛末端，肌支至前锯肌，其终末支为供应背阔肌的横向分支和纵向分支。

贯通伤。1984 年，Batchelor 和 Tully[3]报道仅使用一块皮瓣修复一例全头皮缺损，该皮瓣涉及肩胛、肩胛旁、背阔肌以及胸外侧瓣所在的区域。该患者的胸背动脉和肩胛下动脉有各自独立的起源，需要两次动脉吻合。Richards[10]联合使用背阔肌和前锯肌修复一例头皮和颅骨的复合损伤，将一段血管化的第 6 肋骨纳入前锯肌用以重建眶上缘及眶外侧缘。

在一个将肩胛区骨皮瓣用于头颈部重建的大型系列研究中，Swartz 等[11]联合应用背阔肌肌皮瓣修复一例口腔复合损伤。他们利用肩胛骨外缘重建骨的完整性，以肩胛区皮岛实现口底的关闭，背阔肌皮瓣则用于覆盖外部皮肤缺损。类似地，Granick 等[5]

采用背阔肌肩胛骨皮瓣修复复合损伤，但因为背阔肌上的皮岛体积冗余不宜使用，故需在其上移植皮片。这些作者还报道联合应用该复合瓣与有神经支配的背阔肌以改善下唇功能。将肌肉悬吊于双侧口轮匝肌之上，将胸背神经与面神经下支吻合。背阔肌表面被覆皮肤则用于覆盖颏部的皮肤缺损。由于该患者术后发生了缺氧性脑损伤，因此无法评定口腔的运动功能及语言功能的恢复程度。

然而，运用背阔肌修复运动功能的想法仍富有吸引力。尤其是对于颊部复合性损伤，表情肌缺失但是近端面神经未受损的患者。在这种情况下，插入一部分背阔肌，并将胸背神经与面神经吻合，可以恢复嘴角上提和外展的功能。通过移植基于肩胛下蒂的多种组织瓣可以实现包括下颌骨及内外衬里的复杂重建，并实现面容的恢复[1]。

面中部的复合损伤是一个十分复杂的问题，因为其重建涉及三维立体修复。以血管化骨修复腭骨通常还必须同时修复口腔衬里、鼻衬里以及颊部皮肤的缺损。肩胛下系统的多种软组织瓣能够相对移植骨自由移动，这对于面中部缺损的修复很有帮助[1,9]。

背阔肌及其肌皮瓣、肩胛-肩胛旁筋膜皮瓣及骨筋膜皮瓣是目前应用最广泛的肩胛下系统组织瓣。这些组织瓣将在 16、17 章作具体讨论。

参考文献

[1] Aviv JE, Urken ML, Vickery C, Weinberg H, Buchbinder D, Biller HF. The combined latissimus dorsi-scapular free flap in head and neck reconstruction. *Arch Otolaryngol Head Neck Surg*, 1991, 117: 1242.

[2] Baker S. Free lateral thoracic flap in head and neck reconstruction. *Arch Otolaryngol Head Neck Surg*, 1981, 107: 409.

[3] Batchelor A, Tully L. A multiple territory free tissue transfer for reconstruction of a large scalp defect. *Br J Plast Surg*, 1984, 37: 76.

[4] Baudet J, Guimberteau JC, Nascimento E. Successful Clinical transfer of two free thoracodorsal axillary flaps. *Plast Reconstr Surg*, 1976, 58: 680.

[5] Granick MS, Newton ED, Hanna DC. Scapular free flap for repair of massive lower facial composite defects. *Head Neck Surg*, 1986, 8: 436-441.

[6] Harii K, Ono I, Ebihara S. Closure of total cheek defects with two combined myocutaneous free flaps. *Arch Otolaryngol Head Neck Surg*, 1982, 108: 303.

[7] Harii K, Torii S, Sekiguchi J. The free lateral thoracic flap. *Plast Reconstr Surg*, 1978, 62: 212.

[8] Harii K, Yamada A, Ishihara K, Miki Y, Itoh M. A free transfer of both latissimus dorsi and serratus anterior flaps with thoracodorsal vessel anastomosis. *Plast Reconstr Surg*, 1982, 70: 720.

[9] Jonese N, Hardesty R, Swartz W, Ramasastry S, Heckler F, Newton E. Extensive and comples defects of the scalp, middle third of the face, and palate: the role of microsurgical reconstruction. *Plast Reconstr Surg*, 1988, 82: 937.

[10] Richards M. Free composite reconstruction of a complex craniofacial defect. *Aust N Z J Surg*, 1987, 57: 129.

[11] Swartz W, Banis J, Newton D, Ramasastry S, Jones N, Acland R. The osteocutaneous scapular flap for mandibular and maxillary reconstruction. *Plast Reconstr Surg*, 1986, 77: 530.

第 16 章

肩胛–肩胛旁筋膜皮瓣和骨筋膜皮瓣

Mark L. Urken, M.D.

Michael J. Sullivan, M.D.

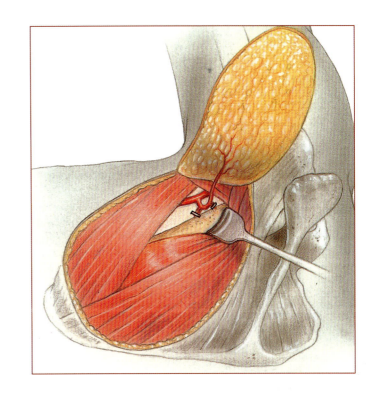

业界认为 Saijo[20]最先发现了移植以旋肩胛动静脉为蒂的血管化游离皮瓣的可能性。旋肩胛动脉的染料注射可使肩胛骨表面的皮肤染色。Saijo 由此推断：以旋肩胛动脉及胸背动静脉为蒂的独立轴性皮瓣可作为游离皮瓣使用。Lucinda dos Santos[10-11]为我们对该供区的理解作出了很大的贡献，他进行了一系列的尸体解剖并与 Gilbert 和 Teot[13]一起进行了首例游离肩胛瓣的临床移植。此供区研究中的第二个里程碑来自1981 年 Teot 等[25]的报道，他们通过大量的尸体解剖证明了能够从肩胛骨外缘切取的以旋肩胛血管为蒂的血管化骨区域。另外，他们描述了从盂肱关节到肩胛骨尖端的肩胛骨外侧缘不同位置横断面肩胛骨的形状和尺寸。介绍获取该区域复合瓣技术的同时，还报道了 3 例成功移植肩胛骨游离骨皮瓣的病例，这 3 例中有 1 例是口底重建，还有 1 例是下颌骨重建。而这种复合皮瓣直至 20 世纪 80 年代后期在 Swartz 等[23]的努力才开始广泛地应用于头颈部重建。

1982 年，Nassif 等[18]报道了 1 例纵向皮岛，称之为肩胛旁瓣，该筋膜皮瓣以旋肩胛动静脉降支为蒂。1991 年，Coleman 和 Sultan[6]为此供区的临床应用作出了另外一个重大贡献，他们报道通过胸背动静脉角支为肩胛骨外缘末端供血。

◆ 组织瓣的设计与应用

肩胛系统组织瓣在头颈部重建中的独特优势如下：

1. 血管蒂有足够的长度和直径。

2. 有足够面积的相对较薄的皮肤可用于移植。

3. 软组织与骨瓣分离为任意的游离复合组织瓣的三维嵌入提供了最大的自由度。

4. 可联合背阔肌与前锯肌及其表面的皮肤，甚至邻近的部分肋骨一同移植。

自最早的报道以来，旋肩胛血管蒂所营养的组织范围已经有所增加。基于其染料注射研究结果，dos Santos[10-11]对旋肩胛动脉所营养的皮瓣提出了如下限制：垂直距离 10cm，水平距离 13cm，向上不超过肩胛冈，向下不低于肩胛下角上方 3cm，内侧离脊柱 2cm 以上，向外不超过腋后线。其他作者也提出了类似的或者更为严格的限制标准[2,14,29]。Urbaniak 等[29]提出"两线法则"来限定皮肤区域。他们建议上限应位于肩胛冈以下 2cm 处，下限不能超过肩胛骨尖端以上 2cm，他们也同样将内界设定为棘突外侧 2cm。

1982 年，Nassif 等[18]引入由旋肩胛动脉降支供血的肩胛旁瓣。这个沿肩胛骨外缘的纵行皮岛，显著增加了旋肩胛动脉支配的皮肤范围[4]。已有的报道显示，肩胛旁瓣可成功移植长达 25cm[5]。Kim 等[16]对胸背筋膜的解剖研究为将肩胛-肩胛旁组织瓣归类为筋膜皮瓣提供了依据。他们的研究还证实旋肩胛动脉的分支与背阔肌及斜方肌的肌皮穿支之间有丰富的血管吻合，这意味着通过纳入胸背筋膜，背阔肌上方大面积皮肤可以旋肩胛动脉为蒂进行移植。Kim 等也发现旋肩胛动脉在后胸筋膜层中走行，因此后胸筋膜层可作为带血管的薄组织层独自进行移植。去上皮的肩胛-肩胛旁组织瓣已广泛应用于软组织填充，重塑一系列疾病造成的面部轮廓畸形，包括半面短小、萎缩以及放射、外伤和肿瘤切除术引起的畸形[28]。胸背筋膜的解剖特点以及旋肩胛动脉的横支和降支为设计临床需要的不同皮瓣提供了基础。肩胛-肩胛旁皮瓣可基于单支旋肩胛动脉进行移植。另外，胸背筋膜使得相隔一定距离仅由筋膜相连的多处皮岛的移植成为可能[26]。

传统上，肩胛皮瓣向内不能超过背部中线。这一观念受到了 Thoma 和 Hiddle[27]的挑战，他们报道了为 5 例需要"扩大的游离肩胛瓣"的患者施行了移植，这些皮瓣超过背部中线长达 39cm。他们如此移植的依据是 Batchelor 和 Bardsley[3]的一项报道，通过吻合两侧的旋肩胛动脉获得覆盖整个背部的双蒂肩胛组织瓣。然而，在放开第一支旋肩胛动静脉吻合的血管夹之后，在进行另外一侧旋肩胛动静脉吻合之前，他们发现整块皮岛已经获得了很好的血供。通过援引 Taylor 和 Palmer[24]血管体区的概念可以理解扩大的肩胛组织瓣的可靠性。根据供血动脉的不同，背部的血管解剖可以纵向划分为不同的区域。每侧肩胛骨被覆的区域代表了旋肩胛动脉的主要血管体区。背部中线的每一侧均有两块斜方肌血管体区，由颈横动静脉供血。因此，如需横向延长肩胛组织瓣的尺寸，就必须跨过 3 个连续的血管体区(图 16-1)。Taylor 和 Palmer 认为单个血管体区的主干动脉能够可靠地俘获相邻的血管体区的范围，然而，曾经被隔离的血管体区(即Ⅲ区)的可靠性就不能确定了。事先结扎供应相邻血管体区的供血动脉会导致通过扼流血管跨越血管体区的血流动力学的改变。该操作本质上通过打开吻合血管产生了一种延迟现象并获得了一种更有利的血流动力学状态以俘获更远的血管体区。可以推测，在之前实施过根治性颈清扫术一侧的背部切取扩大的肩胛组织瓣可能遇到这样的延迟现象。先前颈横血管的切断可使肩胛组织瓣更可靠地越过背部中线。

无论肩胛-肩胛旁组织瓣的设计或者远侧部的尺寸如何，重要的是皮瓣的蒂要以冈下窝(即三角区的背部)为中心。该区域可以通过沿着肩胛骨外缘触诊肌肉间隙加以寻找，或者以多普勒超声定位旋肩胛动脉在腋窝的起点。冈下窝大致位于肩胛骨外缘从肩胛冈到肩胛骨尖端 1/2[14]或 2/5[18]处(图 16-2)。

　　肩胛骨外缘血管化骨的成功移植极大地扩展了肩胛下供区的用途及其在头颈部的应用范围。依据患者性别及肩胛骨大小的不同，可以获取的骨长度从 10~14cm 不等(图 16-3 和 16-4)。移植骨向头端的延伸受到盂肱关节的限制，必须要保护盂肱关节。肩胛骨厚度的不同可满足头颈部不同的重建需求。肩胛骨中部的薄骨片可用于眶底及上腭重建。该复合组织瓣的最大用途是修复口腭的骨与软组织缺损。来自旋肩胛动脉的骨膜血供使得肩胛骨的骨切开术能够依据下颌骨的形状进行。只要在截骨术分离、显露过程中保护好骨膜和肌袖，远端部分的血供就能被保留[23]。肩胛–肩胛旁皮瓣与肩胛

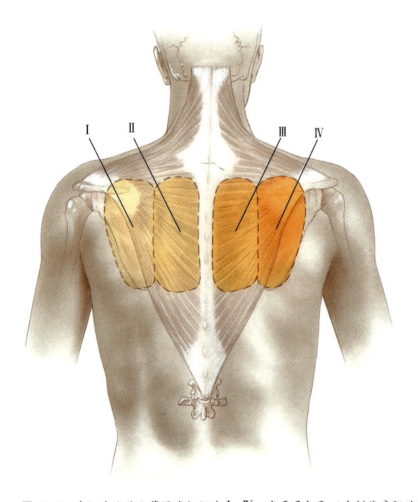

图 16-1　肩胛系统的血管区域标记为Ⅰ~Ⅳ。当需要切取以左侧旋肩胛动脉为蒂的肩胛区横向组织瓣时，皮岛从主要血管体区(Ⅰ)扩展至颈横动静脉血管体区(Ⅱ)。当横向组织瓣跨过背部中线时，即进入该系列的第三个血管体区，即对侧的斜方肌瓣(Ⅲ)。最后，该系列的第四个血管体区属于主要由对侧旋肩胛动脉供应的区域(Ⅳ)。通过实施左侧根治性颈清扫术并切断颈横动脉，Ⅱ区被覆皮肤可全部或部分延迟并使用，在左侧肩胛区组织瓣移植时Ⅲ区的皮肤可被更可靠地获取。

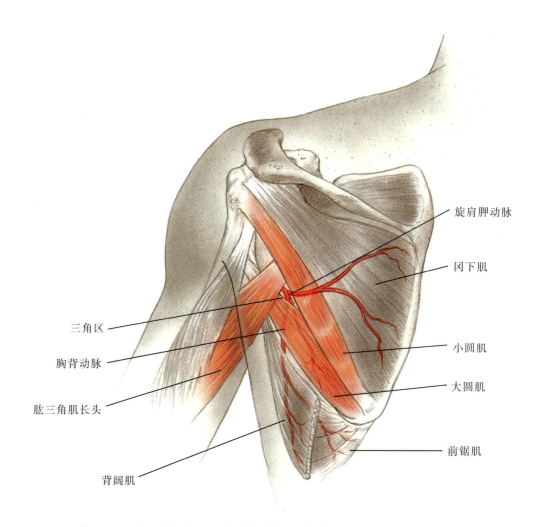

旋肩胛动脉

冈下肌

小圆肌

大圆肌

前锯肌

三角区

胸背动脉

肱三角肌长头

背阔肌

图 16-2 腋后区和肩胛区的肌肉组成是理解肩胛下区组织瓣的关键。旋肩胛动静脉在到达冈下窝之前横穿三角区。三角区的边界为大圆肌、小圆肌及肱三头肌长头。小圆肌起于肩胛骨外缘的上 2/3,终于肱骨大结节。它的功能与大圆肌相反,大圆肌起始于肩胛骨外缘的下部,终于肱骨的二头肌沟。旋肩胛动脉的终末支与颈横血管及肩胛上血管相吻合。

骨的可分可合为修复头颈部复杂的三维组织缺损提供了的独特能力。肩胛区复合组织瓣移植的大量经验证明了其在创伤及病灶切除术后口腔重建中的重要作用[21-22]。

Swartz 等[23]描述了沿着肩胛骨尖端的内面扩大截骨量可获取额外 3~4cm 长度的骨组织。然而,肩胛骨远端部分的血供并不可靠,尤其是实施截骨术后。术后骨扫描所见、骨不连的发生以及需要实施死骨切除术均证明了此点。1991 年,Coleman 和 Sultan[6]报道了以胸背动静脉角支为肩胛骨外缘远端部分提供独立血供的临床和实验结果(图 16-5)。他们证实了 Deraemaecher 等[9]于 1988 年关于该分支的最初发现和报道。确认肩胛骨尖端具有独立的血供非常重要,原因如下:

1. 骨切开术可以在肩胛骨外侧实施,而不用顾虑远端骨组织的缺血,因为角支可以保留。

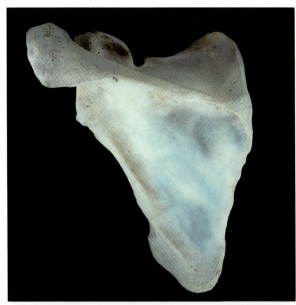

图 16-3　从盂肱关节到肩胛骨尖端的肩胛骨外缘可以旋肩胛动静脉为蒂作为血管化骨瓣进行移植。肩胛骨的边缘为较厚的双皮质骨，而中间骨板明显变薄。肩胛骨外缘大约能切取 10~14cm 的骨瓣。骨切口可延伸到肩胛骨的内下缘。

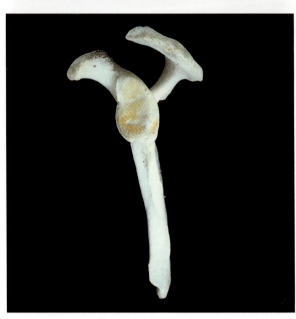

图 16-4　肩胛骨侧面观显示其相当地笔直。如需塑形使其与上下颌骨的缺损相匹配需要在保留营养骨膜层的基础上实施骨切开术。

　　2. 可在肩胛骨切取带有各自血供的两个独立部分用于修复不同部位的骨缺损。

　　3. 肩胛骨尖端可以单独移植而无须截取肩胛骨外缘的介植骨。肩胛骨尖端的外形非常适用于硬腭的重建。

　　4. 通过移植以旋肩胛动脉为蒂的肩胛区或肩胛旁组织瓣以及由角支供应的肩胛骨骨组织能够实现软、硬组织最大程度的分离。此时软、硬组织最多可分开达 15cm。与之相比，当皮肤和移植骨均以旋肩胛动脉为蒂，它们只能分开 2.5cm(图 16-6)。

　　Coleman 和 Sultan[6]报道成功地移植了长达 8cm 的肩胛骨骨片。他们使用带有双蒂的骨皮瓣以促进下颌发育不全患者的骨愈合，此点系通过实施双下颌骨切开然后插入两块带血管的骨片段以维持良好的骨愈合得以实现。他们还报道了使用肩胛骨尖端

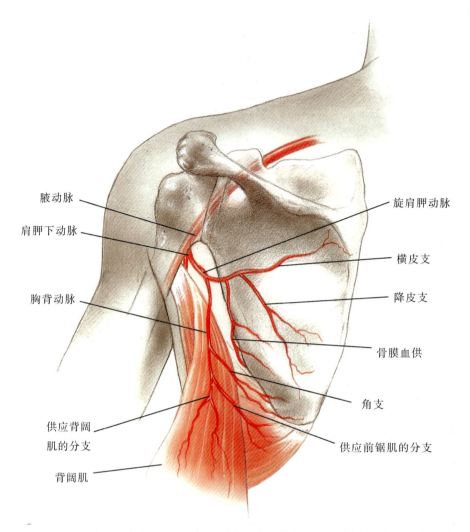

腋动脉

肩胛下动脉

胸背动脉

供应背阔
肌的分支

背阔肌

旋肩胛动脉

横皮支

降皮支

骨膜血供

角支

供应前锯肌的分支

图 16-5 去除表面覆盖的肌肉,会发现肩胛骨上部分的血供来自旋肩胛动脉的骨膜营养支,而肩胛骨下缘的骨膜由角支供血。

重建眶底。笔者在使用由角支供血的肩胛骨尖端重建部分或全部硬腭缺损方面积累了一定的经验。

　　Thoma 等[26]移植了以胸背筋膜(由旋肩胛动脉供应营养)为蒂的肩胛骨内缘。该骨片段的血供完全依赖于其筋膜附着的保留。该复合组织瓣设计的理念是它延长了供应移植骨的血管蒂的长度且避免了肩胛骨外缘肌肉附着的离断。该组织瓣的缺点在于肩胛骨内缘较外缘菲薄,骨与皮下组织的结构关系必须保留以保护筋膜的血供,并且多大程度上能够通过骨切开对移植骨进行塑形尚不确定。

◆ 神经血管解剖

　　肩胛区组织瓣的母血管是肩胛下动静脉,它起源于腋动静脉的第三部分(图 16-6)。然而,根据所需要的血管蒂长度,也可能需要使用旋肩胛动静脉,从而通过胸背血管保持背阔肌的血供。旋肩胛动脉贯穿这个三角形区域并发出肌支至大圆肌和小圆肌,以

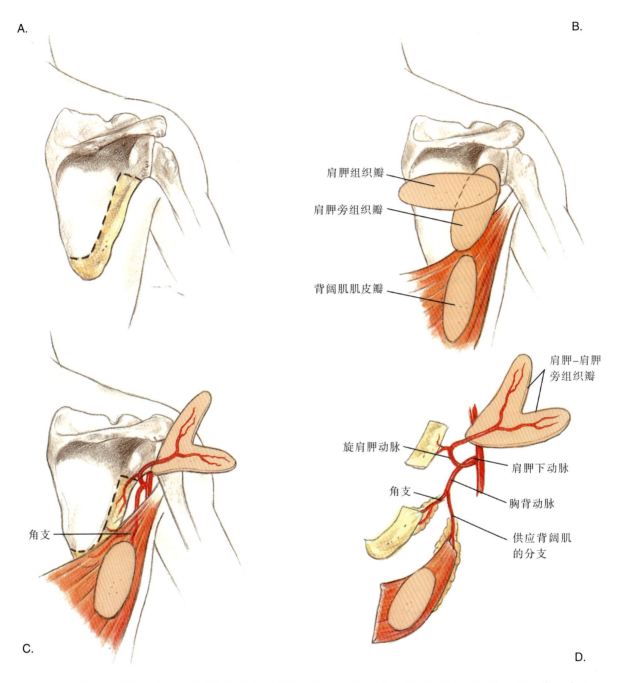

A.

B.

肩胛组织瓣

肩胛旁组织瓣

背阔肌肌皮瓣

肩胛–肩胛
旁组织瓣

旋肩胛动脉

肩胛下动脉

角支

胸背动脉

供应背阔肌
的分支

角支

C.

D.

图 16-6　以肩胛下动静脉为蒂可同时切取多种不同的组织瓣。A. 带有少量肌袖的肩胛骨外缘移植骨能够用于单纯骨质缺失的重建。肩胛骨下端可用于重建下颌角。此外，肩胛骨中间骨质较薄的部分能够作为骨板用于硬腭的重建。B. 最常用的肩胛下区软组织瓣如图所示。这些组织瓣可单独或联合移植。此外，前锯肌瓣和肌皮瓣也可包括在此血管轴中。C. 肩胛骨外缘的骨质有两个不同的血供来源，分别为旋肩胛支和角支。肩胛–肩胛旁组织瓣已用于反映骨膜的血供。D. 肩胛下系统各种能用于移植的软组织和骨组织部分如图所示。胸背动脉的肌肉分支使得背阔肌可以劈裂。背阔肌和前锯肌均能通过与其支配神经一起移植以重建其运动功能。

及骨膜支到肩胛骨外缘。旋肩胛动脉终止于营养肩胛-肩胛旁筋膜皮瓣的横支和降皮支。在其走行过程中,旋肩胛动脉有成对的伴行静脉。这两根静脉通常具有不同的直径,大一些的静脉直径为 2.5~4.0cm。大多数病例中,这两根伴行静脉并入胸背静脉。在大约 10% 的病例中,旋肩胛静脉则独立于胸背静脉汇入腋静脉。旋肩胛动脉在肩胛下动脉起点处的平均直径为 4mm(2~6mm)。肩胛下动脉在腋动脉起点处的平均直径为 6mm(4~8mm)[19]。Dos Santos[11]报道的旋肩胛动脉的直径略小(平均 2.8mm)。

如前所述,血管蒂长度依据向上剥离的范围不同而变化。如果只使用旋肩胛动脉皮支,血管蒂长度为 4~6cm。如果从旋肩胛动脉在肩胛下血管的起点处切取,那么筋膜皮瓣的血管蒂长度为 7~10cm。在肩胛下血管与腋动静脉交汇处横断肩胛下血管可获得 11~14cm 的最长血管蒂[18]。

旋肩胛动静脉在大圆肌和小圆肌之间的筋膜间隔内走行,然后分成横支和降支走行于筋膜层,并发出穿支进入其表面皮肤和皮下组织[7]。如前所述,该筋膜丛在毗邻肌肉的表面展开,并与斜方肌和背阔肌的肌皮穿支相连[16]。

Coleman 和 Sultan[16]报道的所有的尸体解剖和临床案例都存在供应肩胛骨尖端的角支。在 58% 的病例中角支起源于胸背动脉并恰好位于前锯肌支近端。在剩余 42% 的病例中,它起源于胸背动脉与前锯肌的交叉支。在其向肩胛骨尖端走行的过程中,角支在其终末分支之前向肩胛下肌及前锯肌发出细小的营养支,其终末分支在肩胛骨下缘上方大约 3cm 处为骨膜供血。角支的这两种不同起源对于组织瓣的切取没有明显影响。辨认出旋肩胛动脉之后,打开背阔肌与大圆肌之间的间隙可以很容易地分离出角支。然后切断大圆肌,仅保留小部分肌袖与肩胛骨相连。此时,角支的行程即可清晰地显露[22]。

显露肩胛下蒂的标准后入路需要通过三角区或者通过切断大圆肌获得更大的暴露视野。另外一种显露血管蒂上部的手术入路需要在腋窝对侧做切口从而直接显露胸背血管、角支及肩胛下血管。另外,这种操作可以将组织瓣转移到腋窝且在供区关闭时不阻断血供[12]。

支配肩胛区的皮神经来自脊神经背支。大量的文献回顾发现,除 Upton 等[28]报道过 2 例不成功的脊神经背支吻合外,目前尚无肩胛或肩胛旁组织瓣移植后成功恢复感觉功能的病例。

◆ 解剖变异

目前尚无在三角区不能确认旋肩胛动脉的报道。供应肩胛旁组织瓣的旋肩胛动脉降支存在一些变异。在 30 例尸体解剖中有 7 例的降支进入大圆肌深面,然后在大圆肌和背阔肌之间向上穿入筋膜层为皮肤供血。Upton 等[28]报道了 2 例具有这种变异的临床案例,并通过分离大圆肌来维持供应肩胛旁皮肤血管的连续性。因为胸背筋膜血供十分丰富,因此,并不清楚这样操作以及降支血管的完整性对于成功的肩胛旁组织瓣移植是否至关重要。

在一个 100 例尸体的解剖研究中,Rowsell 等[19]报道有 97% 的肩胛下动脉起源于腋动脉。在 81% 的标本中,肩胛下动脉由腋动脉第三段发出,在 13% 的标本中它系第二段的一个分支,还有 3% 的标本由第一段发出,而剩下的 3% 肩胛下动脉阙如。在肩胛下动脉阙如的标本中,旋肩胛动脉直接从腋动脉发出。Hitzrot[15]根据 47 例尸体标本的解剖将腋动脉的分支形式划分为 7 种。他报道无一例旋肩胛动脉和胸背动脉分别起源于腋动脉。然而,在 2 例标本中,除了通常的分支外,一根较大的肩胛下动脉发出胸肩峰动脉干。DeGaris 和 Swartley[8]在 512 例腋动脉尸体解剖中进行了更为广泛的研究,他们将分支形式划分为 23 个不同的类型。他们发现在 4.5%的尸体解剖中,肩胛下动脉与胸肩峰动脉有共干。胸背动脉与旋肩胛动脉分别起源的现象很少见，仅占 0.8%。Bartlett 等[11]报道的 50 例尸体解剖研究中,这种变异的发生率为 4%,而在 8%的标本中发现有双旋肩胛动脉。

    静脉的解剖变异更加常见。据报道,在 12%的标本中,旋肩胛静脉和胸背静脉在腋静脉有不同的汇入点[1]。

◆ 潜在的缺陷

    据报道,切取以肩胛下血管系统为蒂的组织瓣存在各种各样的并发症。在第 17 章中,将详细讨论在组织瓣获取过程中由于手臂位置放置不当所致的臂神经丛损伤的潜在风险。同样,对于先前接受过腋窝淋巴结清扫的患者来说,由于不能确定血供的完整性,因此也不适合使用该供区。

    当考虑放置骨内植入体用于牙科修复的时候，肩胛骨外缘的骨量是远远不够的。最大的移植骨量可从肩胛骨外缘的下方获得,因此,在制定下颌骨重建移植策略时必须考虑其方向[17]。特别需要注意的是,当沿着肩胛骨外缘行头端骨切开时,必须保证在关节窝以下 1cm 以确保不会损伤关节腔。

    在切取肩胛骨皮瓣的过程中腋下多种肌肉可能会离断。其中影响最大的可能是大圆肌,因为通常情况下总是将其整块或部分从肩胛骨起点处分离出来。另外,皮瓣切取过程中可导致该肌肉去神经化及去血管化。大圆肌的功能为手臂内旋、内收和伸展。在剩余的肩胛骨上打孔以重新连接大圆肌是否会影响肩部的功能尚不确定。尽管重新连接大圆肌有助于固定肩胛骨及防止翼状肩,然而,瘢痕性的、去神经支配的纤维化肌肉会限制手臂的活动。如果手术结束时大圆肌的血供可能存在问题,与其冒着肌肉坏死导致伤口感染的危险,不如将其切除[6]。

    供区的外观一般与被移植的皮肤的面积大小有关。当需要大面积的皮瓣移植时,宽大的皮肤瘢痕并不少见。在背部放置皮片关闭供区并不理想,因此,应慎重规划以避免这种情况的发生。有报道在特殊情况下可在移植前进行肩胛区的扩张[28]。

◆ 术后护理

    从肩胛区切取组织瓣之后的肩部功能缺失情况与被移植组织的性质有关。单独使用肩胛–肩胛旁瓣不会产生明显的功能障碍。行骨皮瓣移植的患者需要做术后康复。经过 3~4d 的手臂向躯干固定之后,开始主动和被动的活动度训练。术后 2~3 周内,应在理疗师的监护下在门诊开始进行增强肩周肌肉力量的功能锻炼。

组织瓣采集技术

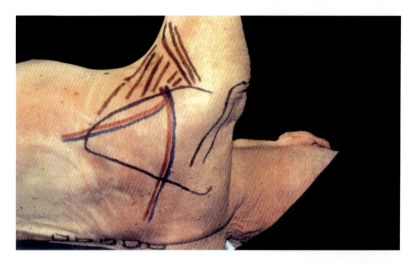

图 16-7 体表解剖在背部上外侧标记出。肩胛骨的内侧缘与外侧缘标记为黑色。位于肩胛骨外缘前方的肌三角由大圆肌、小圆肌及肱三头肌长头组成。该三角可以通过触诊或者旋肩胛动脉的多普勒超声检查来确认。旋肩胛动脉横支及降支的大致走向标记为红色。

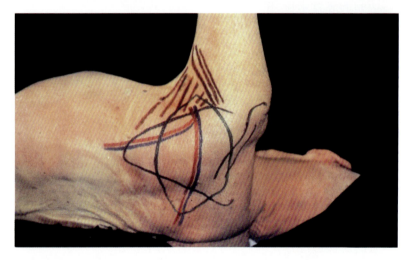

图 16-8 整个手臂和肩膀均作为手术野准备,以便肩部在解剖分离时可以移动以改善腋窝处的血管暴露。患者呈约45°的侧卧姿势。在大多数的病例中,该姿势既可用于切除病灶又可用于重建。需在对侧的腋下放置一个卷筒。图示横向的肩胛区组织瓣。

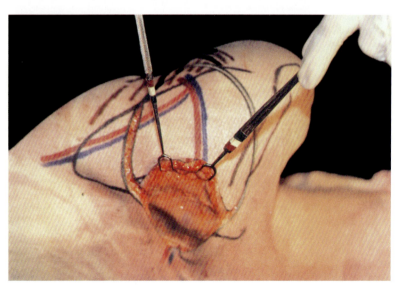

图 16-9 解剖从内向外进行。初始切口切透皮肤、皮下组织直至菱形肌和冈下肌表面的深筋膜。

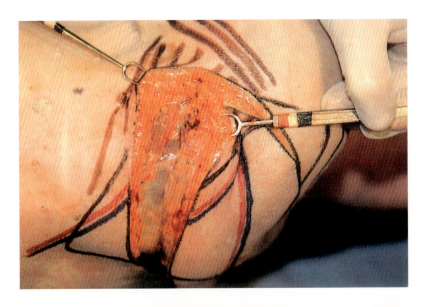

图 16-10   大圆肌是重要的解剖标志。沿该肌肉的上缘小心地锐性与钝性分离，并逐步解剖至肌三角。

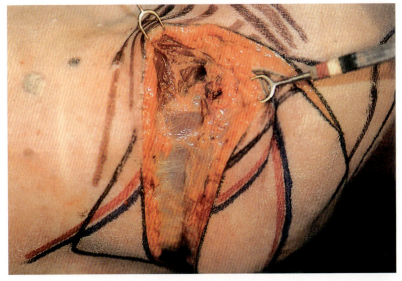

图 16-11   旋肩胛血管就在组织瓣的下方，很容易触摸到。血管蒂进入大圆肌的分支必须结扎。

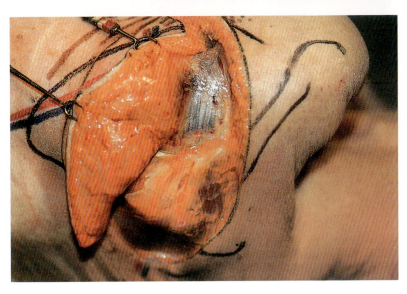

图 16-12   上方的切口已经完成。从三角肌和小圆肌上掀起组织瓣。沿着小圆肌的下缘分离会再次显露旋肩胛动静脉。

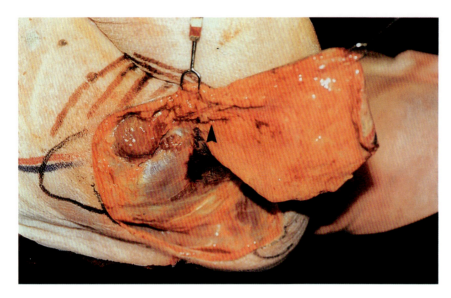

图 **16-13** 当掀起肩胛区组织瓣时，需小心保留皮岛与肩胛骨外缘的冈下筋膜的软组织连接。旋肩胛动静脉（箭头所示）就在肩胛区组织瓣的底面，很好辨认。

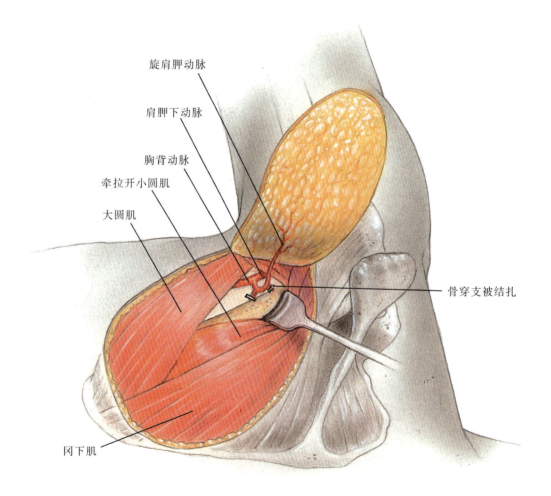

旋肩胛动脉

肩胛下动脉

胸背动脉

牵拉开小圆肌

大圆肌

骨穿支被结扎

冈下肌

图 **16-14** 肌三角的解剖反映胸背动脉下端的走行以及供应肩胛区皮岛的旋肩胛动脉。此图显示骨膜穿支被切断，在切取不带骨组织的筋膜皮瓣时必须切断这些穿支血管。

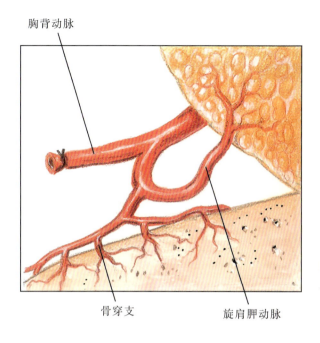

胸背动脉

骨穿支　　　　　　　旋肩胛动脉

图 16-15　当切取肩胛骨外缘时，骨膜营养支必须保留。肩胛骨的血供绝对不要解剖显露至图中所示的程度。

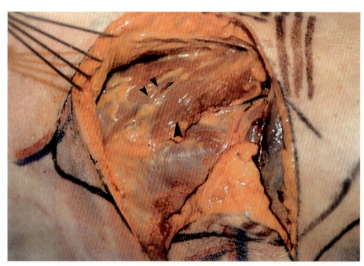

图 16-16　切取复合骨皮瓣时需要将大圆肌（大箭头所示）从肩胛骨外缘离断。保留肌袖与肩胛骨相连以维持骨膜血供。大圆肌的下缘必须与背阔肌(小箭头所示)分离开来。

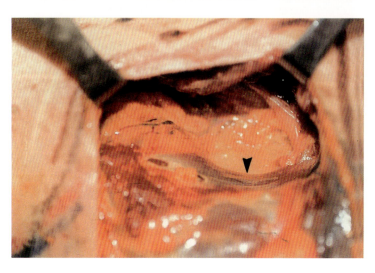

图 16-17　随着大圆肌的离断，胸背血管(箭头所示)、角支以及旋肩胛血管的近端暴露出来。

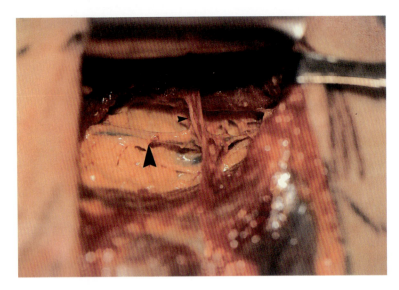

图16-18 将大圆肌的切缘及肱三头肌长头牵开之后，腋下的血管解剖就清晰地暴露出来。胸背系统的降支很明显(大箭头所示)，大圆肌(小箭头所示)的神经血管蒂通常必须离断以便进一步解剖腋下。

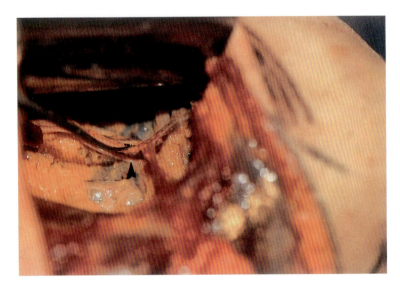

图16-19 胸背血管蒂必须结扎（箭头所示）和横断以便进一步向近端解剖直至肩胛下血管。如果出现以下情况术者无须实施该步骤：①背阔肌或者供应肩胛部的角支包含在解剖范围内；②旋肩胛动静脉有足够的直径及长度能与受体血管吻合。在分离了胸背血管蒂之后，继续解剖肩胛下动静脉。

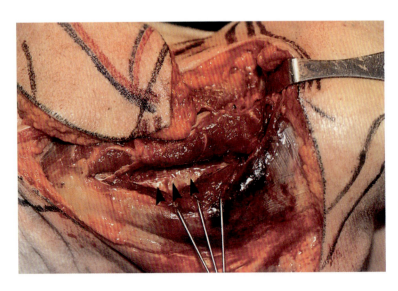

图16-20 在纵向分离冈下肌（箭头所示）之后接近肩胛骨以施行截骨术，保留2~3cm的肌袖附着于外侧缘。可见到若干肌支供应该肌肉，必须结扎分离。

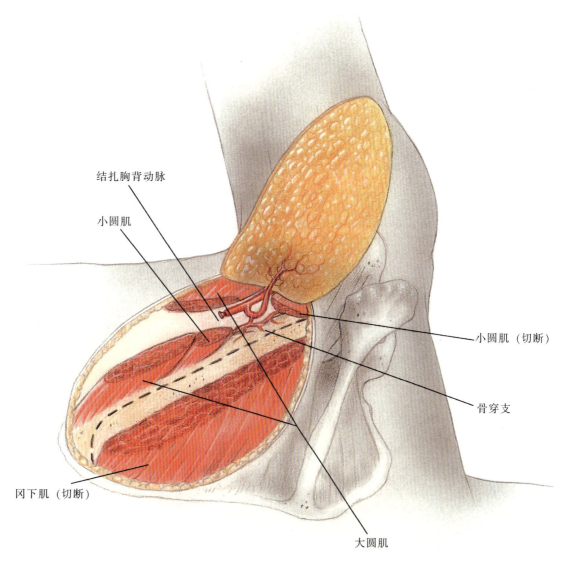

结扎胸背动脉

小圆肌

小圆肌（切断）

骨穿支

冈下肌（切断）

大圆肌

图 16-21   虚线表示从肩胛骨外缘切取骨质所需要的截骨线。在施行上方横切口时必须格外小心以避免损伤盂肱关节。

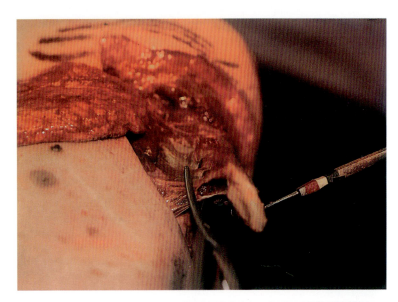

图 16-22 图示截骨后从髂嵴的有利位置向头侧看肩胛骨的情况。肩胛下肌必须分离,仅留一小段肌袖附着于骨上。

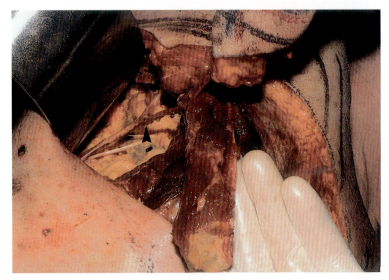

图 16-23 在肩胛骨外侧缘解剖至头端行肩胛下肌最后的减张切口时,必须能够直视旋肩胛动静脉(箭头所示)。

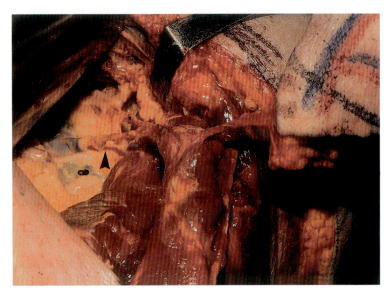

图 16-24 当骨皮瓣完全(除了其营养血供外)分离时,剩余的解剖沿着肩胛下血管进行。随后切断血管蒂(箭头所示)。在解剖分离过程中需小心操作以免损伤胸背神经。

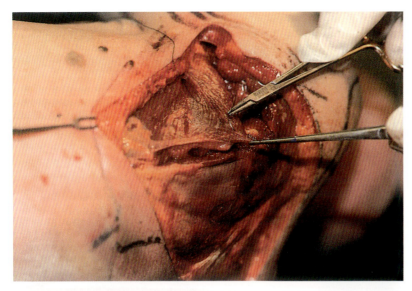

图 16-25　通过在肩胛骨外缘钻孔然后缝合大圆肌的断端关闭供区。

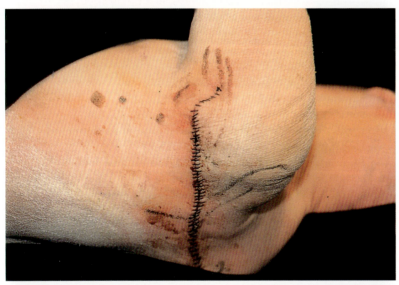

图 16-26　行皮下广泛分离以获得皮肤切缘的无张力缝合。通常同时放置深部及浅部双重负压引流。

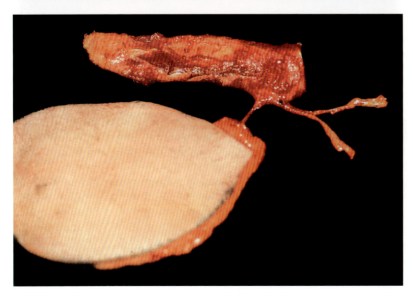

图 16-27　已获取肩胛骨皮瓣。图示旋肩胛和肩胛下血管蒂的长度以及相对于骨组织的皮肤移动自由度。

参考文献

[1] Bartlett SP, May JW, Yaremchuk MJ. The latissimus dorsi muscle. A fresh cadaver study of the primary neurovascular pedicle. *Plast Reconstr Surg*, 1981, 67:631.

[2] Barwick W, Goodkind D, Serafin D. The free scapular flap. *Plast Reconstr Surg*, 1982, 69:779.

[3] Batchelor A, Bardsley A. The bi-scapular flap. *Br J Plast Surg*, 1987, 40:510.

[4] Chandrasekhar B, Lorant J, Terz J. Parascapular free flaps for head and neck reconstruction. *Am J Surg*, 1990, 160:450.

[5] Chiu D. Sherman J, Edgerton B. Coverage of the calvarium with a free parascapular flap. *Ann Plast Surg*, 1984, 12:60.

[6] Coleman J, Sultan M. The bipedicled osteocutaneous scapula flap: a new subscapular system free flap. *Plast Reconstr Surg*, 1991, 87:682.

[7] Cormack G, Lamberty B. The anatomical vascular basis of the axillary fasciocutaneous pedicled flap. *Br J Plast Surg*, 1983, 36:425.

[8] DeGaris C, Swartley W. The axillary artery in white and Negro stocks. *Am J Anat*, 1928, 41:353.

[9] Deraemaecher R, Thienen CV, Lejour M, Dor P. The serratus anterior –scapular free flaps: a new osteomuscular unit for reconstruction after radical head and neck surgery (abstract). In: Proceedings of the Second International Conferenee on Head and Neck Cancer. 1988.

[10] dos Santos LF. Retalho escapular: um novo retalho livre microcirurgico. *Bras Cir*, 1980, 70:133.

[11] dos Santos LF. The vascular anatomy and dissection of the free scapular flap. *Plast Reconstr Surg*, 1984, 73:599.

[12] Gabhos F, Tross R, Salomon J. Scapular free flap dissection made easier. *Plast Reconstr Surg*, 1985, 75:115.

[13] Gilbert A, Teot L. The free scapular flap. *Plast Reconstr Surg*, 1982, 69:601.

[14] Hamiton S, Morrison W. The scapular free flap. *Br J Plast Surg*, 1982, 35:2.

[15] Hitzrot J. A composite study of axillary artery in man. *Johns Hopkins Bull*, 1901, 12:136.

[16] Kim P, Gottlieb J, Harris G, Nagle D, Lewis V. The dorsal thoracic fascia: anatomic significance with clinical applications in reconstructive microsurgery. *Plast Reconstr Surg*, 1987, 79:72.

[17] Moscoso J, Keller J, Gerden E, Weinberg H, Biller HF, Buchbinder D, Urken ML. Vascularized bone flaps in oromandibular reconstruction: a comparative anatomic study of bone stock from various donor sites to assess suitability for enosseous dental implants. *Arch Otolaryngol Head Neck Surg*, 1994, 120:36.

[18] Nassif TM, Vidal L, Bovet JL, Baudet J. The parascapular flap: a new cutaneous microsurgical free flap. *Plast Reconstr Surg*, 1982, 69:591.

[19] Rowsell A, Davies M, Eisenberg N, Taylor GI. The anatomy of the subscapular thoracodorsal arterial system: study of 100 cadaver dissections. *Br J Plast Surg*, 1984, 37:374.

[20] Saijo M. The vascular territories of the dorsal trunk: a reappraisal for potential flap donor sites. *Br J Plast Surg*, 1978, 31:200.

[21] Sullivan M, Baker S, Crompton R, Smith-Wheelock M. Free scapular osteocutaneous flap for mandibular reconstruction. *Arch Otolaryngol Head Neck Surg*, 1989, 115:1334.

[22] Sullivan MJ, Carroll WR, Baker SR. The cutaneous scapular free flap in head and neck reconstruction. *Arch Otolaryngol Head Neck Surg*, 1990, 116:600.

[23] Swartz W, Banis J, Newton D, Ramasastrys, Jones N, Acland R. The osteocutaneous scapular flap for mandibular and maxillary reconstruction. *Plast Reconstr Surg*, 1986, 77:530.

[24] Taylor GI, Palmer J. The vascular territories (angiosomes) of the body: experimental study and clinical applications. *Br J Plast Surg*, 1987, 40:113.

[25] Teot L, Bosse JP, Moufarrege R, Papillon J, Beuregrad G. The scapular crest pedicled bone graft. *Iht J Microsurg*, 1981, 3:257.

[26] Thoma A, Archibald I, Payk I, Young J. The free medial scapular osteofasciocutaneous flap for head and neck reconstruction. *Br J Plast Surg*, 1991, 44:477.

[27] Thoma A, Hiddle S. The extended free scapular flap. *Br J Plast Surg*, 1990, 43:712.

[28] Upton J, Albin R, Mulliken J, Murray J. The use of scapular and parascapular flaps for cheek reconstruction. *Plast Reconstr Surg*, 1992, 90:959.

[29] Urbaniak J, Komar A, Goldman R, Armstrong N, Nunley J. The vascularized cutaneous scapular flap. *Hast Reconstr Surg*, 1982, 69:772.

第 17 章

背阔肌

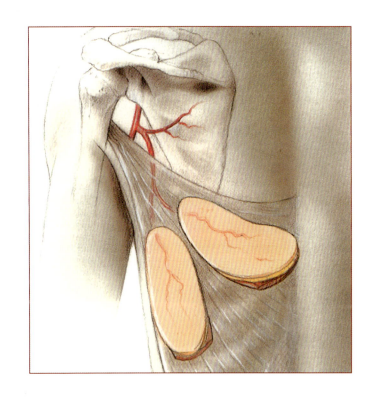

Mark L. Urken，M.D.
Michael J. Sullivan，M.D.

　　背阔肌肌皮瓣是医学文献中最早提及的肌皮瓣。1896 年,Tansini[50]报道使用该皮瓣进行根治性乳房切除术后的胸壁重建。此后,一些文献报道使用背阔肌肌皮瓣一期修复根治性乳房切除术后的缺损以及预防同侧上肢的淋巴水肿[9,20]。然而,在早期该技术并没有受到广泛关注,直到 20 世纪 70 年代 Olivari[34-35]使用该技术进行胸壁重建才使其得以复活。Bostwick 等[5]和 Maxwell 等[31]相继对此重建技术的安全性与可靠性进行了阐述。

　　1978 年,Quillen 等[38]首先使用带蒂背阔肌肌皮瓣进行头颈部重建。随后,Quillen[37]和 Barton 等[4]的报道使得背阔肌肌皮瓣成为头颈部缺损的一线修复技术。1979 年,Watson 等[56]报道了首例成功的背阔肌游离肌皮瓣的微血管移植。神经血管蒂的长度及管径、易于解剖分离、宽大的表面积、对供区的影响最小是该供区成为头颈部重建中常用的带蒂或游离瓣的主要因素。

　　背阔肌是一块宽阔扁平的肌肉,它覆盖了下背部的大部分区域。它起自下 6 个胸椎的棘突并附着于腰椎和骶椎的胸腰筋膜(图 17-1)。其外侧起源于与髂嵴相连的筋膜。背阔肌同样也起源于下 4 根肋骨,并在此处与腹外斜肌纤维相互交织。背阔肌的上内侧部为斜方肌的尾部纤维所覆盖。在向头外侧延伸的过程中,背阔肌的游离缘覆盖肩胛下角,此处也可能是其一个次要的起点。背阔肌纤维汇聚成束包绕大圆肌的尾部并嵌入肱骨的内侧。背阔肌的肌腱与大圆肌一起形成腋后襞,相伴嵌入肱骨结节间沟。

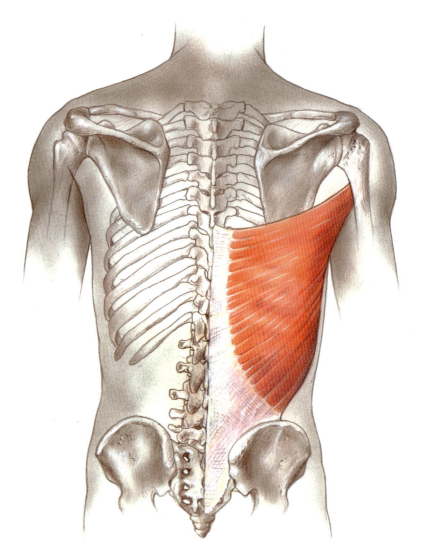

图 17–1　背阔肌覆盖从髂嵴至肩胛下缘的整个下背部。它起源于下 6 个胸椎、胸腰筋膜及髂嵴。它的上游离缘覆盖肩胛下角。它形成了腋后襞，然后嵌入肱骨内侧面。

　　背阔肌的主要功能是使上臂内收、内旋及外展。这些动作在自由式游泳时上臂的活动过程中最常见。通过附着于肩胛骨尾端，背阔肌还起到稳定肩胛骨以防止其向上向外移位的作用。在攀登活动中，上臂举过头部同时躯干向前向上牵拉时这一作用最常见。在背阔肌瓣移植以后，该肌肉的主要功能可由其他作用于盂肱关节的肌肉很好地补偿。然而，在因根治性颈清扫术所致斜方肌缺失或者胸大肌损失的情况下切取背阔肌，肩部并发症的发生率会升高。这部分内容将在本章后文中详述。

◆ 组织瓣的设计与应用

　　背阔肌既可以用做游离瓣，也可以作为带蒂瓣使用。作为带蒂瓣，在胸大肌和胸小肌之间穿过腋窝的背阔肌肌皮瓣几乎可到达头颈部的任何部位。通过蒂外置改善旋转弧度，该皮瓣可以覆盖头皮的大部分区域[29]。蒂部肌肉的切断需在几周后进行。带蒂背阔肌肌皮瓣的旋转弧度可以通过数种方法得以改善。切断胸背血管蒂至前锯肌的分支可以防止对它的限制。Friedrich 等[12]提出切断旋肩胛动脉分支可以增加组织瓣的长度。然而，其他学者提醒称保留这一分支有助于防止组织瓣从后向前穿过腋窝时血管蒂的扭结[4,29]。Barton 等[4]还认为完整的旋肩胛血管可为背阔肌提供侧支循环。切断背阔肌肌腱可以明显提高皮瓣的自由度，并可明显改善旋转弧度。把皮岛设计在肌肉尾端也有助于增加组织瓣的延伸距离，但是，这样做会导致该区域穿支血管的密度降低，从而会导致皮肤的血供更加贫乏。Quillen[37]报道一种旨在增加远端肌肉和皮肤可靠性的延迟术，该方法包括在组织瓣移植前 1 周左右分阶段切断从胸壁至肌肉深面的肋间穿支血管。

背阔肌覆盖的总区域的直径为 25~40cm。能够移植的皮岛的最大范围由患者的体型及手术医生一期关闭供区的能力所决定。尽管使用皮片来关闭供区的效果并不是很令人满意，但也可以获得成功[35]。在背阔肌的不同区域所设计皮岛的可靠性并不一致，这部分内容将会在本章后文进行讨论。移植背阔肌并移植皮片是解决头颈部大范围缺损并能够一期关闭供区的另外一种方案。该技术已广泛应用于头皮的重建[13]。

背阔肌是人体最薄的肌肉之一，去神经萎缩可以产生更薄的背阔肌肌皮瓣。已有关于一期修薄背阔肌用于前额重建的报道。血管蒂位于肌肉的深部，因此，可在覆盖皮片之前去除表层的肌肉[40]。Hayashi 和 Maruyama[19]描述了一种减容的背阔肌肌皮瓣，这种肌皮瓣由覆盖于肌肉最近端的皮岛与减容的远端皮筋膜单位一起移植。筋膜皮瓣最长可达 12cm，其血供来自筋膜、皮下组织及皮下血管丛。他们还从肌肉边缘的前方转移皮肤扩张瓣。减容皮瓣的概念系 Barton 等[4]报道的观察结果的自然延伸，他们发现尽管覆盖于远端肌肉的皮岛不可靠，然而，当将该皮岛设计成上方皮岛的扩展部分时，该区域还是能够成功地转移。有人推测这一现象是由于在那一区域获取了更丰富的肌皮穿支。

众所周知，位于胸腰腱膜上的皮肤可靠性差。然而，该筋膜鞘可用于各种不同目的的头颈部重建。Smith 等[48]介绍了一种头皮和颅骨复合缺损的表面修复技术，他们使用胸腰筋膜修补硬脑膜缺损同时使用上方的肌皮单位取代缺失的头皮。

Harii 等[15]介绍了一种能增加修复面积以及转移皮瓣延伸范围的背阔肌肌皮瓣改良方法。他们联合使用带蒂肌皮瓣与微血管游离瓣，即背阔肌瓣联合传统的腹股沟瓣。该皮肤上部的血供来自胸背的血管，而腹股沟皮肤的血供来自浅表的腹壁下血管或是旋髂浅血管。当组织瓣以上方为蒂进行旋转时，胸背血管保留附着，将腹股沟瓣的供血血管与头颈部的受体血管吻合。同样地，下方为蒂的复合瓣则保留供应腹股沟瓣的血管，而将胸背血管蒂与下肢的受体血管吻合(图 17-2)。

头颈部的复杂缺损通常需要两个上皮面来分别修补内衬的黏膜和外覆的皮肤。通过折叠背阔肌皮瓣，将皮肤的细胞间桥去上皮，或者将皮下组织与肌肉层分离便可达到这一目的[29]。然而，这样处理可能会影响皮瓣顶端的血供。Tobin 等[53-54]描述了另外一种解决方案，根据胸背部血管系统横向与纵向的肌肉内血管分支设计两个独立的肌皮单位。裂开背阔肌的可行性首先在狗的身上得到了验证，随后被应用于人体(图 17-3)。

头颈部重建的理想供区所需的另一特征是能够与血管化骨融合从而便于设计复

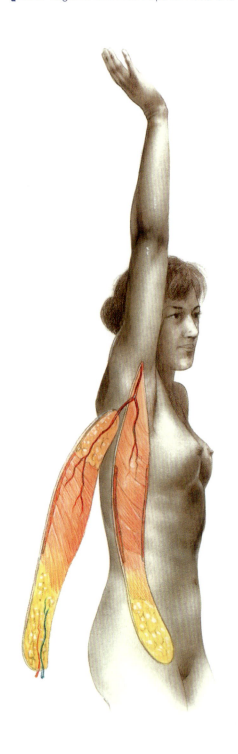

图 17-2　Harii 等[15]描述了一种背阔肌和腹股沟联合皮瓣。在移植时,其中之一作为血管化的游离皮瓣,另一个则作为带蒂皮瓣。在用于头颈部时,胸背血管保持完整;而供应腹股沟皮瓣的血管被切断并与颈部的受体血管吻合。

合瓣,以便修复重建颅骨及上下颌骨骨架。Schlenker 等[43]在狗身上进行的研究提示肋骨后段可由背阔肌提供血供。该复合瓣的解剖基础是后肋间动脉的穿支,后肋间动脉沿腋后线横过第 5~10 肋间。肩胛下血管微颗粒悬浮液注射后出现后肋间穿支血管逆行灌注的现象。据此推测,肋骨的血供来自后肋间动脉的骨髓滋养支。在狗模型中进行的四环素标记研究证实了肋骨的此种血供形式。然而,Friedrich 等[12]在新鲜尸体进行

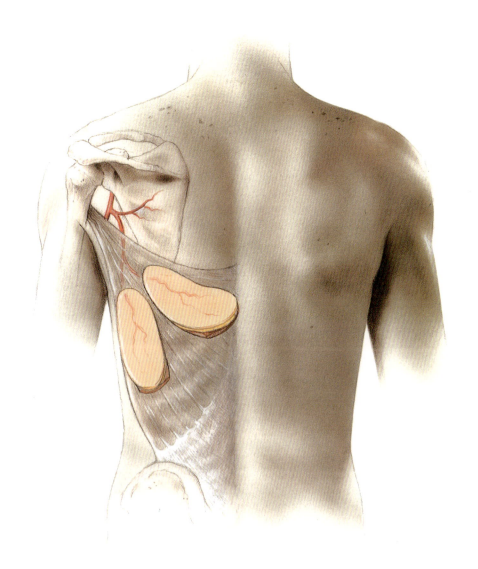

图 17-3   根据胸背动脉的横向和纵向分支可以在背阔肌上切取两个独立的皮瓣。通过在背阔肌底面进行解剖，外科医生能够确认胸背血管的分支，因而能够完全分离这两个肌皮瓣。

的注射研究得出的结论是胸背部血管系统并不能为肋骨提供血供。最后这项报道没有明确作者是否研究了 Schlenker 等描述的通过穿支血管捕获肋间血管系统的可能性。尽管存在这些矛盾的观点，但有两篇文献报道成功地使用背阔肌肋骨复合瓣进行口腔下颌骨的重建。Schmidt 和 Robson[44]报道了 3 例成功的病例，根据哪一肋间隙具有优势穿支血管来选择第 7、第 8 或者第 9 肋进行移植。他们以微血管吻合的方法来移植这一复合瓣，而不像 Maruyama 等[27]报道的带蒂复合瓣移植。伤口一期愈合、骨性愈合的影像学证据，以及术后早期骨扫描被用做骨性成分活性的证据。

随着对头颈部重建中最大限度恢复功能的日益关注，人们提高了对使用具有感觉的游离瓣修复口腔和咽部感觉的需求。有两篇关于恢复背阔肌肌皮瓣感觉功能的报道。Dabb 和 Conklin[7]描述了下背部皮肤的感觉支配的两个来源：脊神经支的皮支和肋间神经外侧皮支的后支。他们报道在足部重建时成功地恢复了感觉功能。外侧皮神经的后支与胫后神经的足底内侧神经分支吻合。另外,脊神经支与胫前神经吻合。据报道,吻合术后 6 个月患者可感受到压迫感及疼痛。Gordon 等[13]描述了一个替代路径以使感觉神经向背阔肌皮肌瓣内生长。他们将胸背神经与受体感觉神经吻合,并观察到 7 例患者中有 5 例能够辨别锐性与钝性刺激。这些患者感觉恢复的机制尚不明确,也许不仅是因为使用了运动神经,也可能是由于背阔肌皮瓣被覆了皮肤移植物。

通过保留完整的胸背神经或者将其与合适的受体运动神经吻合,背阔肌被用来恢复运动能力。Zancolli 和 Mitre[60]报道通过跨肘关节的背阔肌移植恢复了由于小儿麻痹症或外伤所丧失的屈肘功能。

通过两次手术将背阔肌移植到瘫痪一侧的面部可以恢复面部的活动[25]。第一期手术涉及放置与非瘫痪侧颊支吻合的跨面神经移植物。通过诱导 Tinel 征,追踪神经纤维,然后转移一块游离肌瓣并使其血管化和神经化。包括股薄肌[16]、趾短伸肌[33]、胸小肌[52]及前锯肌[58-59]在内的各种肌肉均被用于该重建目的。背阔肌用于该手术的优势是它的长度及神经血管蒂的管径,并且它可以分离成两个部分,这样就可以移植两块独立的肌肉单位,分别用于口周及下眼睑功能的重建。Mackinnon 和 Dellon[25]归纳了许多有关该手术的细微变化,包括标出静止状态下供区肌肉的长度,然后在将皮瓣植入面部过程中精确地重建静态张力。另外,他们也描述了对胸背神经远端进行解剖,这样延伸到移植肌肉节段以外的神经纤维可重新植入肌肉以辅助增加其运动能力。

背阔肌肌皮瓣也被用做涉及面中部表情肌缺失在内的面颊部复合损伤的运动能力重建。在这种情况下,可以通过转移肌皮单位、吻合血管,并将胸背神经与同侧面神经吻合一期完成手术。面部动态活动及肌电图记录证实了肌肉的收缩功能[26]。

需要获得运动能力重建的另一种情况是大部或全舌切除术后口腔功能的恢复。舌肌群由舌外肌和固有肌组成,其复杂性使得外科医生在此领域停滞不前了数十年。虽然学者尝试着借鉴采用游离肌移植修复面瘫的成功经验,但是,舌头的运动确实太过复杂。考虑到这一问题,让人们很难下决心去尝试使用一块由单向肌纤维组成的游离肌瓣来重建这种位置和形态几乎无限变化的天然的舌头。Haughey[17] 及 Haughey 和 Frederickson[18]描述运用神经再支配的背阔肌肌皮瓣进行全舌重建。这些肌纤维方向与口腔长轴一致,并与可用的翼状肌、括约肌和咬肌缝合在一起。胸背神经与舌下神经的残支吻合。在该重建术中,学者们观察到,皮瓣向上的运动是由背阔肌收缩或与皮瓣所缝接的肌肉所引起的。

带蒂背阔肌肌皮瓣已用于解决很多重建问题,包括咽和口腔的黏膜缺损以及颈部和面部的皮肤缺损[4,29,37]。Watson 和 Lendrum[57]报道采用管状背阔肌肌皮瓣进行环咽食管的一期重建。Watson 等[58]描述了数种运用背阔肌肌皮瓣修复咽损伤时需要考虑的技术因素,他建议在拟做成皮管的皮瓣周围同时转移大块肌肉,这些肌肉与周围组织缝合以提供第二层密闭。该供区较大的表面积使其非常适合用于修复面部和颈部的大面积缺损[22,45]。涉及黏膜和皮肤的复合缺损可以很容易地通过前面描述的方法进行修复。然而,需要注意该皮瓣的重量,尤其是在其自身折叠用于覆盖贯通伤的情况下。常常需要二期减容术[55]。背阔肌皮瓣较易到达下颈部的中线,因此,在造瘘口复发癌切除所致的缺损需要修复时,它是胸大肌瓣的理想替代供区[11]。

　　游离背阔肌肌皮瓣已用于多种面中部缺损的修复，此时需要足够的体积并能够将上皮面自由地置于不同的三维平面。Baker[1]报道该皮瓣适用于大面积的眶上颌缺损的修复。Shestak 等[47]描述通过将该肌皮瓣中间带状的皮肤去上皮化可以获得两个皮岛，这两个皮岛可被放置到两个互成 90°的不同平面上。有数篇文献报道证实了背阔肌瓣在修复高度复杂、大面积的面中部和颅底部缺损中的有效性[14,21]。

　　带蒂背阔肌肌皮瓣较易到达颞部或枕部以修复该区域的头皮缺损。然而，当需要修补的缺损面积进一步扩大及（或）延伸到颅顶时，就需要利用游离瓣进行修复。对于这类问题，背阔肌是一个理想的选择，因为其可利用的皮肤或者肌肉的表面积较大，营养血管蒂较长（很容易延伸到颈部的受体血管），组织较薄（可与剩余的头皮相匹配）。因为这一目的而使用该皮瓣的报道较多，显示了该皮瓣的这些显著特征[2,10,36,39,48-49]。Pennington 等[36]指出他们倾向于使用血管化的肌肉和皮肤移植物来修复头颅凸出的外形，因为肌肉收缩的内在特性可以避免皮瓣移植中常见的"狗耳朵"畸形。另外，血管化的肌瓣可以消除切取大面积皮岛时难以一期闭合供区的担忧。如前所述，胸腰筋膜曾被用于修复硬脊膜缺损[48]。Robson 等[39]报道了一组 6 例患者，在针对放射性骨坏死行头皮和颅盖清创术后，利用背阔肌瓣获得了一个稳定的创口愈合。其中 1 例患者，采用移植包含血管化的第 4 肋骨节段的背阔肌骨肌皮瓣修补了部分颅骨缺损。重建结构性的支持同时给予软组织覆盖，其获益因颅部缺损的面积和位置的不同而有所差异。虽然保护大脑和改善外观是颅骨成形术最常见的指征，然而，一些学者支持重建颅骨尚具有预防或矫治各种症状的作用，包括疼痛、头疼、头晕、外伤后癫痫等[49]。除了运用血管化骨外，该问题还可通过使用裂层肋骨移植、人造颅骨成形术以及钛板重塑得以解决[36,48-49]。

◆ 神经血管解剖

　　我注意到一些重要的动脉分支起源于肩胛下动脉的一个主要分支，并延伸到我所设计的皮瓣的蒂部。正是这个被称为旋肩胛动脉的分支，其下面的一个分支是该皮瓣最常见的营养血管。这个动脉分支朝向大圆肌和小圆肌之间的表面走行，并且部分分支到达背阔肌及其皮肤。也需要留意背阔肌接受肩胛下动脉直接分支的供血。从这个观察结果我们应该明白，为了保证该皮瓣的生命力，该皮瓣至少应该包括背阔肌。通过这种方法，我们不仅保护了来自旋肩胛动脉通往皮肤的血流，而且保护了途经背阔肌到达皮肤的血流。

Tansini，1906

　　Tansini 对该肌皮瓣皮肤血供的理解程度确实令人震惊，并使医学史专业的学生的思想产生震动。他们在思索为什么 Tansini 早在百年前就有如此发现，而时至今日人们才普遍对该供区表现出热情[30]。虽然 Tansini 的表述错误地过度强调了旋肩胛动脉的作用，但是，很明显他理解了背阔肌的轴型血供以及包含该血供以确保其皮肤活力的必要性。

　　根据 Mathes 和 Nahai[28]的分类体系，背阔肌属于第 5 型肌肉，它有一个优势血管蒂和一系列小的节段血管蒂。其优势血管蒂由胸背动静脉组成，它们是肩胛下动静脉的终末支。整块背阔肌上有许多肌皮穿支，其中最具优势的一支位于背阔肌前缘。此外，背阔肌内侧有节段性脊旁穿支（图 17-4）。

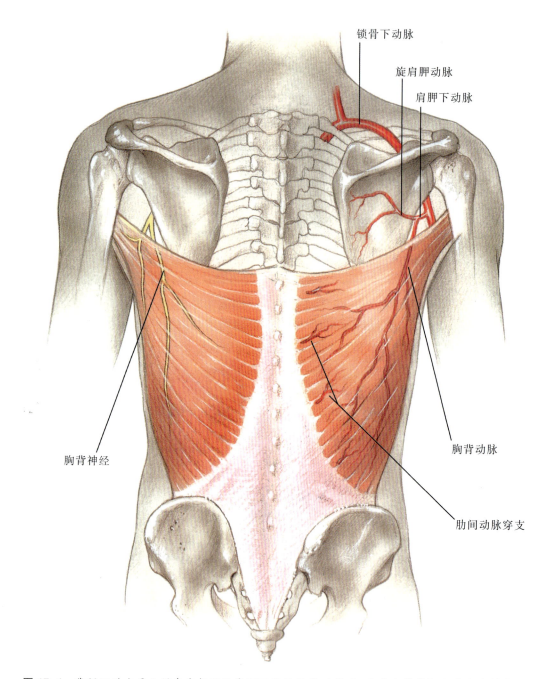

锁骨下动脉

旋肩胛动脉

肩胛下动脉

胸背神经

胸背动脉

肋间动脉穿支

图 17-4 背阔肌的主要血供来自起源于肩胛下轴的胸背动静脉。胸背血管蒂恒定地分为横向和纵向分支,游离后可达到 10~12cm 的长度。胸背动脉分支之前的直径为 1.5~4.0mm。胸背神经支配背阔肌的运动神经分布,也分为横向和纵向分支。

Taylor 和 Palmer[51]描述了一个血管体区系统以帮助解释重建皮瓣的血管基础。他们将身体分成多个三维区域,每个区域都由一个指定的动静脉主干供应,不同区域之间通过扼流血管系统相连。背阔肌被分成了 3 个血管体区:由胸背血管蒂供应的背阔肌的近端部分,由肋间后动脉供应的背阔肌中部及内侧部分,由腰动脉滋养的背阔肌最下端部分(图 17-5)。肋间穿支系统为相当大的血管,直径在 1~1.5mm 之间,它们被

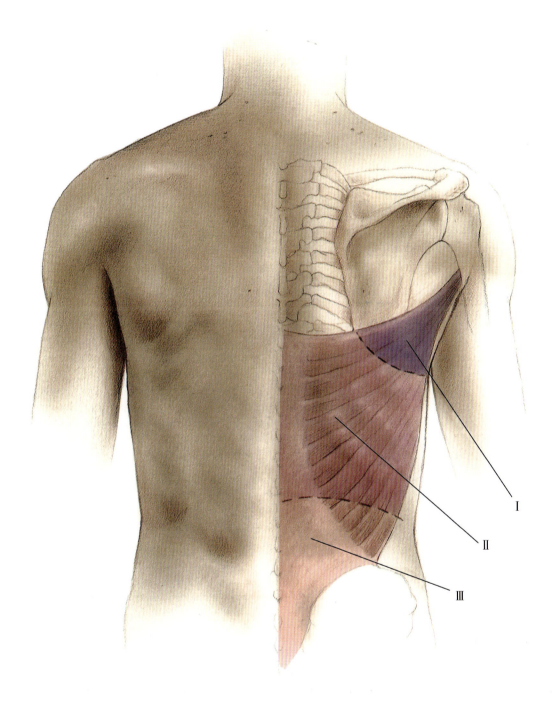

图 17-5   背阔肌可以分为 3 个主要的血管体区。通过分区我们可以更好地理解覆于背阔肌上不同皮瓣的可靠性。上部区域主要由源动脉即胸背动脉供应（Ⅰ）。背阔肌的第二血管体区（Ⅱ）由进入脊柱旁区内侧及外侧的肋间穿支供应。背阔肌下部由腰血管供应（Ⅲ）。当完全依靠胸背系统供血时，第三血管体区上的皮瓣就不那么可靠了。在将背阔肌肌皮瓣作为带蒂皮瓣进行移植时了解这一点十分重要，因为，为了增加其旋转弧度常常需要将皮瓣蒂部置于肌肉的更尾端，然而，也会因此使皮瓣处于皮肤缺血的更大风险中。

用于供应以后内侧为蒂或逆行的肌瓣或肌皮瓣[6]。然而,胸背血管蒂是用于头颈部移植的带蒂或游离背阔肌肌皮瓣的主要供血血管。

血管体区的概念有助于我们预测从背阔肌不同区域转移的肌肉和皮肤的可靠性。Taylor 和 Palmer[51]设想通过跨越一个扼流血管系统可以可靠地切取相邻血管体区的肌肉和皮肤。然而,如果跨越第二套连接血管切取第三个血管体区的肌瓣则其血管分布减少。该假设已为背阔肌肌皮瓣移植的实践所验证,即其下部及内侧部分不可靠。

胸背动静脉起自肩胛下血管,而肩胛下血管又是腋动静脉第三节段的分支。胸背血管在进入肌肉之前在腋窝的脂肪组织中从头侧向尾侧走行。在其走行途中,它们发出分支至以下肌肉,包括肩胛下肌、大圆肌、前锯肌。另外,它们发出一个连贯的角支进入肩胛骨下角。胸背血管的解剖已得到广泛研究。胸背动脉起始处平均直径为 2.7mm(范围 1.5~4.0mm),静脉直径为 3.4mm(范围 1.5~4.5mm);胸背血管蒂平均长度为 9.3cm(范围 6.0~16.5cm)。尸体解剖研究显示,大多数(92%)的肩胛下动静脉在腋动静脉的起始处非常接近,而胸背动静脉一起穿过腋窝。在其余的标本中,动静脉的起源处相隔一定距离且走行不同,远至发出前锯肌的分支处才会相遇。在大多数情况下(54%),只有 1 个分支到前锯肌,2 个(44%)和 3 个(2%)分支的情况较为少见[3]。

在神经血管入肌处,静脉位于动脉的外侧,神经则处于二者之间。在 99%的病例中,只有一个神经血管门;剩下 1%的情况是可能发现两个不同的神经血管入肌处[54]。在 86%的病例中,胸背血管会分为横向和纵向分支。横向分支常常与上游离缘平行,与游离缘平均相距 3.5cm。纵向分支常常稍小一些,并在距肌肉外侧缘 2.1cm 处向髂嵴走行。两个分支注入染料后均能使整块肌肉及其表面的皮肤着色,提示两个主要分支之间有着丰富的吻合支。胸背神经在肌肉内的分支模式与血管分支一致,因而,获取两个独立的血管化神经肌肉单位便具备了解剖学基础。它也为保护功能化肌肉提供了机会,并因此降低了供区的发病率[54]。

背阔肌供区最吸引人的特性之一是其血管蒂的长度。胸背血管和肩胛下血管的联合长度有相当大的个体差异,在 7.6~14.4cm 之间,平均 9.7cm。与血管入肌点的变异相比,血管长度的差异与患者的体型之间的相关性更大[12]。在两组独立的尸体解剖研究中,几乎没有发现动脉粥样硬化[3,12]。

胸背神经是支配背阔肌的运动神经。它起源于臂丛神经后束,在腋血管后方进入腋窝,并与胸背动静脉相伴下行进入神经血管门。胸背神经常在靠近肩胛下动静脉约 3cm 处越过腋血管。可以切取的神经长度在 8.5~19.0cm 之间,平均 12.3cm。85%的解剖标本中发现有胸背神经分叉[3]。有关背部和躯干的感觉供应在本章前面部分已作讨论。胸长神经在其所支配的前锯肌浅面走行。

◆ 解剖变异

背阔肌本身几乎没有显著的解剖变异。如前所述,在大多数解剖标本中,肩胛下动脉和静脉的起点彼此相距很近。在肩胛下动静脉起点分开的标本中,肩胛下动脉在腋窝近端起源,平均距离 4.2cm。手术医生应当注意这种解剖变异以避免在切取该皮瓣时发生混淆[3]。有时胸背动脉会作为一个独立的分支从腋动脉发出。在一组 512 例的尸体解剖中,DeGaris 和 Swartley[8]报道这种异常现象的发生率为 0.8%。

◆ 潜在的缺陷

大量的文献报道证实背阔肌肌皮瓣是一种安全、可靠的重建选择。然而，皮瓣边缘坏死也很常见，最可能的原因是不恰当地将皮瓣设计在背阔肌的更远端[10]。究其原因常常是皮瓣大小逼近最大极限或者为了增加旋转弧度而将皮瓣置于离髂嵴很近之处。将背阔肌作为游离瓣移植可以避免这一问题。

在制作胸大肌与胸小肌之间带蒂背阔肌肌皮瓣的通道时必须高度谨慎。血管蒂极长的行程使它们在手臂位置改变时处于血管闭塞的风险之中。有人曾提倡将手臂屈曲位固定在胸部[29]。如果之前胸大肌未被用做重建皮瓣，那么在做隧道时必须避免损伤胸肩峰血管。另外，为了防止损伤胸长神经及前锯肌麻痹造成翼状肩，Baker[1]警告不要损伤支配上臂内侧感觉的肱内侧皮神经。如果不能做成一个合适的隧道，可能导致胸大肌和锁骨之间的血管蒂受压。Watson 等[58]报道了 1 例该原因所致的全皮瓣坏死。

我们更应该关注的是一些关于皮瓣切取过程中手臂放置不当导致臂丛损伤的报道。Quillen[37]发现 1 例短暂性桡神经功能减弱，Barton 等[4]报道了 4 例上肢暂时性无力及感觉异常。Logan 和 Black[24]对臂丛损伤的机制进行了研究，他们还报道了另外一个病例，该病例在背阔肌瓣切取后 7 个月臂丛永久性损伤。这些学者认为手臂上抬过度，使锁骨侵犯臂丛导致了臂丛损伤，他们建议在肩部与和颈部之间放置一个垫子以预防这种损伤的发生。

失去神经支配的肌肉因丧失其功能活动而发生病变。虽然背阔肌缺失所致的缺陷已经被验证，但是，关于作用于盂肱关节的几块肌肉共同缺失的后果却没有报道。头颈癌患者在根治性颈清扫以及胸大肌重建后，丧失斜方肌功能的情况相当普遍。切取肩胛部复合瓣可能会进一步导致大圆肌、肩胛下肌及冈下肌的功能缺失或去神经化。对臂丛进行放疗的不利影响可能会增加肩和上肢的发病率。Laitung 和 Peck[23]对 19 例行背阔肌移植的男性患者组与一个匹配的对照组进行肩功能的比较研究。19 例行皮瓣移植术的患者中 13 例肩部活动范围正常。随着手术后时间的推移，患者的伤残得分减少。瘢痕挛缩对伤残得分及肩关节活动范围有不利影响。这些学者发现背阔肌缺失几乎不会引起职业的问题，而且不妨碍体育运动。这些发现与 Russell 等[42]的报道相悖，他们发现在一组 23 例患者中存在背阔肌缺失所致的职业、日常性活动及体育运动方面的改变。他们检测了术侧肩膀周围所有的肌肉，均存在功能的减弱。在病例数较小的一组由于 Poland 综合征或乳房切除术导致身体同侧胸大肌功能缺失的患者中，这些作者发现背阔肌移植后肩功能有更大程度的减弱。

儿童的背阔肌缺失还会导致其他的供区问题，它与脊柱侧凸及脊旁肌肉的发育不良有关。Serra 等[4]描述了一种将残留肌肉再神经化以保存背阔肌功能的技术。在该手术中，胸背神经在其进入肌肉的位置被横断。在一部分肌肉被转移后，神经断端被再次引入没有转移的肌肉中。肌电图随访研究证实了肌肉的神经再支配，然而，Serra 并未提及该技术能否预防这种令人担忧的后遗症。

儿童患者因背阔肌移植所致的潜在发病率可能不同于成人。然而，因为大多数头颈部移植游离皮瓣的患者均系年龄较大的癌症患者，因此必须对肩功能受限进行系统研究以阐述已有报道中存在的差异。

◆ 术前评估

　　嘱患者取坐位并将双手按在髋部可以容易地触及背阔肌的前缘。由于胸背血管的解剖结构恒定，因此，一般无须进行术前定位。术前曾行腋窝淋巴结清扫术的患者的情况较为复杂，因为其胸背血管可能已被结扎。肌肉的侧支循环来自肩胛骨周围丰富的吻合血管网，以及旋肩胛动脉和前锯肌分支的逆行血流[32]。虽然在这些情况下覆盖胸壁仍然可行，但是，安全地获取皮瓣并将其用于头颈部修复就不太可能，除非将它作为游离皮瓣进行移植。在此情况下建议行术前血管造影[41]。

组织瓣采集技术

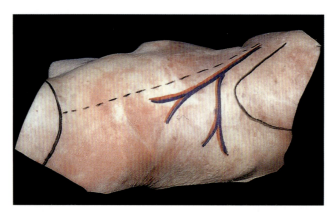

图 17-6　背阔肌肌皮瓣涉及的体表解剖轮廓已经在背外侧皮肤上描出。重要的解剖标志包括腋窝中点、髂嵴及肩胛骨下顶点。腋窝中点与髂前上棘及髂后上棘连线中点之间的连线用虚线画出。这条线代表背阔肌的前缘。沿着这条线，在腋窝中点以下 8~10cm 处胸背动脉和静脉进入背阔肌底面，血管分出一支走行于肩胛下顶点下数厘米的水平支，以及一支走行于背阔肌前缘之后 3~4cm 的更趋于垂直方向的分支。

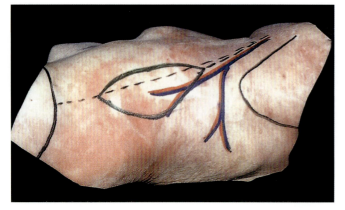

图 17-7　一个以垂直分支为蒂的皮瓣的轮廓。皮瓣常被设计成纺锤形以利于关闭创面。该皮瓣设计中包含有数厘米位于背阔肌前缘前方的皮肤。

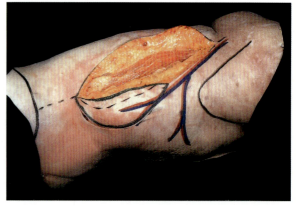

图 17-8　起始切口位于腋窝中点，并沿着上方的虚线及下方的皮瓣前缘走行。通过这个切口，可以很容易地确认背阔肌的前缘。

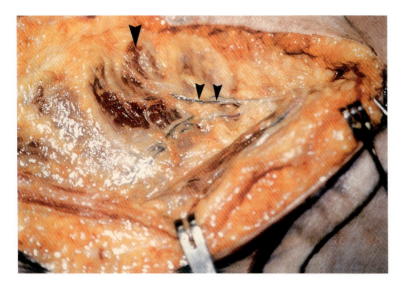

图 17-9　胸背蒂在腋窝的脂肪组织中走行，发出多个分支至局部肌肉并在进入背阔肌门之前发出一个角支到肩胛骨。到前锯肌(双箭头所示)的分支经常是第一个遇到的血管结构。这些分支位于前锯肌的浅面(大箭头所示)，可根据它们找到其起源的胸背血管。

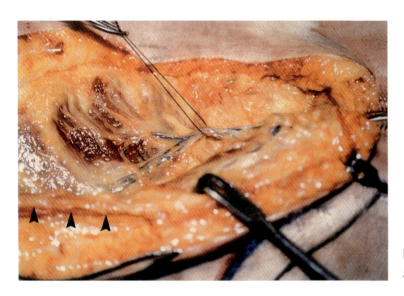

图 17-10　将背阔肌前缘（箭头所示）向后牵拉，以缝线牵引供应前锯肌的分支。

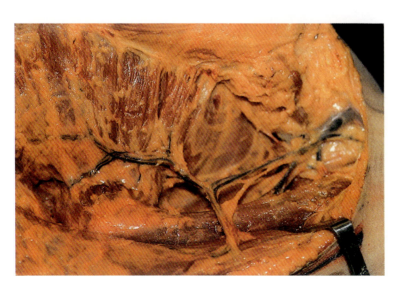

图 17-11　在解剖、剔除许多脂肪组织后，由动脉、静脉和神经组成的胸背系统的解剖结构变得更加直观。

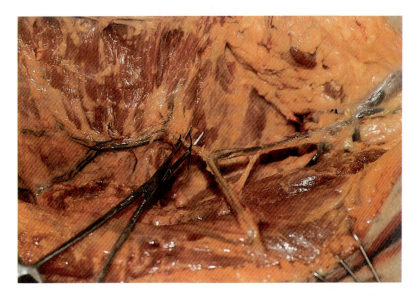

图 17-12 分离切断前锯肌分支使得胸背血管蒂近乎完全游离。

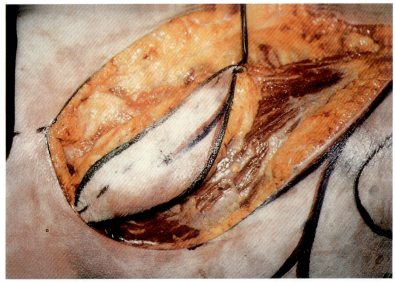

图 17-13 随后环绕皮瓣的后中部做切口，切至肌肉上筋膜水平。此时，可以继续解剖仅获取位于皮瓣下方的部分背阔肌，也可以获取整块的背阔肌。

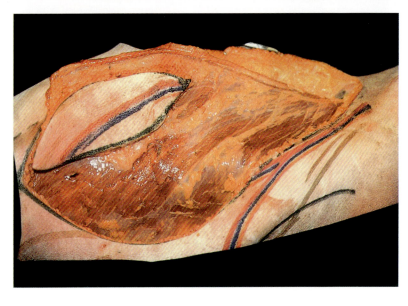

图 17-14 将背部皮肤从肌肉分离可以显露背阔肌直至后中线。

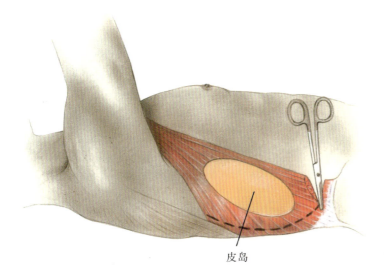

图 **17-15**　通过钝性或锐性分离将背阔肌从胸壁、腹外斜肌及前锯肌游离出来。肌肉和腱膜与髂嵴、椎骨及肋骨相连处采用锐性分离。在下方及内侧解剖时，必须将进入背阔肌深面的营养血管结扎并分离。

皮岛

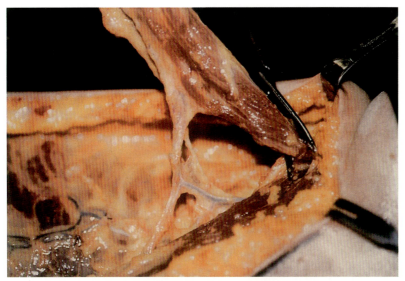

图 **17-16**　在从远端向近端分离的过程中会发现血管门。沿着胸背神经血管蒂向腋窝解剖需将肌支和角支分离切断。

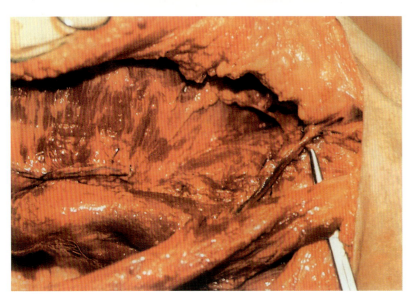

图 **17-17**　背阔肌的完全游离需要切断插入肱骨的肌腱。实施操作时需小心细致，并注意保护血管蒂。

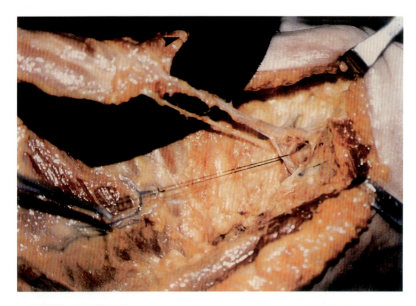

图 17-18 肌腱(箭头所示)已被切断,肌肉附着于神经血管蒂。旋肩胛血管周围放置缝线。旋肩胛血管可予结扎从而进一步游离胸背血管蒂。

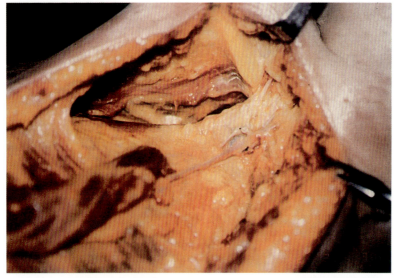

图 17-19 转移带蒂皮瓣需在胸大肌、胸小肌之间准备一个隧道,这些肌肉的外侧缘位于腋窝前部。

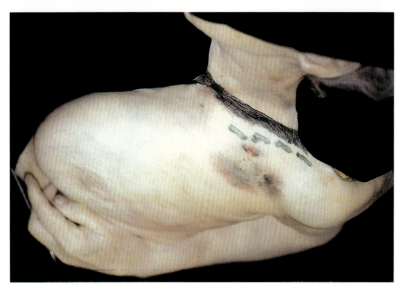

图 17-20 需在锁骨下做一平行切口以完成带蒂皮瓣转移的隧道。胸大肌在锁骨上的附着需切断。

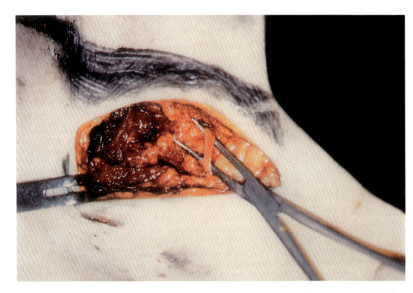

图 17-21 确认与保护胸肩峰血管蒂。

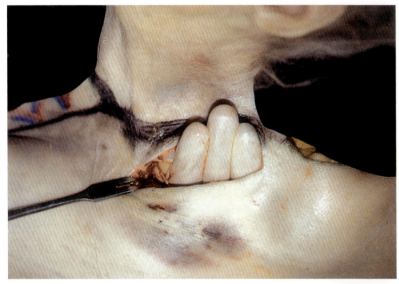

图 17-22 必须建立一个足够宽大的隧道以利背阔肌肌皮瓣通过。一条隧道尺寸足够的良好指标是可以容纳手术医生的3~4个手指。

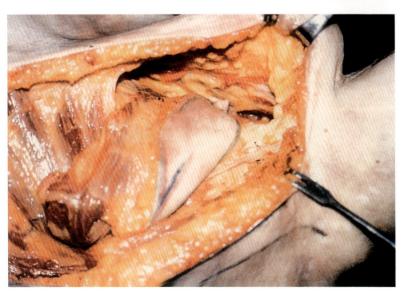

图 17-23 背阔肌肌皮瓣在直视下通过隧道转移，必须确认蒂部没有扭转或者没有引起皮肤与肌肉间的剪切力。

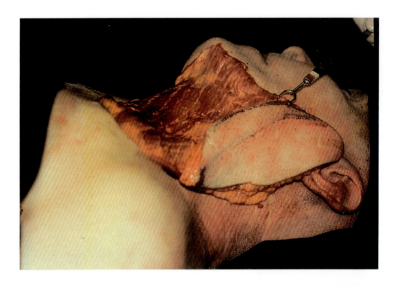

图 17-24 在确保血管蒂没有张力的情况下将背阔肌肌皮瓣转移到颞区。

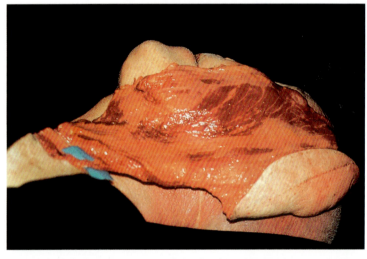

图 17-25 通过对比此处所示的皮瓣位置与前面图示肌腱未被切断的情况,可以发现解剖背阔肌肌腱从而使其旋转弧度最大化的重要性。

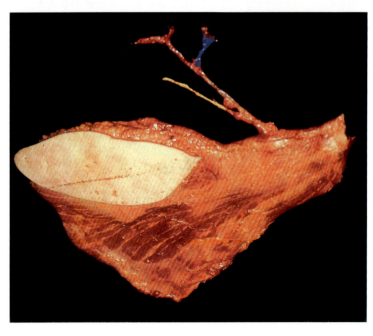

图 17-26 图示获取的背阔肌游离肌皮瓣,可以看出其较长的神经血管蒂及其所能覆盖的极大的表面积。

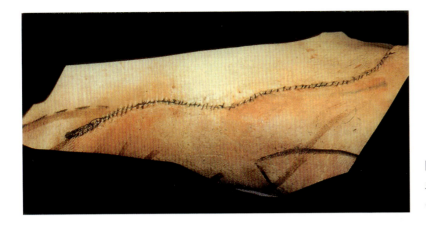

图 17-27　可以通过广泛的皮下分离以实现供区的一期缝合，从而只产生一条线状的瘢痕。

参考文献

[1] Baker S. Closure of large orbital maxillary defects with free latissimus dorsi myocutaneous flaps. *Head Neck*, 1984, 6:828.

[2] Barrow D, Nahai F, Fleischer A. Use of free latissimus dorsi musculocutaneous flaps in various neurosurgical disorders. *J Neurosurg*, 1983, 58:252.

[3] Bartlett SP, May JW, Yaremchuk MJ. The latissimus dorsi muscle. A fresh cadaver study of the primary neurovascular pedicle. *Plast Reconstr Surg*, 1981, 67:631.

[4] Barton F, Spicer T, Byrd H. Head and neck reconstruction with the latissimus dorsi myocutaneous flap: anatomic observations and report of 60 cases. *Plast Reconstr Surg*, 1983, 71:199.

[5] Bostwick J, Nahai F, Wallace J, Vasconez L. Sixty latissimus dorsi flaps. *Plast Reconstr Surg*, 1979, 83:31.

[6] Bostwick J, Schiflan M, Nahai F, Jurkiewicz M. The "reverse" latissimus dorsi muscle and musculocutaneous flap: anatomical and clinical considerations. *Plast Reconstr Surg*, 1980, 65:395.

[7] Dabb R, Conklin W. A sensory innervated latissimus dorsi musculocutaneous free flap: case report. *J Microsurg*, 1981, 2:289-293.

[8] DeGaris C, Swartley W. The axillary artery in white and Negro stocks. *Am J Anat*, 1928, 4:353.

[9] D'este S. La technique de l'amputation de la mamelle pour carcinome mammaire. *Rev Chir*, 1912, 45:164.

[10] Earley MJ, Green M, Milling M. A critical appraisal of the use of free flaps in primary reconstruction of combined scalp and calvarial cancer defects. *Br J Plast Surg*, 1990, 43:283-289.

[11] Freddckson JM, Jahn AF, Bryce DP. Leiomfosarcoma of the cervical trachea. Report of a case with reconstruction using a latissimus dorsi island flap. *Ann Otol Rhinol Laryngol*, 1979, 88:403-406

[12] Friedrich W, Berbenhold C, Lierse W. Vascularization of the myocutaneous latissimus dorsi flap. *Acta Antat (Basel)*, 1988, 131:97.

[13] Gordon L, Bunche H, Alpert B. Free latissimus dorsi muscle flap with split-thickness skin graft cover: a report of 16 cases. *Plast Reconstr Surg*, 1982, 70:173.

[14] Hardesty R, Jones N, Swartz N, Ramasastry S, Heckler F, Newton D, Schramm V. Microsurgery for macrodefects: microvascular free-tissue transfer for massive defects of the head and neck. *Am J Surg*, 1987, 154:399.

[15] Harii K, Iwaya T, Kawaguchi N. Combination myocutaneous flap and microvascular free flap. *Plast Reconstr Surg*, 1981, 68:700.

[16] Harii K, Ohmori K, Toru S. Free gracilis muscle transplantation with microneurovascular anastomoses for treatment of facial paralysis. *Plast Reconstr Surg*, 1976, 57:133.

[17] Haughey B. Tongue reconstruction: concepts and practice. *Laryngoscope*, 1993, 103:1132.

[18] Haughey B, Fredrickson J. The latissimus dorsi donor site. Current use in head and neck reconstruction. *Arch Otolaryngol Head Neck Surg*, 1991, 117:1129.

[19] Hayashi A, Maruyama Y. The "reduced" latissimus dorsi musculocutaneous flap. *Plast Reconstr Surg*,

1989,84:290.

[20] Hutchins E. A method for the prevention of elephantiasis. *Surg Gynecol Obstet*,1939,69:795.

[21] Jones N,Hardesty R,Swarty W,Ramasastry S,Heckler F,Nauton E. Extensive and complex defects of the scalp,middle third of the face,and palate:the role of microsurgical reconstruction. *Plast Reconstr Surg*, 1988,82:937.

[22] Krishna B,Green M. Extended role of latissimus dorsi myocutaneous flap in reconstruction of the neck. *Br J Plast Surg*,1980,33:233.

[23] Laitung J,Peck F. Shoulder function following loss of the latissimus dorsi muscle. *Br J Plast Surg*, 1985,38:375.

[24] Logan A,Black M. Injury to the brachial plexus resulting from shoulder positioning during latissimus dorsi flap pedicle dissection. *Br J Plast Surg*,1985,38:380.

[25] Mackinnon S,Dellon L. Technical considerations of the latissimus dorsi muscle flap:a segmentally innervated muscle transfer for facial reanimation. *Microsurgery*,1988,9:36-45.

[26] Maruyama Y,Nakajima H,Fossati E,Fujino T. Free latissimus dorsi myocutaneous flaps in the dynamic reconstruction of cheek defects:a preliminary report. *J Microsurg*,1979,1:231.

[27] Maruyama Y,Urita Y,Ohnishi K. Rib-latissimus dorsi osteomyocutaneous flap in reconstruction of a mandibular defect. *Br J Plast Surg*,1985,38:234.

[28] Mathes S,Nahai F. *Clinical Applications for Muscle and Musculocutaneous Flaps*. Toronto:CV Mosby, 1982.

[29] Mares M,Panje W,Shagets F. Extended lafissimus dorsi myocutaneous flap reconstruction of major head and neck defects. *Otolaryngol Head Neck Surg*,1984,92:551.

[30] Maxwell G. Iginio Tansini and the origin of the latissimus dorsi musculocutaneous flap. *Plast Reconstr Surg*,1980,65:686.

[31] Maxwell G,Manson P,Hoopes J. Experience with thirteen latissimus dorsi myocutaneous free flaps. *Plast Reconstr Surg*,1979,64:1.

[32] Maxwell G,McGibbon B,Hoopes J. Vascular considerations in the use of a latissimus dorsi myocutaneous flap after a mastectomy with an axillary dissection. *Plast Reconstr Surg*,1979,64:771.

[33] Mayou BR,Watson J,Harrison D,Wynn-Parry C. Free microvascular and microneural transfer of the extensor digitorum brevis muscle for the treatment of unilateral facial palsy. *Br J Plast Surg*,1981,34:362.

[34] Olivari N. The latissimus flap. *Br J Plast Surg*,1976,29:126.

[35] Olivari N. Use of thirty latissimus dorsi flaps. *Plast Reconstr Surg*,1979,64:654.

[36] Pennington D,Stern H,Lee K. Free flap reconstruction of large defects of the scalp and calvarium. *Plast Reconstr Surg*,1989,83:655.

[37] Quillen C. Latissimus dorsi myocutaneous flaps in head and neck reconstruction. *Plast Reconstr Surg*, 1979,63:664.

[38] Quillen C,Shearin J,Georgiade N. Use of the latissimus dorsi myocutaneous island flap for reconstruction in the head and neck area. *Plast Reconstr Surg*,1978,62:113.

[39] Robson MC,Zachary LS,Schmidt DR,Faibisoff B,Hekmatpanah J. Reconstruction of large cranial defects in the presence of heave radiation damage and injection utilizing tissue transferred by micro-vascular anastomoses. *Plast Reconstr Surg*,1989,83:438-442.

[40] Rowsell A,Godfrey A,Richards M. The thinned latissimus dorsi free flap:a case report. *Br J Plast Surg*, 1986,39:210.

[41] Rubinstein ZJ,Shafir R,Tsur H. The value of angiography prior to use of the latissimus dorsi myocutaneous flap. *Plast Reconstr Surg*,1979,63:374.

[42] Russell R,Pribaz J,Zook E,Leighton W,Eriksson E,Smith C. Functional evaluation of the latissimus dorsi donor site. *Plast Reconstr Surg*,1986,78:336.

[43] Schlenker J,Indresano A,Raine T,Meredith S,Robson M. A new flap in the dog containing a vascularized rib graft—the latissimus dorsi myoosteocutaneous flap. *J Surg Res*,1980,29:172-183.

[44] Schmidt D,Robson M. One-stage composite reconstruction using the latissimus myoosteocutaneous free

flap. *Am J Surg*,1982,144:470.

[45] Schuller D. Latissimus dorsi myocutaneous flap for massive facial defects. *Arch Otolaryngol*,1982,108:414.

[46] Serra J,Samayoa V,Valiente E,Kloehn G. Neurotization of the remaining latissimus dorsi muscle following muscle flap transplant. *J Reconstr Microsurg*,1988,4:415.

[47] Shestak K,Schusterman M,Jones N,Johnson J. Immediate microvascular reconstruction of combined palatal and midfacial defects using soft tissue only. *Microsurgery*,1988,9:128.

[48] Smith P. Morgan B. Crockard H. Immediate total scalp and skull reconstruction. *Microsurgery*,1983,4:23.

[49] Stueber K,Saloman M,Spence R. The combined use of the latissimus dorsi musculocutaneous free flap and split-rib grafts for cranial vault reconstruction. *Ann Plast Surg*,1985,15:155.

[50] Tansini I. Spora il mio nuovo processo di amputazione della mammaella per cancre. *Riforma Med (Palermo,Napoli)*,1896,12:3.

[51] Taylor Gl,Palmer J. The vascular territories (angiosomes) of the body;experimental study and clinical applications. *Br J Plast Surg*,1987,40:113.

[52] Terzis J,Manktelow R. Pectoralis minor:a new concept in facial reanimation. *Plast Surg Forum*,1982,5.

[53] Tobin G,Moberg A,DuBou R,Weiner L,Bland K. The split latissimus dorsi myocutaneous flap. *Ann Plast Surg*,1981,7:272-280.

[54] Tobin GR,Schusterman M,Peterson GH,Nichols G,Bland KI. The intramuscular neurovascular anatomy of the latissimus dorsi muscle:the basis for splitting the flap. *Plast Reconstr Surg*,1981,67:637-641.

[55] Watson JS. The use of the latissimus dorsi island flap for intra-oral reconstruction. *Br J Plast Surg*,1982,35:408.

[56] Watson JS,Craig R,Orton C. The free latissimus dorsi myocutaneous flap. *Plast Reconstr Surg*,1979,64:299.

[57] Watson JS,Lendrum J. One stage pharyngeal reconstruction using a compound latissimus dorsi island flap. *Br J Plast Surg*,1979,64:654.

[58] Watson JS,Robertson GA,Lendrum J,Stranc MF,Pohl MJ. Pharyngeal reconstruction using the latissimus dorsi myocutaneous flap. *Br J Plast Surg*,1982,35:401-407.

[59] Whitney T,Buncke H,Alpert B,Buncke G,Lineaweaver W. The serratus anterior free muscle flap:experience with 100 consecutive cases. *Plast Reconstr Surg*,1990,86:481.

[60] Zancolli E,Mitre H. Latissimus dorsi transfer to restore elbow flexion. *J Bone Joint Surg [Am]*,1973,55A:1265.

第18章

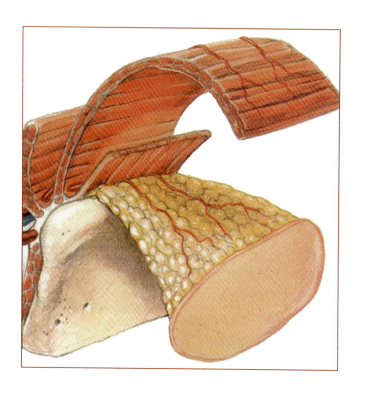

髂嵴骨皮瓣和
骨肌皮瓣

Mark L. Urken，M.D

数十年来，人们一直在研究如何从其他骨中获取可以利用的骨资源来修复上下颌的缺损。在所有的供区中，髂骨在一片质疑声中被探索和运用[18]（图18-1~18-3）。它一度被作为非血管化骨块、皮质松质骨片，以及近期出现的利用微血管化技术实现的血管化骨的来源。骨组织的储备量以及易于由另外一组外科医生切取皮瓣的便利优势使髂骨成为一个很有吸引力的供区。Manchester[6]是最早报道髂骨前面的形状及曲率与半侧下颌骨自然形态相似的研究者之一。微血管手术以及使用带有血管化骨的游离瓣时代的到来，带来了基于各种不同的血管蒂移植髂骨不同片段的尝试。旋髂浅动脉（SCIA）为腹股沟皮瓣供血，后者是最早报道的游离瓣之一[12]。尽管旋髂浅动脉可为表面被覆皮肤提供丰富的血供，但是它存在解剖变异并且为骨质提供的血供有限[11]。髂骨也可以和以旋股外动脉升支为蒂的阔筋膜张肌一起作为复合组织瓣进行移植[1]。臀上动脉的上深支也可用做髂骨移植的营养蒂[3]。

然而，直到1979年，澳大利亚的Taylor等[16]以及英国的Sanders和Mayou[13]的两篇报道才确认旋髂深动、静脉（DCIA、DCIV）是髂骨移植最可靠、最合适的血管蒂。Taylor等[16]的染料注射研究证明骨内膜和骨膜血供遍及整个髂骨，从髂前上棘（ASIS）直至骶髂关节。同时，他们发现旋髂深动脉通过贯穿腹壁3层肌肉的穿支动脉丛为髂骨表面的被覆皮肤供血[13]。

1984年，Ramasastry等[8]的实验工作证明，旋髂深动脉升支是腹内斜肌的主要血

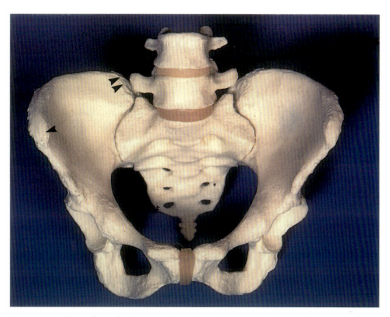

图 18-1　骨盆带由与骶骨形成关节、左右成对的髋骨或曰无名骨组成。每块髋骨均由髂骨、坐骨和耻骨 3 部分组成。髂骨提供了大量的可应用于上下颌骨架缺损修复的骨组织。髂嵴的天然曲度与半侧下颌骨非常相似。可以切取的以旋髂深动脉为蒂的血管化骨从髂前上棘（箭头所示）一直到髂后上棘（双箭头所示）。

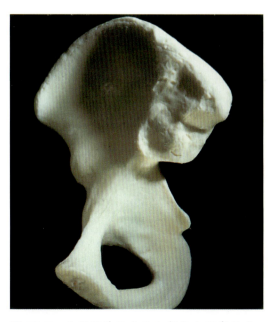

图 18-2　右侧髂骨的内面大部分由髂窝构成，其前由髂肌填充。腹横肌终止于髂嵴的内侧。

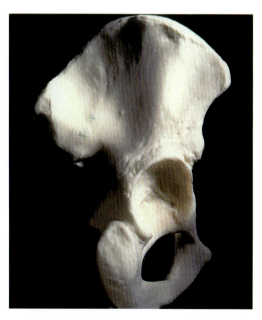

图 18-3　多种肌肉嵌入髂骨的外侧面（图示为右髂骨）。沿着髂嵴从前到后缝匠肌、阔筋膜张肌、腹外斜肌、腹内斜肌及背阔肌依次嵌入。然而，臀小肌、臀中肌及臀大肌占据了髂骨外侧的大部分表面区域。除了可供切取的从髂前上棘到髂后上棘的长度外，髂嵴与髋臼之间的距离也提供了足够的移植骨高度。

供。因此，以旋髂深动静脉为蒂移植带有髂骨的2块独立软组织瓣，即皮瓣和腹内斜肌瓣成为可能。Ramasastry等报道了这种复合游离瓣在四肢重建中的应用。20世纪80年代后期，我们越来越不满意髂骨骨皮瓣过大的体积、与骨有关的有限的可操作性以及贫乏的血供。1989年，笔者报道了改进后的髂骨肌皮瓣在口腭重建中的应用[19-20]。将腹内斜肌纳入复合组织瓣带来的主要优势在于提高了可操作性，减小了体积，从而增强了其在口腔重建中的效用(图18-4)。

其他的软组织瓣也可以和髂骨复合移植。有报道股前外侧皮瓣与该瓣一起移植，但是需要另外的吻合以便为皮肤提供血供[5]。另外，髂嵴肌腹膜瓣也可以使用，其中腹膜层的血供来自于旋髂深动脉的升支[4]。然而，自初次报道以来这两种组织瓣受到的关注就很少。

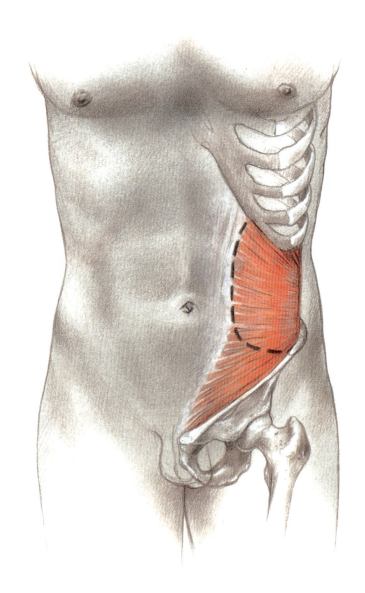

图 18-4 腹内斜肌起始于胸腰筋膜、髂嵴及腹股沟韧带的外侧缘，终止于腹直肌鞘的半月线以及第12至第10肋骨。

◆ 组织瓣的设计与应用

尽管旋髂深动脉能够运用于腹股沟皮肤及腹内斜肌的移植,可是这些软组织瓣却很少脱离髂骨单独使用,因为有大量的其他软组织供区可供选择。皮岛一般被设计为梭形以便于供区缝合。除了大小以及在腹壁上的位置不同外,这种皮瓣很少有变异。皮岛的尺寸必须足够大以包含足够数量的肌皮穿支。皮岛的最大尺寸并没有明确的规定,但是一期缝合腹壁的要求常常决定了能切取的皮肤的上限。皮肤和骨的关系在某种程度上由髂骨头端的腹外斜肌发出的一系列穿支血管决定。当将皮瓣设计成位于腹壁更头端的位置时,如果其下部包含了皮肤穿支区域[17],那么它就能够获得相对于骨更大的活动度[21]。

通常整块切取腹内斜肌并以其下方的髂嵴内板侧附着处为蒂。80%的病例仅有一支优势升支血管,这允许术者仅通过其营养血管来分离整块肌肉(图 18-5)。

髂骨丰富的血供使切取的骨瓣在尺寸和形状上具有很大的灵活性。髂骨由两层皮质骨及夹在其中间的厚厚的一层松质骨所组成。以横截面表面积为依据,髂骨的骨量比腓骨、肩胛骨及桡骨都要多[7]。骨质走向可变性大,因此,可根据受体血管的位置改变皮瓣蒂的位置。在设计和计划移植骨时必须考虑髂骨的天然曲率。将骨切开术深入到髂骨体,可以增加移植骨的高度。根据 Manchester[6]建立的原则,髂前上棘能够用于下颌角的构建,将骨切口延伸至髂前下棘能够形成下颌支和髁状突(图 18-6)。通过进行骨切开术能够进一步修饰髂骨从而更好地满足重建部分的曲度。骨切开术造成的楔形缺口必须用皮质松质骨片压紧,相应地,髂骨楔形节段可以去除从而使骨塌陷并适合实际上任何形状的缺损。通过保留骨内膜以及紧邻骨内板的旋髂深动、静脉血管蒂的完整性,可以保证末梢部分的血供(图 18-7)。最后,血管化髂骨的单皮质节段可以通过在髂嵴上做矢状切口来切取。通过保留髂嵴的外侧皮质层,大腿上部肌肉的附着得以保留,从而减少了术后并发症,并可保持正常的髋部外形(图 18-8)。然而,笔者发现移植髂骨的双皮质部分有利于实现更有效的下颌骨重建,它能够接受骨内膜骨融合牙体植入物。

髂骨复合瓣在头颈外科中最常用于节段性下颌骨缺损的修复。由于能够获得长达16cm 的骨质,因此髂骨复合瓣适用于大部分切除术后下颌缺损的修复。次全或全下颌骨重建需要使用腓骨。髂骨复合瓣软组织成分的应用具有很大的灵活性。骨皮瓣可以与髂嵴一起移植以构建牙槽嵴,而皮肤则按照其与骨的正常解剖关系放置在髂嵴的顶端(图 18-9)。另外,髂嵴也可以放置在新下颌的下面,留出松质骨的切面来构成新的牙槽嵴。后者皮肤必须在新下颌的颊面或舌面越过。在几乎所有的病例中均需调节髂骨的方向使旋髂深动、静脉位于新下颌的舌面,如此,坚强内固定钢板即可置于颊侧皮质。几乎所有的骨皮瓣皮肤置于口腔中的病例都需要二次手术为皮下组织减容或者用皮肤移植物进行替换。

骨肌皮瓣的 3 种组分为口下颌重建提供了更多的维度。由于80%病例的腹内斜肌均为轴型血供,具有良好的活动性,因此使得术者可自由将其置于与骨相关的三维空间中(图 18-10)。在大部分病例中,腹内斜肌被置于口腔内并包裹新下颌,或者向后转位覆盖咽的一部分。在肌肉上覆盖裂层皮片作为一期前庭成形术,重塑牙槽解剖结构

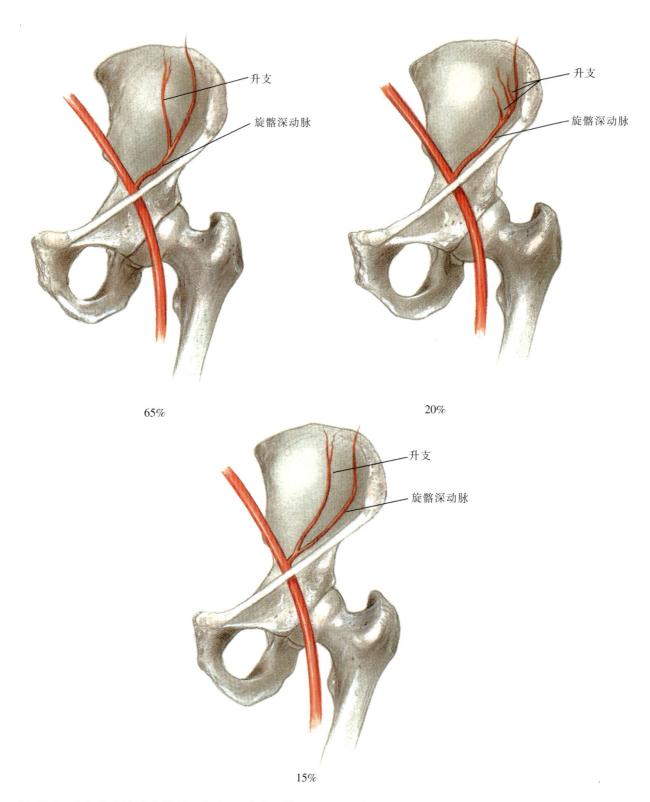

图 18-5 两组独立的尸体解剖研究显示，升支血管 3 种不同的解剖模式在两组研究中有几乎相同的发生率[9,17]。在大约 65% 的尸检标本中，升支在髂前上棘内侧 1cm 之内从旋髂深动脉分出；在 15% 的尸检标本中，升支更靠近内侧，大概离髂前上棘 2~4cm；在剩下的 20% 的尸检标本中，没有单一的优势升支血管，取而代之的是腹内斜肌由从旋髂深动脉走行中不同位点发出的很多细小分支供血。

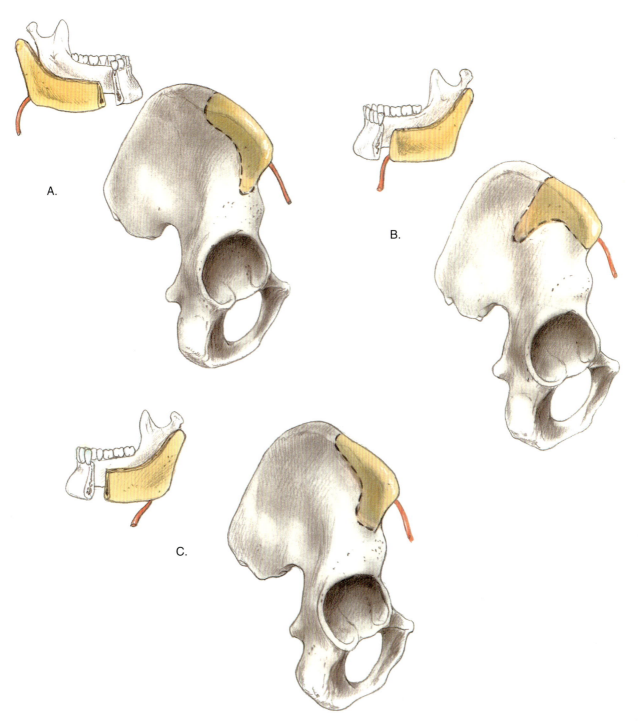

图 18-6　从髂骨可以获得不同形状的骨瓣，这取决于哪一部分下颌需要重建以及受区血管的位置。当带有髂嵴的骨瓣的方向可依据新牙槽嵴也可依据新下颌的下缘来设计时，会有更多的变化。图中演示 3 种不同的骨瓣设计，它代表着可用于半侧下颌重建的众多选择。**A.** 来自同侧髂骨的半侧下颌重建设计为新下颌提供了合适的曲度，血管蒂起自下颌角。**B.** 选择一块来自对侧骨盆的组织瓣也可重建半侧下颌，血管蒂从中线附近发出。**C.** 当缺损局限在下颌升支及髁状突时，可以改变设计利用髂嵴以得到合适的下颌骨高度。

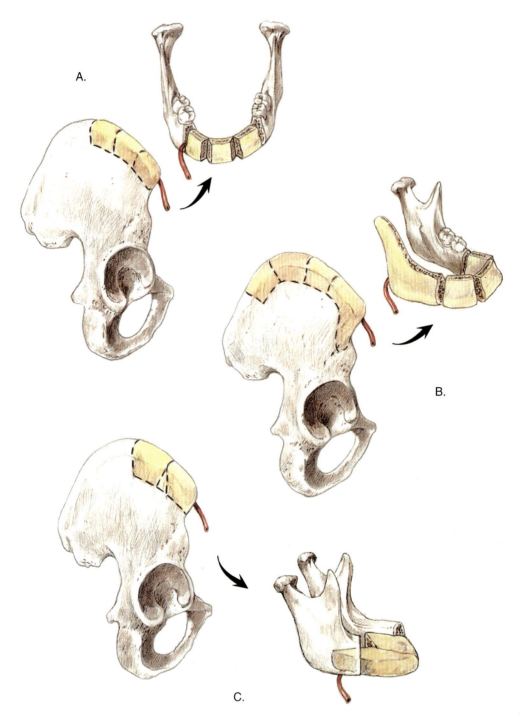

图 18-7 依据下颌骨缺损的不同类型,可以切取几种不同方位的髂骨骨瓣。**A.**当缺损涉及下颌骨联合时,可切取一片直的髂骨,在获取的时候需要行骨切开术以获取与下颌骨前部相匹配的合适的曲度。**B.**当缺损从下颌升支或髁状突延伸越过中线时,这个原理同样适用。在这种情况下所切取的骨瓣需要向更后方延伸以增加长度。下颌升支、髁状突及下颌体几乎不需要塑形,因为骨盆的形状和半侧下颌骨很相似,然而,需要进行末端骨切开术以获得下颌骨中部合适的弯曲度。**C.**髂骨也可以平台形式水平放置以重建涉及下颌前部以及次全或全舌切除的联合切除术患者的下颌骨联合和舌。移植骨水平放置可在复制下颌骨联合自然曲度的同时使皮肤获得支撑以抵抗重力的影响。这是通过在髂骨上做一"V"形截骨来实现的,这使得髂骨可压缩从而产生需要的曲度。

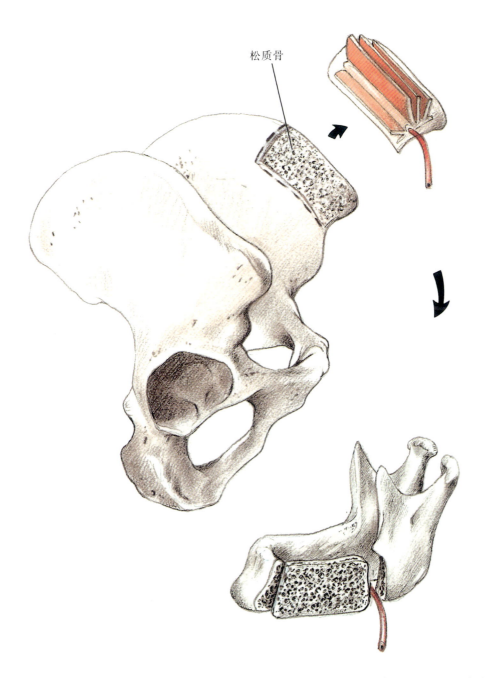

松质骨

图 18-8   矢状位切开皮质可获取髂骨内板，可仅移植髂骨内皮质层并保护旋髂深动脉的肌袖。然后，可如图所示重建下颌。在植入骨的过程中，松质骨面朝向下颌骨的颊面。这种骨设计的优势是它保留了上部大腿肌肉的附着，有利于术后髋部功能的恢复。

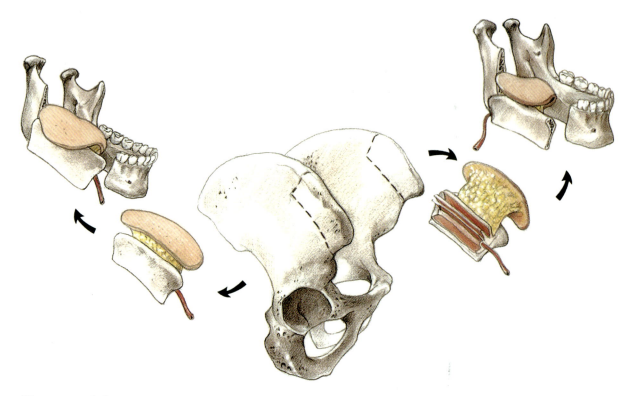

图18-9 髂骨骨皮瓣的移植可利用髂嵴构成新下颌嵴。这种定位将皮肤置于相对于骨的正常解剖位置,从而避免纤细的肌皮穿支的任何扭曲。这种皮瓣结构适用于那些腹股沟区域皮下组织很薄的患者。选择哪一侧髂部作为供区取决于受区血管的位置。当从对侧髂部切取这种骨皮瓣时,血管应从新的下颌角发出;当使用同侧髂部作为供区时,血管蒂从更靠近中线处发出,更靠近对侧颈部的受体血管。

并维持舌的活动性[14]。去神经的腹内斜肌会发生萎缩并在新的下颌上提供了一个血供良好、菲薄、固定的组织层。在黏膜缺损局限在齿龈的情况下,腹内斜肌可外露以便再黏膜化,从而无须移植皮片。该瓣非常适用于修复包括黏膜、骨和外层皮肤在内的复合缺损。骨肌皮瓣的皮肤位置恰好可以覆盖颈部及下面部的皮肤缺损。当它从新下颌的下缘垂下去时,皮肤的位置非常有利于确保营养血管没有扭曲和张力(图18-11)。当皮肤缺损超过外侧联合水平以上时,使用髂骨皮岛就不再合适,因为其血供会受到影响。对于这种复合缺损,一个替代的解决方案是利用肩胛下系统的皮瓣,其软组织成分相对于骨的活动性最大[20]。

对于需要进行全舌或次全舌切除术的患者来说,舌重建非常困难,当下颌前部也被切除时其困难会更大。全舌切除及一侧下颌骨切除的复合缺损通过使用软组织瓣以及维持下颌轮廓的刚性下颌重建板能够得到很好的修复。但是,当骨缺损涉及骨联合区,就需要使用血管化骨。Salibian 等[11-12]设计了一种独特的髂骨皮瓣,在此设计中骨组织被水平放置于口腔底部作为支持其上方软组织瓣的支架。骨皮瓣的皮肤瓣被转位到口腔内来重建舌。如同最初的报道,旋髂深动脉和旋髂浅动脉均要再血管化以保证皮肤的血供。然而,根据笔者的经验,运用该皮瓣设计仅需吻合旋髂深动脉。从某种意义上来说,这可能是Salibian 等设计的梯形骨的结果。作为一种替代的方法,笔者获取

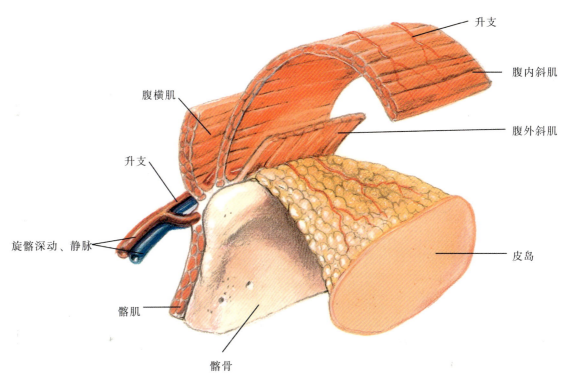

升支

腹内斜肌

腹横肌

腹外斜肌

升支

皮岛

旋髂深动、静脉

髂肌

髂骨

图 18-10 图示从左侧骨盆切取后，处于正常解剖位置的含 3 种组分的髂骨–腹内斜肌骨肌皮瓣。髂肌、腹横肌以及腹外斜肌的肌袖与腹内斜肌一起被切取以保护皮肤的穿支血管。当该组织瓣用于口下颌重建而插入口腔时，它通常被旋转 180°从而使髂嵴构成新下颌的下缘。

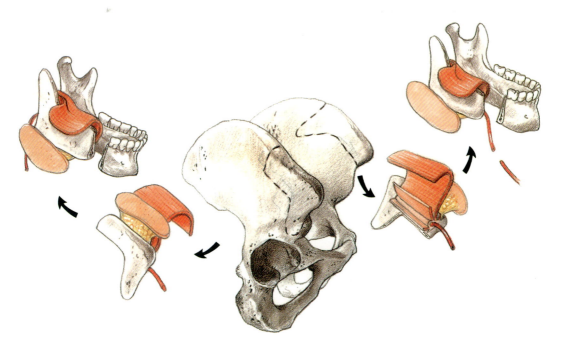

图 18-11 髂嵴–腹内斜肌复合瓣移植了一块皮岛以及一层宽薄的腹内斜肌。合适的髋部的选择由颈部受区血管的可利用性决定。当受区动、静脉位于对侧颈部时，从对侧髋部切取皮瓣能够使血管处于靠近中线更合适的位置。当然，当受区血管位于同侧颈部时，应从同侧髋部切取皮瓣，从而将血管定位在下颌角。

更长的髂骨片,将其设计成前弓的形状,去除直至髂嵴的三角楔形骨,将其作为一个水平平台放置(图18-7C)。这种改良的优势是可以获得更长的旋髂深动、静脉,从而保证更多的穿支血管。对接受该重建手术患者的长期随访结果表明,由于骨质平台提供的支撑,重建的舌的高度得到了很好的保持。

髂嵴也被运用于硬腭缺损的修复,其骨内种植体的插入能够实现功能性牙齿重建,并能与下颌相媲美[8]。最后,髂嵴-腹内斜肌瓣还可用于颅底缺损的修复[10]。

◆ 神经血管解剖

旋髂深动脉起自腹股沟韧带上方约1~2cm的髂外动脉的外侧。它在腹横筋膜及髂肌组成的鞘膜包裹下向髂前上棘走行。在其外侧的弯曲行程中,它在腹横肌和髂肌连接所形成的沟中沿着髂骨的内板走行。该沟位于髂嵴内唇下方0.4~2.2cm的地方[2]。在其走行中发出供应腹内斜肌的升支,以及供应髂骨的骨膜支及骨内膜穿支。它还通过一系列穿过3层腹壁的分支来供应表面的皮肤。旋髂深动脉在髂前上棘后部约9~10cm的地方终止成为主要的皮肤营养支[13](图18-12)。

一系列的尸体解剖证明旋髂深动脉的直径在2~3mm之间,旋髂深静脉直径范围为3~5mm[2]。旋髂深动脉从髂前上棘延伸至其与髂外动脉汇合处,这部分是游离的部分,长度在5~7cm之间[2]。旋髂深静脉可能要比旋髂深动脉长几厘米,因为在注入髂外静脉之前,它常向头端纵行行进。旋髂深静脉通常由两支伴行静脉组成,在髂外静脉外侧一定的距离内两支伴行静脉融合。在其注入髂外静脉的近端,旋髂深静脉接受一个固定的升支的汇入。转移组织瓣时该分支必须切断以获得最长的旋髂深静脉蒂。旋髂深静脉既可在髂外动脉表面也可在其深面通过,因此,在旋髂深动脉的中部与其分开。

为了确保能够保留皮肤的血供,术者必须记住两个很重要的因素。第一个与皮瓣的设计有关,即必须获取从髂前上棘后方约9cm和髂嵴内侧2.5cm区域内腹外斜肌发出的3~9支穿支血管。以通过髂前上棘至肩胛骨下缘的轴线为中心设计的皮岛可以确保将这些穿支血管所在的区域包含在内。第二个重要的技术要素是保护这些穿支血管穿过的腹外斜肌、腹内斜肌以及腹横肌层的必要的腱袖。尽管穿支血管能够在皮下辨认,然而,笔者通常主张与髂骨内板保持一定的安全距离以避免损伤这些血管。正是位于此区域内的细小穿支的这种分布,使得保持皮肤和骨的相应位置关系以避免这些血管的扭曲或者过度牵拉变得十分必要。

腹内斜肌是位于腹前壁的腹横肌和腹外斜肌之间的薄而宽阔的肌肉。它起始于胸腰筋膜、髂嵴和腹股沟韧带。它穿过第12肋骨和腹直肌鞘并终止于第10肋骨(图18-4)。旋髂深动脉升支为腹内斜肌提供主要的血供。然而,腹内斜肌的血供还有来自腹壁下深动脉分支以及走行于腹横肌和腹内斜肌之间的同一神经血管平面的下胸及腰动脉的分支。升支是直径为1~2mm的较大血管,它从旋髂深动脉分出后穿过腹横肌到达腹内斜肌的底面。重申该升支血管不提供皮肤血供是很重要的。在两组相互独立的尸体解剖研究中,升支的解剖结构可被分为截然不同的3类[8,16]。在大约65%的尸检标本中,升支从距离髂前上棘1cm之内的旋髂深动脉上分出;在15%的尸检标本中,升支的起点更靠近内侧,距离髂前上棘2~4cm;在剩下的20%尸检标本中,有很多更细小的分支进入髂前上棘外侧的肌肉。从这些统计中得出的重要结论是约80%

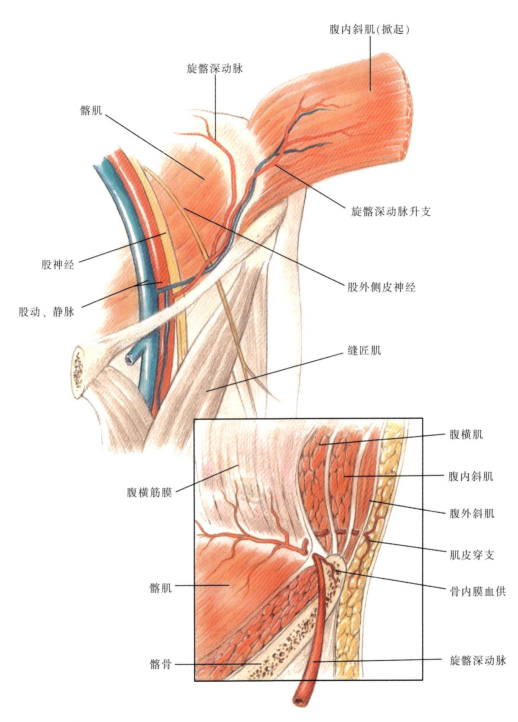

腹内斜肌(掀起)

旋髂深动脉

髂肌

旋髂深动脉升支

股神经

股外侧皮神经

股动、静脉

缝匠肌

腹横筋膜

腹横肌

腹内斜肌

腹外斜肌

肌皮穿支

髂肌

骨内膜血供

髂骨

旋髂深动脉

图 18−12   旋髂深动、静脉在腹股沟韧带上方几厘米处从髂外血管发出。已经报道 3 种显露旋髂深动、静脉的径路。第 1 种是尾端径路,从腹股沟韧带下方开始,沿着腹股沟韧带下方的股血管平面向近端解剖;第 2 种径路经过腹股沟,即穿过腹股沟管的后壁;第 3 种径路利用升支做向导逆向追踪解剖直至其从旋髂深动脉发出的起点。旋髂深动、静脉从髂外动静脉到髂前上棘走行相对较直。从髂前上棘开始,它们在由髂肌和腹横肌形成的沟中继续向外侧弯曲前进。在走行的过程中,旋髂深动脉发出升支,穿过腹横肌供应腹内斜肌。它也通过骨膜内外血管给髂骨供血。肌皮穿支沿髂嵴内板发出,呈规则排列。这些穿支在供血给皮肤之前必须穿过腹壁的 3 层肌肉。一定要注意股神经和髂外动、静脉的关系。股外侧皮神经在髂前上棘内侧,从浅面或深面穿越旋髂深动、静脉。

的腹内斜肌由起自髂前上棘内侧的单一优势血管供血。因此,术者可把这类患者的腹内斜肌当做具有轴型血供特征的组织瓣进行处理[7,13]。在剩余的患者中,必须保持肌肉与髂嵴内唇的附着以保护来自旋髂深动脉更细、更多的营养分支。

腹内斜肌接受来自胸下神经(T8~T12)、髂下腹神经(L1)以及髂腹股沟神经(L1)的节段性神经支配。因此,它并不是再神经化以及应用于运动功能重建的首选肌肉。股外侧皮神经从骨盆发出,在旋髂深动、静脉的深层或者表面沿髂前上棘内侧走行。通过极为细致的解剖此神经可以保留。然而,笔者常切取该神经的节段作为游离神经移植物用于桥接头颈部的神经缺损,例如下牙槽神经。最后,股神经在髂外动、静脉外侧更深的层面走行。尽管解剖过程中很少会碰到,但还是应注意确定股神经的位置以避免关闭切口时造成损伤。迄今为止,还没有髂嵴复合瓣移植后皮岛感觉恢复的报道。

◆ 解剖变异

除了升支血管分支的位置及数量多变外,该供区主要的解剖变异很少且不常见。依据早期报道的多个系列的尸体解剖研究以及笔者实施的超过 120 例髂嵴游离瓣的经验,未发现旋髂深动、静脉缺失的情况。然而,Taylor 和 Daniel[15]在少数的尸体解剖中发现旋髂深动脉于髂前上棘内侧穿越腹横肌,因而出现在更为表浅的位置。必须保证这种异常走行的髂深动脉不会被术者误认为是升支。

根据笔者的经验,有大约5%的病例,其升支在髂外动脉有一个独立的起点,这些病例的升支在距离髂外动脉不超过 1~2cm 处从旋髂深动脉发出。这些患者的两根血管必须当做单独的血管蒂来处理。笔者也曾遇到双旋髂深动脉的罕见异常现象。对于这些,在决定选用哪一支进行颈部血管吻合之前,笔者会用临时性微血管夹分别夹住每根动脉来确定它们的相对优势。如果上述测试依然不能确定优势血管,则进行双重动脉吻合。双旋髂深静脉只在少数病例中出现过。然而,当两根伴行静脉在髂外静脉旁1~2mm 内吻合时,血管结扎后常常需要两次独立的静脉吻合。

◆ 潜在的缺陷

在应用髂骨复合瓣时可能会遇到几个潜在的问题。也许最受关注的问题就是腹壁的完整性。手术前存在腹壁薄弱或者疝气可能提示需要使用一个替代的供区或者术者必须注意采用额外的方法缝合供区。有时,当天然组织质量差时笔者会采用人工网状物。在重建显微外科的所有领域,精细的技术和对细节的关注是获得成功的关键因素。除了直接的腹壁疝形成之外,腹内斜肌的切取会因为切断腹直肌的运动神经支配而造成后者的去神经化,腹直肌的运动神经走行于腹内斜肌和腹横肌之间的神经血管平面,这些神经很容易识别且能够通过仔细的解剖予以保留。依笔者的经验,切口疝及术后患者抱怨腹壁膨出均很少见。术者也必须注意邻近的重要结构,例如股神经和腹膜内容物,以避免切取和缝合过程中的损伤。

尽管髂外动脉的粥样硬化相当常见,但笔者并未在旋髂深动脉中发现类似的问题。在笔者的经历中,从来没有因为动脉粥样硬化而在术中放弃该皮瓣的情况。笔者曾经遇到过一例患者,其旋髂深静脉对于移植这块皮瓣来说实在太小,后来笔者放弃了这块皮瓣并使用了一个替代供区。该复合瓣的软组织的血供可能会受多种因素的影响。患者先前所做的手术,诸如阑尾切除术,可能会导致腹内斜肌升支血管的直接损伤。皮肤的血供可能因为以下原因而处于危险之中:①皮瓣设计缺陷,未能纳入足够数量的穿支血管;②未能成功保留 3 层腹壁肌肉足够的腱袖;③改变了皮岛与骨的位置关系,导致穿支血管的牵拉或者扭曲。

◆ 术后护理

髂嵴骨皮瓣或者骨肌皮瓣移植后供区的术后护理包括从术后第 3 天或第 4 天开始的渐进的运动。辅助行走通常从术后第 7 天开始,且伴随着被动和主动的关节运动训练。增强的辅助行走活动从术后第 2 周开始进行。术后第 3 周才允许爬楼梯。

组织瓣采集技术

● 髂嵴 – 腹内斜肌瓣

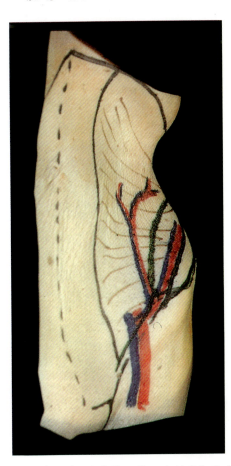

图 18–13　在髂嵴–腹内斜肌骨肌皮瓣的切取中,已对切取髂嵴骨皮瓣的初始技术进行了改良。笔者在切取腹内斜肌时所使用的显露血管蒂的径路就是切取骨皮瓣时显露血管蒂径路的基础。以下从腹内斜肌的解剖开始做起。

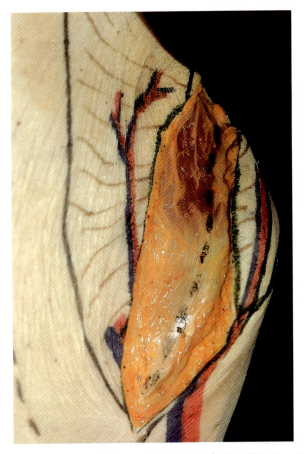

图 18–14　解剖从沿着已画出的梭形皮岛的上界做切口开始。该皮岛通常以从髂前上棘到肩胛骨下缘的轴线为中心。获得从髂嵴头端内侧大约 2.5cm 至髂前上棘后外侧约 9cm 的区域穿出的主要肌皮穿支是至关重要的。切开皮肤及皮下组织以显露腹外斜肌及腱膜。皮肤可以从腹外斜肌上分离直至距离髂嵴内面约 2~2.5cm 的地方。

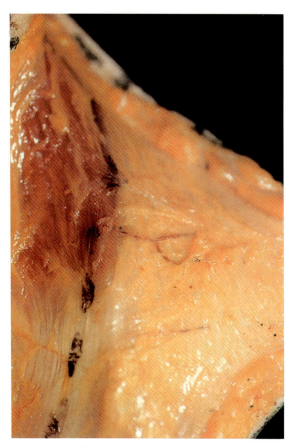

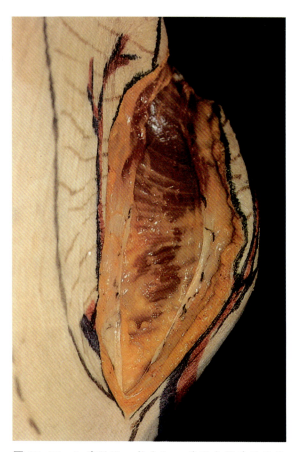

图 18-15　通过在皮下组织和腹外斜肌之间的平面仔细地解剖，术者通常能够识别出如图所示的主要肌皮穿支。这些肌皮穿支必须予以保留以维持皮肤的血供。在髂嵴上约2.5~3cm之处沿着腹外斜肌肌纤维的走行方向绘出了一条虚线，它标志着腹外斜肌及其筋膜的切口线。

图 18-16　如前所述，整个切口范围内腹外斜肌均已切开。大约2.5cm宽的腹外斜肌肌袖不能从腹内斜肌向尾端分离，以免干扰从腹壁3层肌肉穿出的穿支血管。

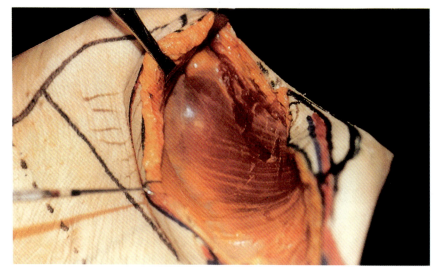

图 18-17　经过钝性和锐性分离将腹外斜肌掀起至肋缘以上水平从而使全部的腹内斜肌显露出来。相对而言，该解剖平面是无血管的。

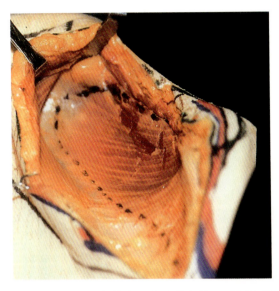

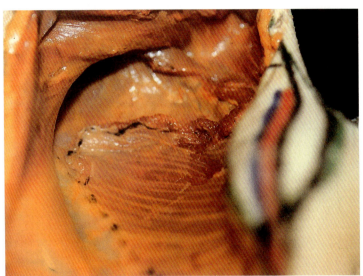

图 18-18　已经完整地显露了腹内斜肌,第 12 肋骨很容易触及。沿着腹内斜肌的边缘画了一条虚线。在将其从腹横肌上掀开之前沿着腹内斜肌的边缘做切口。腹内斜肌下方在髂嵴的附着不受影响。

图 18-19　腹内斜肌与腹横肌之间的解剖平面在贴近第 12 肋骨下方的区域最容易辨认。在此区域,2 块肌肉层之间的界限最为清晰。肌纤维方向的改变提示正确的肌间平面。欲将腹内斜肌从头到尾完全掀起需要在该平面进行仔细的解剖。

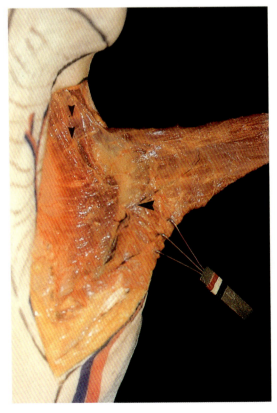

图 18-20　腹内斜肌已经被掀起,在提起这块肌肉的过程中,一定要保持腹横肌的完整性。另外,必须仔细解剖以辨认和保护为腹内斜肌供血的旋髂深动脉升支(大箭头所示)。节段性神经血管束(小箭头所示)在腹内斜肌和腹横肌之间从外向内横穿腹壁。头端的神经血管束能够保留。然而,在更靠下的地方,肋间神经血管束的终末支与升支缠结在一起,因此必须切断。在升支和节段性分支之间常有交通支,这些交通支必须以双极电凝小心凝固。在该区域应该避免使用单极电刀。

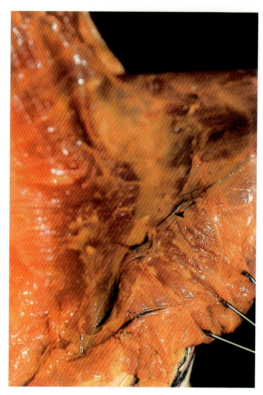

图 18-21 腹内斜肌底面的特写展示旋髂深动脉升支(箭头所示)。随着解剖向下、向内进行,很多分支血管渐渐汇合于升支主干,随后,升支穿过腹横肌层汇入旋髂深动、静脉。

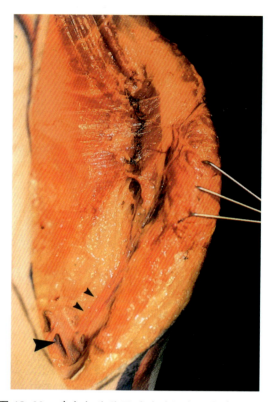

图 18-22 升支与旋髂深动脉的汇合处大多位于髂前上棘的内侧。随后,旋髂深动、静脉(小箭头所示)与髂外动、静脉(大箭头所示)汇合。向内上方牵拉腹膜外脂肪以显露髂肌。

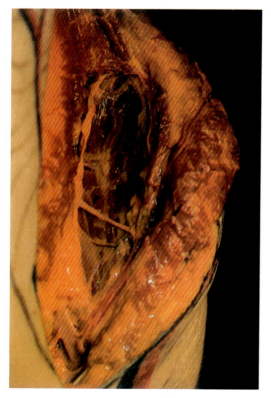

图 18-23 腹横肌的外侧部分已被切断,留下2cm的肌袖附着于髂嵴内板。该操作提供的显露使得术者可以接近髂肌和股外侧皮神经(箭头所示)。旋髂深动、静脉在腹横肌和髂肌的筋膜汇聚而成的纤维管道中走行。在更外侧的行程里,旋髂深动、静脉走行于髂肌及腹横肌之间的沟中。尽管能够在这个沟触及旋髂深动脉的搏动,可是,无须显露髂前上棘外侧的血管蒂。

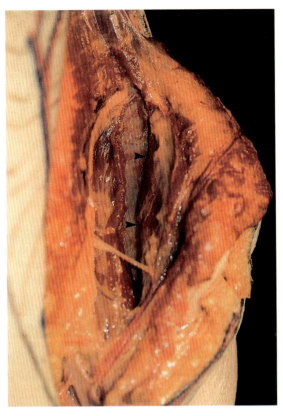

图 18-24　切开髂肌以显露髂骨内板。保留 2cm 宽的髂肌肌袖（箭头所示）于内板的附着以保护旋髂深动、静脉。

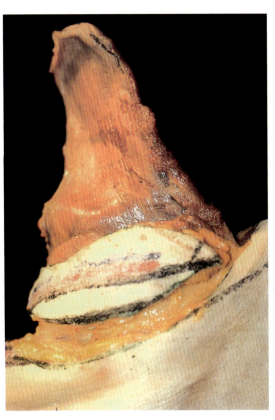

图 18-25　现在开始外侧的解剖，沿着皮岛下缘切开直至阔筋膜张肌和臀中肌肌腱的水平。

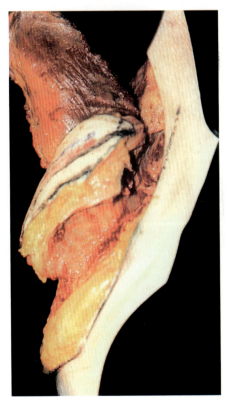

图 18-26　沿着整个髂嵴外缘进行锐性分离以显露髂骨外板从而实施骨切开术。某些情况下，可以保留一块长条形的阔筋膜张肌与髂嵴外唇相连，以协助固定骨块。

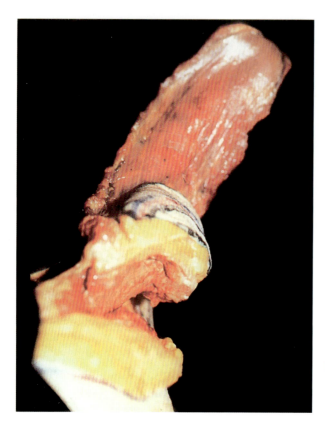

图 18-27 该解剖显示从中腹部的有利位置直接观察髂前上棘。腹内斜肌已被完全提起,皮岛位于髂嵴顶上正常的解剖位置。大腿外侧肌肉已被离断以显露髂骨外板。

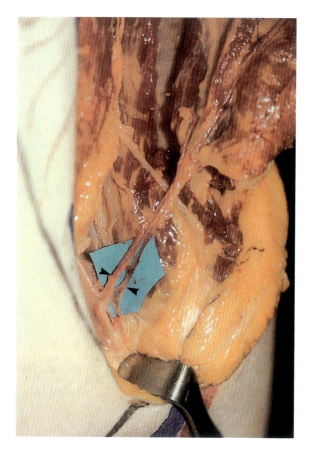

图 18-28 从髂外动、静脉起点至髂前上棘范围内的旋髂深动、静脉(箭头所示)必须从其周围的软组织中游离出来。在髂前上棘周围仔细地解剖可以确定股外侧皮神经是在旋髂深动、静脉浅面还是其深面走行。沿着髂骨内面小心地离断髂腰肌和缝匠肌以完成软组织的解剖。

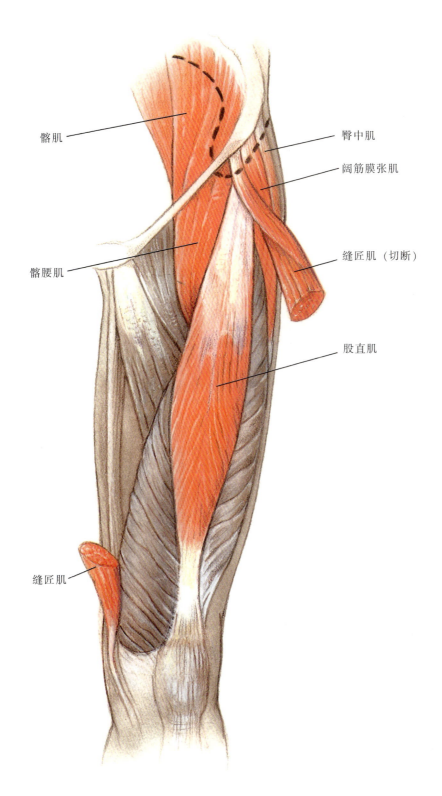

髂肌

髂腰肌

缝匠肌

臀中肌

阔筋膜张肌

缝匠肌（切断）

股直肌

图 18-29　虚线所示为显露髂骨的切口。保留附着于髂骨的 2~3cm 宽的髂肌肌袖以保护旋髂深动脉。髂骨内侧的显露通过完全松解并保护该区域的旋髂深动、静脉后切断髂腰肌得以实现。臀中肌、缝匠肌和阔筋膜张肌与髂骨外板一起移除。另外，如果要切取单皮质骨瓣，此时需要保留大腿上部肌肉在该处的附着，骨切口矢状位通过髂嵴、横向通过髂骨内板。

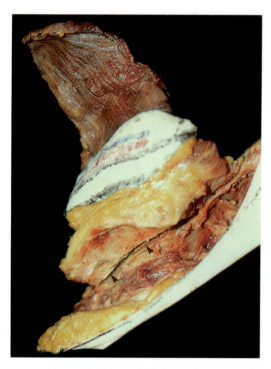

图 18-30 利用深拉钩保护腹内容物,骨切开术(箭头所示)从外侧开始。在进行内侧骨切开时必须注意保护旋髂深动、静脉。

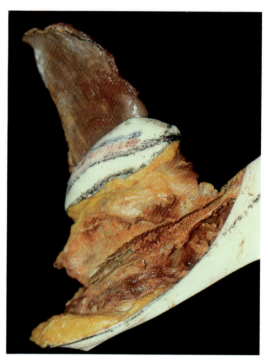

图 18-31 骨切开术已经完成,纳入该复合瓣的骨瓣已经完全游离。

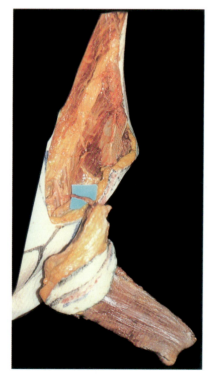

图 18-32 从内侧一个有利位点将复合瓣旋转180°,但仍然与髂外动、静脉相连。通过对旋髂深动脉的双重结扎以及对旋髂深静脉的单结扎实现组织瓣的切取。

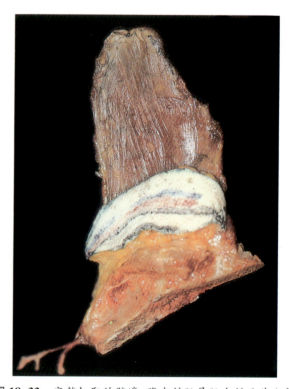

图 18-33 完整切取的髂嵴-腹内斜肌骨肌皮瓣及其血管蒂的侧面观。图示双皮质骨节段及大腿上部肌群已从髂嵴外板完全游离下来。

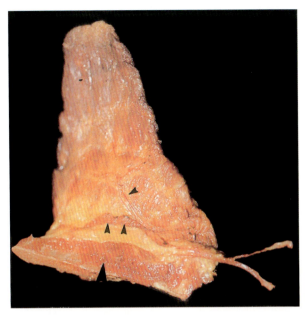

图 18-34　该复合瓣内面观显示带有升支（小箭头所示）的腹内斜肌下表面。腹横肌的肌袖以两个小箭头指示。髂肌肌袖以大箭头指示。位于腹内斜肌表面的腹外斜肌肌袖及其腱膜并不可见。

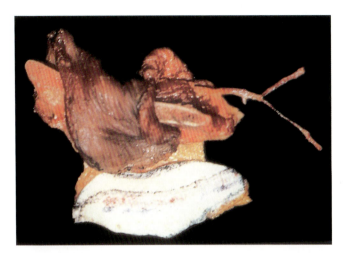

图 18-35　腹内斜肌可作为骨覆盖物来使用，即包裹肌肉鞘以覆盖髂骨的切缘。使用该技术，升支从与骨组织相邻的肌肉底面走行。

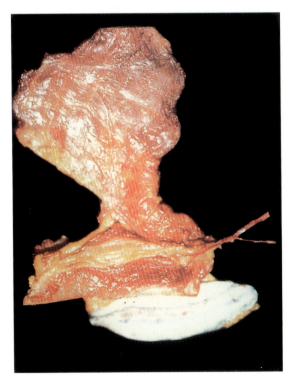

图 18-36　在大部分的病例中，一支单独的优势升支为腹内斜肌提供轴型血供。腹内斜肌的进一步游离可通过与骨相平行的回切口来实现，从侧方到中间，直至升支。如果做此回切口，必须保留 2~2.5cm 宽的腹内斜肌肌袖以保护穿过腹壁层肌肉的肌皮穿支的完整性。

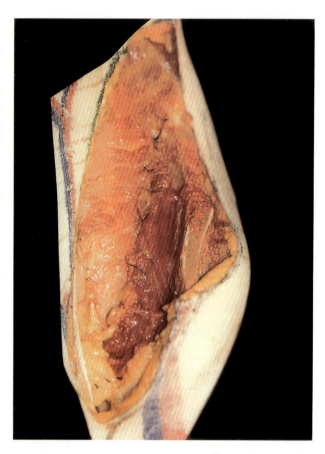

图 18-37　腹壁的关闭必须极为仔细以防止腹壁疝。充分的冲洗和止血后,第 1 层关闭是将腹横肌缝到髂肌上。为了增加该层缝合的强度,可沿着髂骨切缘打洞,然后使缝线从洞中穿过缝合髂肌和腹横肌。留意股神经的位置至关重要,它位于股动脉的外侧。为了防止损伤股神经必须避免在该区域进行深缝合。

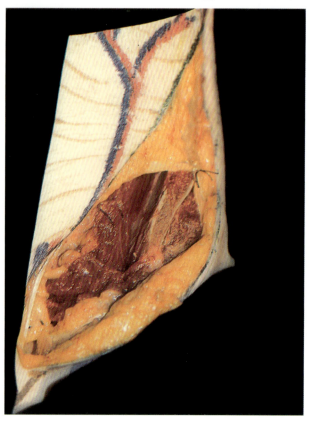

图 18-38　第 2 层关闭是将腹外斜肌及腱膜缝到阔筋膜张肌和臀中肌肌腱上。

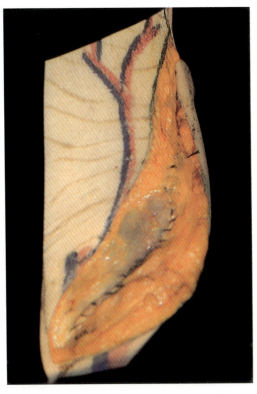

图 18-39　第 2 肌肉层的关闭已完成。

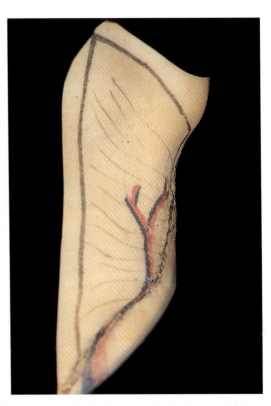

图 18-40　通过逐层缝合皮下组织和皮肤闭合切口。

● **髂嵴骨皮瓣**

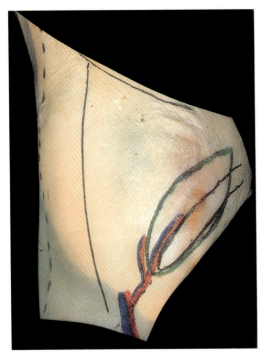

图 18-41　切取髂嵴骨皮瓣所采用的技术与已经描述过的切取骨肌皮瓣的技术相似。左侧髋部的局部解剖已经在解剖开始之前画了出来。

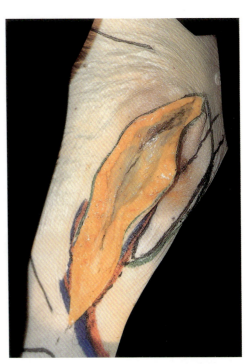

图 18-42　皮岛上缘的切口已达腹外斜肌及其筋膜水平。

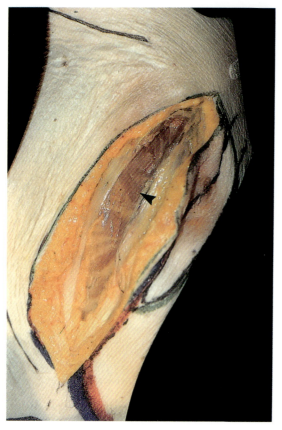

图 18-43 腹外斜肌及其腱膜已切断,留下大约 2cm 宽与髂骨内板相连的腹外斜肌肌袖(箭头所示)。

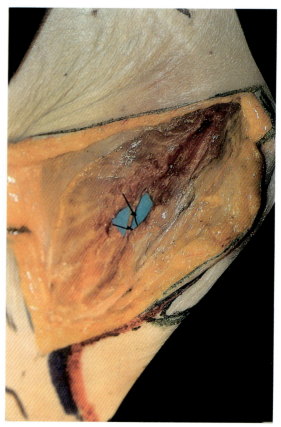

图 18-44 切开腹内斜肌,留下 2cm 与髂骨相连,显露走行于腹内斜肌底面的升支。如图所示,升支被结扎,然后被切断。

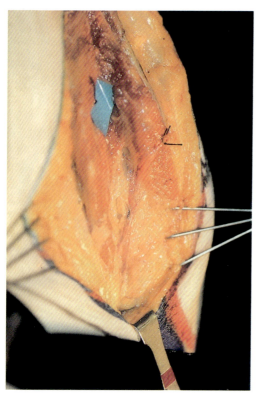

图 18-45 解剖内面观显示在穿过腹横肌时结扎的升支。

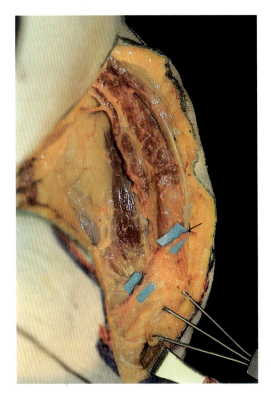

图 18-46　追踪升支穿过腹横肌，显露旋髂深动、静脉直至其与髂外血管相连。在腹横肌的外侧做切口，显露腹膜外脂肪和髂肌。剩下的解剖过程与已经描述过的切取骨肌皮瓣的过程一样。切口的关闭因为腹内斜肌的保留而有了一定的改良，腹内斜肌与腹横肌一起作为腹壁的内层关闭。

参考文献

[1] Baker S. Reconstruction of mandibular defects with the revascularized free teensor fascia lata osteomyocutaneous flap. *Arch Otolaryngol Head Neck Surg*, 1981, 107:404.

[2] Fredrckson JM. Man SC, Hayden RE. Revascularized iliac bone graft for mandibular reconstruction. *Acta Otolaoyngol (Slockh)*, 1985, 99:214.

[3] Gong-Kang H, Hu R, Miao H, Yin Z, Lan T, Pan G. Microvascular free transfer of lilac bone based on the deep superior branches of the superior gluteal vessel. *Plast Reconstr Surg*, 1985, 75:69.

[4] Karener H. Helborn B, Radner H. The osteomusculocutaneous musculoperitoneal groin flap in head and neck reconstruction. *J Reconstr Microsurg*, 1989, 5:31.

[5] Koshina I, Fakuda H, Soeda S. Free combined anterolateral thigh flap and vascularized iliac bone graft with double vascular pedicle. *J Reconslr Microsurg*, 1989, 5:55.

[6] Manchester W. Immediate reconstruction of the mandible and temporomandibular joint. *Br J Plast Surg*, 1965, 18:291.

[7] Moscoso J, Keller J, Genden E, Weinberg H, Biller H, Buckbinder D, Urken ML. Vascularized bone flaps in oromandibular reconstruction: a comparative anatomic study of bone stock from various donor sites to assess suitability for enosseous dental implants. *Arch Otolaryngol Head Neck Surg*, 1884, 120:36.

[8] Ramasastry SS, Granick MS, Futrell J. Clinical anatomy of the internal oblique muscle. *J Reconstr Microsurg*, 1986, 2:117.

[9] Ramasastry SS, Tucker JB, Swartz WM, Hurwitz DJ. The internal oblique muscle flap: an anatomic and clinical study. *Plast Reconstr Surg*, 1984, 73:721.

[10] Riediger D. Restoration of masticatory function by microsurgically revascularized iliac crest bone grafts using enosseous implants. *Plast Reconstr Surg*, 1988, 81:861.

[11] Salibian A, Rappaport I, Allison G. Functional oromandibular reconstruction with the microvascular composite groin flap. *Plast Reconstr Surg*, 1985, 76:819.

[12] Salibian A, Rappaport I, Furnas D, Achauer B. Microvascular reconstruction of the mandible. *Am J Surg*,

1980,140:499.

[13] Sanders R,Mayou B. A new vascularized bone graft transferred by microvascular anastomosis as a free flap. *Br J Surg*,1979,66:787.

[14] Shenaq SM. Reconstruction of complex cranial and craniofacial defects utilizing iliac crest-internal oblique microsurgical free flap. *Microsurgery*,1988,9:154.

[15] Taylor GI,Daniel RK. The free flap:composite tissue transfer by vascular anastomosis. *Aust N Z J Surg*, 1973,43:1.

[16] Taylor GI,Townsend P,Corlett R. Superiority of the deep circumflex iliac vessels as the supply for free groin flaps:experimental work. *Plast Reconstr Surg*,1979,64:595-604.

[17] Taylor GI,Watson N. One-stage repair of compound leg defects with free,revascularized flaps of groin skin and iliac bone. *Plast Reeonstr Surg*,1978,61:494-506.

[18] Urken ML. Composite free flaps in oromandibular reconstruction. Review of the literature. *Arch Otolaryngol Head Neck Surg*,1991,118:724-732.

[19] Urken ML,Vickery C,Weinberg H,Buchbinder D,Billet HF. The internal oblique-iliac crest osseomyocutaneous microvascular free flap in head and neck reconstruction. *J Reconstr Microsurg*,1989,5:203.

[20] Urken ML,Vickery C,Weinberg H,Buchbinder D,Lawson W and Biller HF. The internal obliqueiliac crest osseomyocutaneous free flap in oromandibular reconstruction:report of 20 cases. *Arch Otolaryngol Head Neck Surg*,1989,115:339.

[21] Urken ML,Weinberg H,Vickery C,Buchbinder D,Lawson W,Biller HF. The internal oblique-iliac crest free flap in composite defects of the oral cavity involving bone,skin and mucosa. *Laryngoscope*,1991,101: 257.

第19章

腓骨骨皮瓣

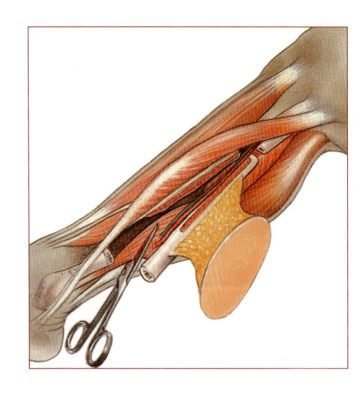

Mark L. Urken，M.D.
Michael J. Sullivan，M.D.

1975年，Taylor等[28]首先报道运用血管化腓骨瓣移植成功治疗一例下肢开放性骨折，他们采用后侧入路获取组织瓣。1979年，Gilbert[7]介绍了一种更为简便的外侧入路获取腓骨瓣的技术，现已被广泛采用。业界认为Chen和Yan[4]于1983年首先报道了腓骨皮瓣的移植。同年，Yoshimura等[33]报道移植了带有"浮标"皮瓣的腓骨，其中"浮标"皮瓣用来监测皮瓣的血液循环。最初使用腓骨供区的目的是修复四肢长骨的缺损，直到1989年，Hidalgo[14]采用该瓣修复节段性下颌骨切除术造成的缺损。大量详尽的解剖研究已经阐明了从腓动脉到其表面皮肤的血液循环[2-4,22,26,31]。然而，腓骨表面皮肤血供的变异有时会限制该瓣用于口下颌的重建，此时经常会遇到黏膜和皮肤缺损。制备简便以及远离头颈部的优点增强了该供区的普及性。

腓骨是下肢一根细长的非承重长骨(图19-1)。它呈管状，管的四周均系较厚的皮质骨，这使得腓骨成为可用于移植的最坚硬的骨之一。在保留远端及近端各6~7cm腓骨以保持膝关节和踝关节完整性的前提下，可以获取的腓骨长度约22~25cm。腓总神经包绕腓骨颈，这种走行限制了近段腓骨的分离和切取。然而，由于可移植长达25cm的管状骨，因此，腓骨供区在修复全部或大部下颌缺损方面独一无二[8]。

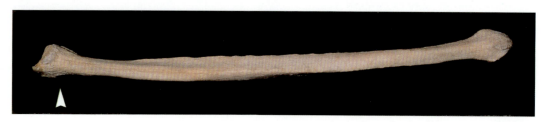

图 19-1 腓骨的侧面观显示其近端的腓骨头(箭头所示)以及远端的外踝。狭长的腓骨的横截面呈三角形。腓骨是一个由致密皮质骨包绕中心髓腔的管状骨,它可以提供长达 25cm 的血管化骨。

◆ 组织瓣的设计与应用

腓骨可作为游离骨瓣或游离骨皮瓣移植。小腿外侧的皮肤由来自腓动静脉的肌间隔穿支或肌皮穿支供应。这些穿支血管位置的变异发生于小腿后间隔。因此需要设计更长的皮岛以应对这些变异(图 19-2)。Fleming 等[6]报道在发现腓骨皮瓣具有多重皮肤穿支的情况下,可将其分割成内外衬。虽然在需要的时候可使用皮片移植以有效地覆盖供区,但是皮岛的宽度仍受到一期关闭供区的限制。

虽然腓骨瓣血管蒂的位置及血管的直径恒定,但其长度常常受到胫后动脉分叉的限制[11]。通过放弃较近端的腓骨而切取较远端的骨段及皮肤可以得到额外长度的血管蒂。将包绕在拟移植的近端骨周围的软组织在骨膜下进行分离可有效保护远端瓣的血供。Hidalgo[16]报道通过采用该技术获得了长达 12cm 的血管蒂。此外,Wei 等[30]设计了一种由近端皮岛与远端骨瓣组成的复合瓣,从而分离了这两种组织成分并增加了该复合瓣的灵活性。通过实施骨膜下分离并放弃近端骨段,皮肤血供得以保留。

腓动静脉沿着腓骨全长走行且其管径没有明显的变化。这种血管分布允许我们将腓骨当做"灌流"皮瓣以供应与远端动静脉游离末端相吻合的第二块游离瓣。Wei 等[30]通过使用该技术移植了两块由同一套供区血管供应的游离瓣。

腓骨供区在头颈部的主要应用是修复下颌骨的节段性缺损。腓骨皮质骨的强度能有效地承受咀嚼活动的强大力量。在一些特定的情况下腓骨的特点非常有助于成功的重建。如前所述,腓骨所能切取的长度使其成为适用于修复大部或全下颌骨缺损的唯一供区。在涉及下颌支和髁状突的二期下颌骨缺损修复中,常常只能开放一个非常狭窄的通道以将移植物放置于关节窝,因为,制作一个更大的通道会受到瘢痕及担心损伤面神经的限制。与其他体积更大的骨瓣,如髂骨相比,狭窄的腓骨更易通过这样一个狭窄的通道。

长而直的腓骨必须通过楔形闭合骨切开的塑形以符合下颌骨的形状。Hidalgo[16]描述了一系列使腓骨外形更美观的技术来模拟自然下颌骨的外形。如果骨膜未受到严重的损伤,就可以施行多重骨切开术而不会损伤远端骨的循环。Hidalgo 反对在实施骨切开术时剥离骨膜,他建议直接贯穿骨膜和骨来实施骨切开。Jones 等[18]证明了腓骨可以通过骨切开并自身折叠而形成一个"双管"状带血管的骨移植物。腓骨远端部分的血液供应通过骨膜得以保留。"双管"状的腓骨瓣可用于股骨部分缺损的修复。

这种技术得到了 Sadove 和 Powell[23]的进一步改进,在实施了骨切开术之后,他们

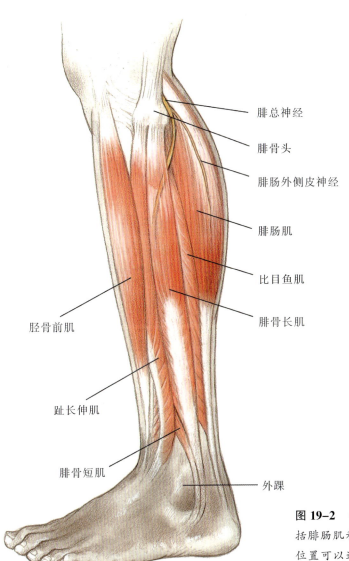

图 19-2 小腿后间隔位于小腿后肌群与前肌群之间,前者包括腓肠肌和比目鱼肌,后者包括腓骨长、短肌。该间隔的大致位置可以通过在腓骨头和外踝之间画一条线来标定。腓肠外侧皮神经起自腓总神经支配腓骨骨皮瓣表面皮肤的感觉。

图中标注(从上到下):腓总神经、腓骨头、腓肠外侧皮神经、腓肠肌、比目鱼肌、腓骨长肌、胫骨前肌、趾长伸肌、腓骨短肌、外踝

去除了一段 3cm 长的腓骨段以塑形腓骨,并将其用于重建严重外伤后畸形患者的下颌和上颌。于骨膜下平面切除骨段,这样就可以将骨的近端和远端部分进行旋转并将其放置于两个不同的三维空间。

在重建下颌时,腓骨需要定位从而使血管蒂位于新下颌的舌面,这样即可将皮岛沿着下缘放置。将皮肤覆于颊面可以将它送入口腔,这样也可覆盖固定装置。另外,拇长屈肌袖可以充填下颌下区域[12]。

功能性下颌重建包括成功地放置下部的牙齿修复体以恢复咀嚼功能。如果患者自然下颌仍有残存的牙齿,就可以有效利用有组织支持的部分假体。这样一个假体可以通过附着于残存牙齿的卡环得以稳定地固定。然而,当患者缺齿或残存牙齿的质地欠佳不允许使用卡环时,成功的牙齿修复则需要借助于骨内种植,它起着类似牙根的作用。腓骨较厚的皮质骨能够很好地接受种植牙[21,34]。然而,与髂骨相比,腓骨的

尺寸较小,这就需要使用较短的种植牙。此时需要长期的随访以确定种植牙周围骨损耗是否会导致其脱落。因为,对于较短的种植物而言,等量的骨损耗会导致更大比例的种植物暴露。

由 Hayden 和 O'Leary[12]介绍的感觉性腓骨皮瓣为该供区增加了新的使用范围。切取腓肠外侧皮神经并将其与合适的受体神经吻合可望恢复移植皮肤的感觉。这些作者也描述了切取腓神经交通支,将其作为血管化的神经移植物来桥接下牙槽神经与颏神经之间的间隙从而恢复下唇的感觉。Sadove 等[24]使用感觉性腓骨皮瓣实现了阴茎的一期重建。据报道,将腓肠外侧皮神经与合适的受体神经吻合,恢复了新阴茎的感觉。

◆ 神经血管解剖

腓骨皮瓣的血供主要由腓动静脉提供。腘动脉通常分成胫前和胫后动脉,而后者随后发出腓动脉(图 19-3~19-4)。腓动脉及其两条并行静脉在下肢的拇长屈肌与胫骨后肌之间下行。对腓骨瓣血供的讨论必须包含对于足部血供不同模式的描述。了解这些变异以及在术前作相应的评估以确认是否存在这些变异,对于预防缺血性并发症是必需的。

除了为腓骨的营养动脉及肌骨膜血管供血外,腓动静脉还发出筋膜皮穿支,它们走行于小腿后间隔并供应表面的皮肤。学者们对供应该区域皮肤的血管的位置、大小、走行以及可靠性表现出极大的兴趣,并做了大量研究。在处理头颈部复合损伤时该问题尤为重要,因为此种情况除了需要移植骨重建下颌外,还常常需要软组织瓣修复黏膜和皮肤的缺损。在 Hidalgo[14]最初利用腓骨游离瓣重建下颌的描述中,他报道了 12个病例。在这 12 个病例中,4 例有口腔黏膜缺损,1 例有外部皮肤缺损。5 个皮岛中只有 1 个皮岛完全存活下来,有 1 例发生了 30% 的坏死,剩余的 3 例皮岛由于缺血而实施了术中切除。Hidalgo 从该经历中得出的结论是腓骨供区不可用于修复带有大面积口腔黏膜缺损的下颌骨缺损。

曾在头颈部重建中成功使用这种复合瓣的其他学者则并没有对腓骨皮岛持有如此悲观的看法。对已经见诸报道的关于腓骨皮肤血供的解剖研究进行回顾和总结是很有价值的。从小腿后间隔附近进入皮肤的血管已经通过各种不同的方法被分类。1983年,Yoshimura 等[33]描述了 3 种不同类型的动脉:A 型血管在小腿靠上方穿过腓骨长肌;B 型血管在比目鱼肌和腓骨肌之间走行, 在供应皮肤之前发出肌支;C 型分支的走行与B 型血管相似,但是没有肌支。1992 年,Beppu 等[1]在他们报道的解剖研究中采用了相同的分类系统。Wei 等[31]描述了两类肌间隔皮穿支:一类是其整个行程横过小腿后间隔;另一类在进入肌间隔并供应皮肤之前穿过拇长屈肌、胫骨后肌或比目鱼肌。Wei 等将后者归为肌皮血管。然而,Shusterman 等[26]将那些在穿过肌间隔供应皮肤之前经过肌肉的血管划分为肌间隔穿支以区别于肌皮穿支,后者在皮下层分叉之前从肌肉表面穿出。包含一个包绕腓骨的保护性肌袖对于辨认肌间隔分支的走行至关重要(图19-5)。

大量的尸体解剖研究已经确定了这些不同类型血管的数量及走行,这有助于皮瓣的设计和获取。Carriquiry 等[3]报道穿支血管的直径在 0.4~1.3mm 之间,最大的穿支位于腓骨的两端。近端大的穿支紧贴腓总神经穿过,称为腓动脉"旋支"。然而,该血管通常起自胫后动脉而不是腓动脉。Chen 和 Yan[4]发现有 4~5 个皮支从比目鱼肌穿出并沿小腿全长呈节段性分布。Yoshimura 等[32]报道平均有 4.8 个皮支从腓动脉分出，每个分支最小直径为 0.3mm。胫后动脉贡献了 5.7% 的皮支到小腿外侧皮肤，腘动脉的贡献达 3.5%，而胫前动脉的贡献仅为 0.4%。腓动脉之外起源的皮支主要位于小腿的近端。Yoshimura 等将腓骨全长分为 10 个区域并计数起自每个区域穿支的数量。腓动脉皮支

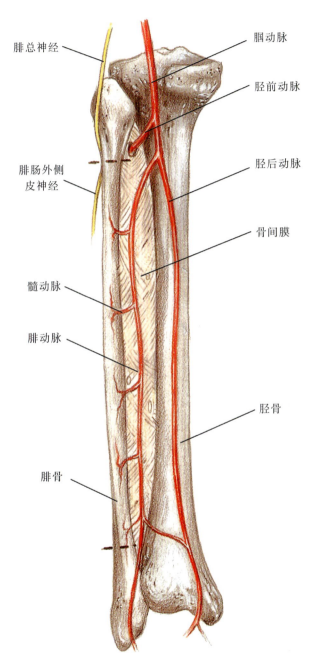

图 19-3　左腿后面观。腘动脉通常分支为胫前和胫后动脉。腓动脉在距腘动脉分叉 2~3cm 处起自胫后动脉。腓动脉通过髓内滋养动脉及为数众多的骨膜滋养血管为腓骨提供骨内血供。踝关节上部及膝关节下部的部分腓骨必须保留（虚线所示）。腓总神经包绕着腓骨颈，此处的神经最易受损。

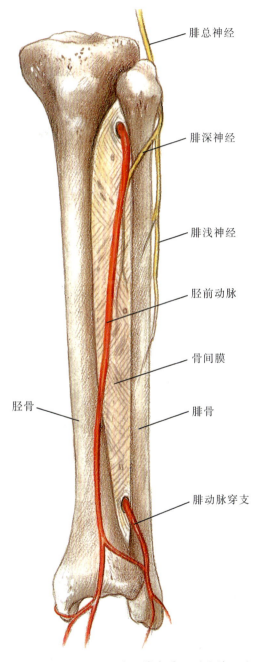

图 19-4　左腿前面观。胫前血管在骨间膜上缘以上穿过并到达小腿前间隔。腓总神经分为腓浅神经和腓深神经。后者与胫前动脉联合在小腿下行。腓动脉末段穿过骨间膜的间隙到达小腿前间隔并与胫前动脉的外踝支相连形成环绕足跟和外踝的血管丛。

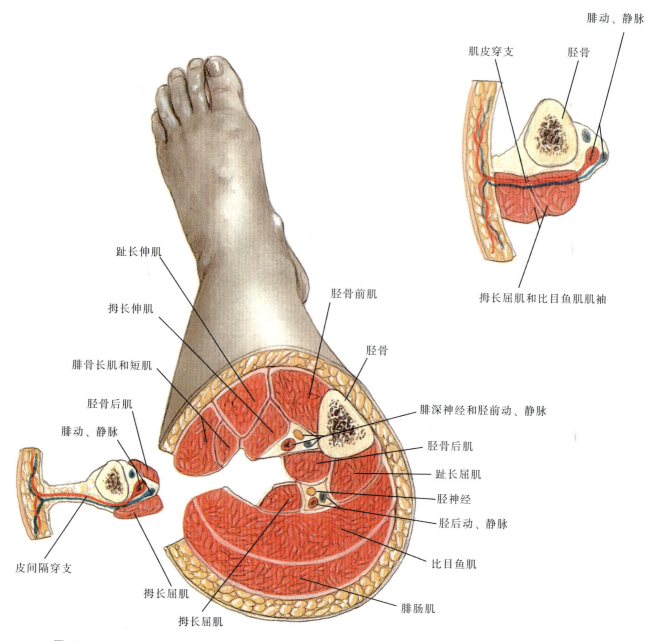

图 19-5 小腿的断层解剖显示肌间隔皮穿支的路径，它可能完全在肌间隔中穿行或者在进入肌间隔外侧之前穿过拇长屈肌。需要切取拇长屈肌的一段肌袖以保护这些穿支。肌皮穿支（小图）全程在小腿后肌群中穿过，需要切取既包含比目鱼肌又包含拇长屈肌的肌袖。

最大的密度集中于沿腓骨分布的 10 个区域中的第 8 个。这些作者也发现 71% 的皮支属于肌皮穿支，而 29% 属于肌间隔皮穿支。

Beppu 等[1]在类似的关于皮肤穿支在小腿外侧分布的研究中发现有一个穿支恒定地位于腓骨头至外踝的中点。在 23 例解剖中有 21 例的皮支位于此点 2cm 的范围内。小腿近端 1/3 并非恒定由腓动脉供血，在 23 例解剖中有 5 例没有来自腓动脉的分支到达小腿近端皮肤。Beppu 等报道在所有的 23 例解剖中至少有一个肌间隔皮支血管位于小腿的中 1/3。Wei 等[31]报道了在 35 例解剖中的所见，他们发现有 4~7 个皮支起源于腓动脉，还发现有 1~4 根肌间隔皮穿支动脉，其中有一条腿没有该血管。相反地，Shusterman 等[26]在 80 条尸腿解剖中发现 20% 没有肌间隔皮穿支，6.25% 没有肌血管或肌间隔血管。与肌肉穿支或肌间隔穿支相比，间隔血管趋向于位于小腿更下端。从这份报道中无法明确是否存在间隔穿支以及肌肉穿支完全缺失的情况，从中推论皮岛的绝对可靠性在 93%~ 94% 之间。

尽管关于这个皮岛仍有争论，Wei 等[30]报道在 80 例四肢重建和 27 例下颌重建中腓骨骨皮瓣皮岛的成功率为 100%。在后一组病例中，有 1 例组织瓣移植完全失败，但是，在其余 26 例中没有一例发生部分或全部皮肤丢失。这些作者将皮岛中心设计于腓骨中下 1/3 的结合点处。他们强调小腿后间隔必须纳入组织瓣，并且，在切取或关闭过程中过多的牵拉对皮肤的血供不利。Wei 等在皮岛移植方面获得了成功，但在其 26 例下颌重建术中的 14 例二期使用了软组织游离瓣。在关于此文的讨论中，Hidalgo[16]报道称，根据他以及其他作者的经验，总体来说，腓骨骨皮瓣皮岛的可靠性只有 91.5%。他还指出，在他的经验中皮岛通常能够存活下来，即使间隔中缺乏任何可见的穿支血管。尽管有这种说法，大部分术者仍然使用 Fleming 等描述的手术径路在筋膜下平面从前方切取腓骨瓣的皮岛。考虑到穿支血管位置的变异遍及间隔全长，通常设计长皮瓣。如果没有发现间隔穿支，就要寻找确认肌皮穿支以供应皮肤。能够追溯到腓动脉系统的肌皮穿支血管的阙如通常意味着需要选择替代的软组织瓣[29]。即使在那些能够确认间隔穿支的病例中，拇长屈肌和比目鱼肌的肌袖也应当包含进来，因为存在这种可能，在间隔穿支向腓骨血管走行的过程中，它可能从间隔穿出并穿过肌层(图 19-5)。在讨论 Shusterman 等[26]的文章时，Hidalgo[15]质疑切取一大块比目鱼肌肌袖的有效性。在他的经验中，他留意到许多大的肌肉穿支并非起源于腓骨血管，大块比目鱼肌肌袖通常已经去血管化，因此必须切除。

腓动脉染料注入试验使一块平均宽度为 9.9cm、长度为 21.4cm 的皮区染色。Fleming 等[6]通过切开皮岛至筋膜水平而不是切穿筋膜，成功地拆分了皮岛。他们还建议术前通过多普勒超声检查定位穿皮支。

如前所述，小腿外侧皮肤的感觉支配起自腓肠外侧皮神经(图 19-2)。该分支在腘窝内或腘窝上起自腓总神经。然而，正如 Huelke[17]所描述，腓肠外侧皮神经存在变异，他报道称该神经在 22% 的病例中缺失。Kosinski[19]报道该神经的缺失率仅为 1.7%，然而，他也发现另有 9.4% 的病例腓肠外侧皮神经在与腓肠内侧皮神经汇合之前并没有发出皮支。腓神经交通支是横过腓骨瓣区域的二级浅表神经。它也起源于腓总神经并与腓肠内侧皮神经汇合形成腓肠神经。事实上它们的汇合点可能位于从腘窝到外踝的任何位置。根据 Kosinski[19]的报道，腓神经交通支在 50% 的解剖中阙如，而 Huelke[17]的报道为 20%。如上所述，Hayden 和 O'Leary[12]报道了利用腓神经交通支作为血管化的神经移植物。

◆ 解剖变异

腓骨的缺失或显著缩小直至为纤维束带所替代是人体长骨中最常见的现象。腓骨缺失的异常通常伴有短腿以及胫骨的弓形前屈畸形，这些现象在术前的 X 线片中很容易发现。

在准备切取腓动脉时,足部动脉供应的变异是最大的担忧。根据Senior[25]所述,目前没有关于腓动静脉缺失的报道,也没有关于胫前动脉缺失的报道。然而,胫前动脉的直径可以明显变小。在大约10%~20%的病例中,胫前动脉或胫后动脉在其走行于小腿的过程中可能变细。当这种情况发生时,下肢远端供血血管缺失或变细的区域改由来自腓动脉的交通支供应。很显然,在这种情况下切取腓动脉会导致足部缺血。

◆ 潜在的缺陷

腓骨瓣移植最严重的后果是足部缺乏侧支循环,从而在腓动脉切断后导致缺血。术前评估有助于避免这种潜在风险。

已经报道了各种供区并发症,包括畏寒和水肿。功能缺失包括大趾背屈无力,这与腓神经分支受损或肌肉尤其是拇长屈肌的瘢痕形成有关[9]。在术后几个月内患者主诉行走疼痛及无力。肌肉无力被认为与附着于腓骨的肌肉起点及小腿骨间膜的破坏有关。详细的步态分析表明步幅、关节角度及"地面反作用力"异常,这些异常可导致肌肉无力及负荷传输的改变[20]。

牵拉或错误的剥离可能会导致腓总神经受损,从而引起患者足内翻畸形,小腿前面和侧面以及足背部的麻痹。在剥离早期探查确认腓总神经能够避免这种并发症。应当保留与膝关节相连的6~7cm长的腓骨段从而提供一个额外的保护。相似长度的远端腓骨亦应保留下来以保持踝关节的完整性。据报道,20例运用腓骨重建长骨的患者中有25%发生了血肿。这种并发症在某种程度上归因于腓骨末端骨髓面暴露引起的渗出[5]。

关于腓骨骨皮瓣皮肤的血供仍存在一些不确定性。术者在切取皮瓣之前不能确定皮肤的血供。因为文献报道有5%~10%的病例发生皮岛缺损,所以应当在术前计划一个备用方案。应当告知患者可能需要使用备用软组织瓣。这对于那些需要广泛软组织重建的患者来说尤为必要。因此,应当预先准备替代瓣,比如肩胛骨瓣或者与腓骨联合应用的独立软组织瓣。

腓骨皮岛的宽度通常受到一期关闭创口能力的制约。为了预防发生骨筋膜室综合征必须避免张力过大。小腿外侧的创面可以使用皮肤移植并通过后续的切除加以清除。也可以一期在缺损处放置组织扩张器以扩张小腿背面的皮肤,然后进行二期缝合,呈现为线性瘢痕[10]。

◆ 术前评估

胫前动脉或胫后动脉可能发生缺失或直径缩减,下肢动脉粥样硬化也比较多发,因此,在腓骨移植之前必须进行术前评估。血管造影是进行这种评估的常规方法。磁共振血管成像即使不优于血管造影,也至少能提供可比的下肢血管解剖的清晰影像。这种非侵入性技术提供的宝贵信息可以引导术者选择适合切取腓骨瓣的一侧腿或者决定是否需要选择另外的供区[13]。

组织瓣采集技术

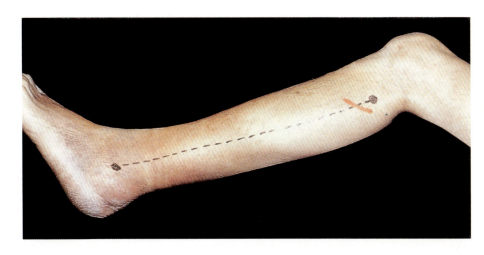

图 19-6　腓骨的体表解剖已在左腿外侧标出。小腿肌间隔的体表标志是上端的腓骨头及下端踝关节的外踝。连接两点的虚线标识出肌间隔的位置。腓神经在腓骨头下 1~2cm 处穿过，用红色标出。

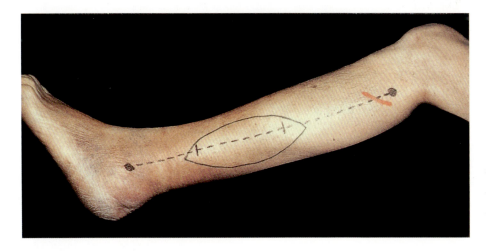

图 19-7　腓骨皮瓣被设计成梭形，以小腿肌间隔为中心。主要的皮间隔穿支通常位于小腿较下方，因此皮岛通常以小腿中下 1/3 的结合点为中心。

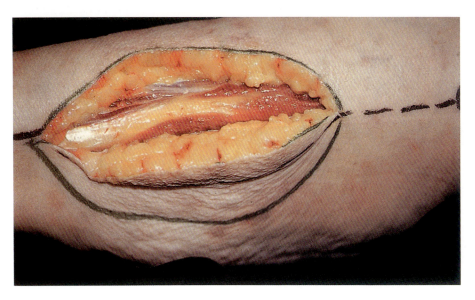

图 19-8　这个切口是在大腿止血带压力达到 350mmHg 的条件下实施的。在前缘切开皮岛，切开皮肤和皮下组织。腓骨长肌和腓骨短肌表面的筋膜也被切开，在筋膜下层从前到后进行分离直至小腿肌间隔。

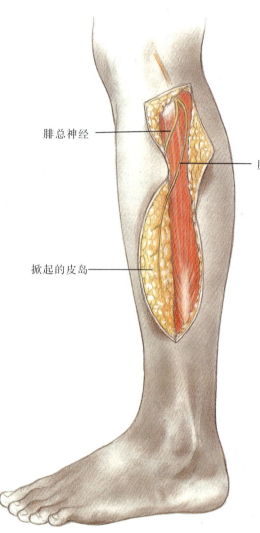

腓总神经

腓肠外侧皮神经

掀起的皮岛

图 19-9 在获取感觉性腓骨骨皮瓣时该技术需要做些改动。向上探查直至腘窝,通过追踪腓总神经寻找腓肠外侧皮神经。腓肠外侧皮神经可能起源于解剖过程中的任何一个位点。一旦发现腓肠外侧皮神经可以向尾端探查至皮岛,图中皮岛已向前方掀起。腓神经交通支也起源于腓总神经的这个位点并在腓骨骨皮瓣的软组织中穿行,但是并不支配皮瓣皮肤的感觉。腓神经交通支也可能被纳入该皮瓣用做血管化的神经移植物。

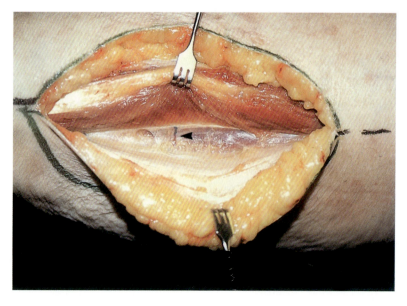

图 19-10 皮岛已被掀起以显露小腿后间隔。腓骨长肌被牵起。发现了一条向外朝皮肤走行的肌间隔皮穿支(箭头所示)。

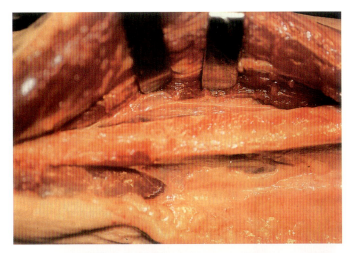

图 **19-11**　沿着腓骨前面进行分离需要掀起腓骨长肌、腓骨短肌及拇长伸肌。腓深神经、胫前动脉及胫前静脉在前间隔显露出来。

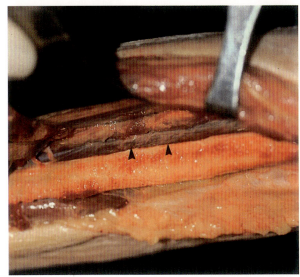

图 **19-12**　沿着腓骨内侧进一步的分离会显露出小腿骨间膜(箭头所示)。

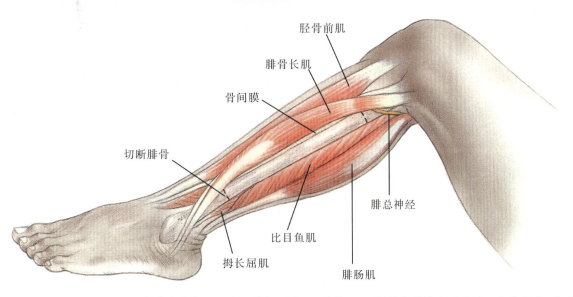

胫骨前肌

腓骨长肌

骨间膜

切断腓骨

比目鱼肌

拇长屈肌

腓肠肌

腓总神经

图 **19-13**　分离至此,可以在腓骨的上下两端做骨切开术。如图所示,必须保留腓骨上下端的一部分骨段。需要牵引腓骨以继续剩余部分的分离。

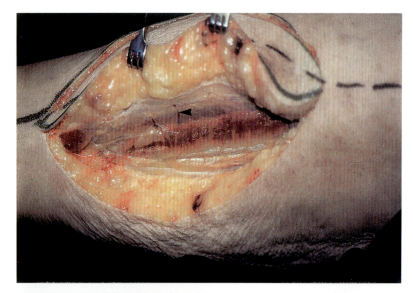

图 19–14 围绕皮岛做的后切口深达腓肠肌和比目鱼肌表面的筋膜。在这个特定的解剖标本中,可见一个皮间隔穿支(箭头所示),因此,即将切取的是皮间隔穿支皮瓣,而不是肌皮瓣。

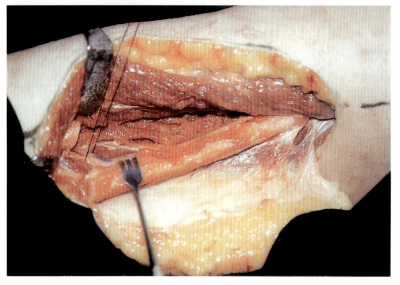

图 19–15 牵引腓骨后,腓动静脉的末端显露出来。结扎、切断远端血管蒂。

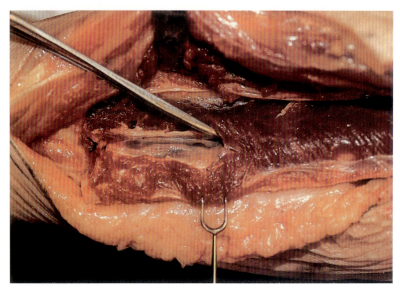

图 19–16 在切开小腿骨间膜之后,胫骨后肌的"V"形肌纤维已显露出来,需加以切断以向小腿上端追踪腓动静脉。

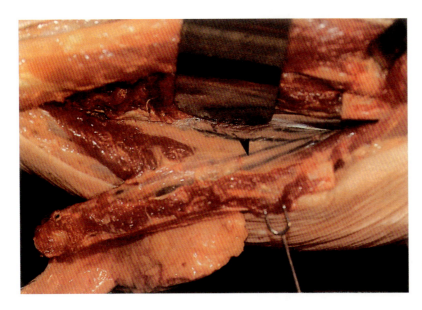

图 19-17　腓血管系统的全程（箭头所示）已经分离直至胫后血管分叉处。

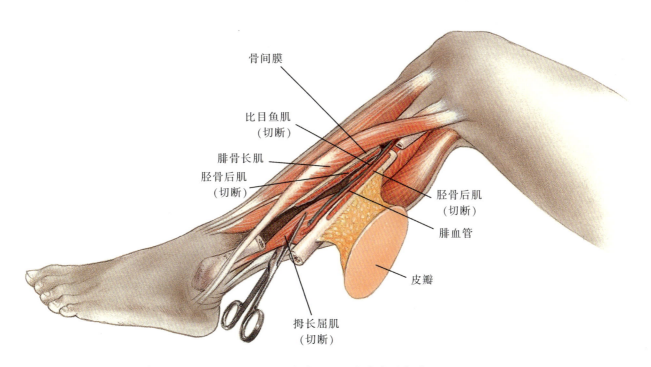

骨间膜

比目鱼肌
（切断）

腓骨长肌

胫骨后肌
（切断）

胫骨后肌
（切断）

腓血管

皮瓣

拇长屈肌
（切断）

图 19-18　在结扎血管蒂之前，把拇长屈肌切断，保留部分肌袖与复合瓣相连。

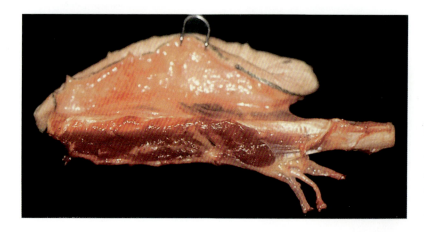

图 19-19 已经获取带有拇长屈肌和胫骨后肌肌袖的腓骨骨皮瓣。血管蒂由腓动脉及两支伴行静脉组成，通过骨膜下剥离和切除上端腓骨但保留相应的骨膜和肌肉，血管蒂可以得到延长。

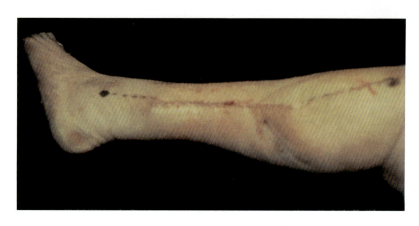

图 19-20 创面一期缝合已经完成。必要时可在创面使用皮肤移植物。缝合后使用后夹板固定下肢和足部。

参考文献

[1] Beppu M, Hanet D, Johnston G, Carmo J, Tsai T. The osteocutaneous fibula flap: an anatomic study. *J Reconstr Microsurg*, 1992, 8: 215-223.

[2] Carr A, MacDonald D, Waterhouse A. The blood supply of the osteocutaneous free fibular grail. *J Bone Joint Surg [Br]*, 1988, 70B: 319-321.

[3] Carriquiry C, Costa A, Vasconez L. An anatomic study of the septocutaneous vessels of the leg. *Plast Reconstr Surg*, 1985, 76: 354-361.

[4] Chen Z, Yan W. The study and clinical application of the osteocutaneous flap of fibula. *Microsurgery*, 1983, 4: 11-16.

[5] Coghlan B, Townsend P. The morbidity of the free vascularized fibula flap. *Br J Plast Surg*, 1993, 46: 466.

[6] Fleming A, Brough M, Evans N, Grant H, Harris M, James J, Lawlor M, Laws I. Mandibular reconstruction using vascularized fibula. *Br J Plast Surg*, 1990, 43: 403-409.

[7] Gilbert A. Vascularized transfer of fibula shaft. *Int J Micro Surg*, 1979, 1: 100.

[8] Gilbert R, Dovion D. Near total mandibular reconstruction: the free vascularized fibular transfer. *Oper Tech Otolaryngol Head Neck Surg*, 1993, 4: 145.

[9] Goodacre TE, Walker CJ, Jawad AS, Jackson AM, Brough MD. Donor site morbidity following osteocutaneous free fibula transfer. *Br J Plast Surg*, 1990, 43: 410-412.

[10] Hallock G. Refinement of the fibular osteocutaneous flap using tissue expansion. *J Reconstr Microsurg*, 1989, 5: 317-322.

[11] Harrison DH. The osteocutaneous free fibular graft. *J Bone Joint Surg [Br]*, 1986, 68B: 804-807.

[12] Hayden R, O'Leary M. A neurosensory fibula flap: anatomical description and clinical applications. Pre-

sented at the 94th Annual Meeting of the American Laryngological,Rhinological and Otological Society Meeting in Hyatt Regency Waikoloa,Big Island of Hawaii,Hawaii,May 8,1991.

[13] Hayden RE,Carpenter J,Thaler E. Magnetic resonance angiography：noninvasive evaluation of potential free flaps. Presented at the Annual Meeting of the American Academy of Facial Plastic and Reconstructive Surgery in Minneapolis,Minnesota,on October 1,1993.

[14] Hidalgo D. Fibula free flap：a new method of mandible reconstruction. *Plast Reconstr Surg*,1989,84：71.

[15] Hidalgo D. Discussion of"The osteocutaneous free fibula flap：Is the skin paddle reliable?" by Schusterman et al. *Plast Reconstr Surg*,1992,90：797.

[16] Hidalgo D. Discussion of "Fibula osteoseptocutaneous flap for reconstruction of composite mandibular defects" by Wei F,Seat C,Tsai Y,Liu S,Tseu M. *Plast Reconstr Surg*,1994,93：305.

[17] Huelke DF. The origin of the peroneal communicating nerve in adult man. *Anat Record*,1958,131：81.

[18] Jones N,Swartz W,Mears D,Jupiter J,Grossman A. The "double-barrel" free vascularized fibular bone graft. *Plast Reconstr Surg*,1988,81：378.

[19] Kosinski C. The course,mutual relations and distribution of the cutaneous nerves of the metazonal region of leg and foot. *J Anat*,1926,60：274.

[20] Lee EH,Goh JC,Helm R,Pho RW. Donor site morbidity following resection of the fibula. *J Bone Joint Surg [Br]*,1990,72：129-131.

[21] Lyberg T,Olstad O. The vascularized fibular flap for mandibular reconstruction. *J Craniornaxillofac Surg*,1991,19：113.

[22] Onishi K,Maruyama Y,Iwahira Y. Cutaneous and fascial vasculature of the leg：an anatomic study of fasciocutaneous vessels. *J Reconstr Micro Surg*,1986,2：181.

[23] Sadove R,Powell L. Simultaneous maxillary and mandibular reconstruction with one free osteocutaneous flap. *Plast Reconstr Surg*,1993,92：141.

[24] Sadove R,Sengenzer M,McRoberts J,Wells M. One stage total penile reconstruction with a free sensate osteocutaneous fibula flap. *Plast Reconstr Surg*,1993,92：1314.

[25] Senior HD. An interpretation of the recorded arterial anomalies of the human leg and foot. *J Anat*,1919,53：130.

[26] Shusterman MA,Reece GP,Miller MJ,Harris S. The osteocutaneous free fibula flap：is the skin paddle reliable? *Plast Reconstr Surg*,1992,90：787-793.

[27] Serra A,Paloma V. Mesa F,Ballesteros A. The vascularized fibula graft in mandibular reconstruction. *J Oral Maxillofac Surg*,1991,49：244-250.

[28] Taylor GI,Miller DH,Ham FJ. The free vascularized bone graft：a clinical extension of microvascular techniques. *Plast Reconstr Surg*,1975,55：533.

[29] Von Twisk R,Pavlov P,Sonneveld J. Reconstruction of bone and soft tissue defects with free fibula transfer. *Ann Plast Surg*,1988,21：555-558.

[30] Wei F,Seat C,Tsai Y,Liu S,Tsai M. Fibula osteoseptocutaneous flap for reconstruction of composite mandibular defects. *Plast Reconstr Surg*,1994,93：294.

[31] Wei FC,Chen HC,Chuang CC,NoordhoffMS. Fibular osteoseptocutaneous flap：anatomic study and clinical application. *Plast Reconstr Surg*,1986,78：191-199.

[32] Yoshimura M,Shimada T,Hosokawa M. The vasculature of the peroneal tissue transfer. *Plast Reconstr Surg*,1990,85：917-921.

[33] Yoshimura M,Shimamura K,Iwai Y,Yamauehi S,Ueno T. Free vascularized fibular transplant. *J Bone Joint Surg [Am]*,1983,65A：1295-1301.

[34] Zlotolow I,Huryn J,Piro J,Lenchewski E,Hidalgo D. Osseointegrated implants and functional prosthetic rehabilitation in microvascular fibular free flap reconstucted mandibles. *Am J Surg*,1992,165：677-681.

Visceral Flaps

内脏器官组织瓣

第20章

游离空肠
自体移植

Michael J. Sullivan, M.D.
Mark L. Urken, M.D.

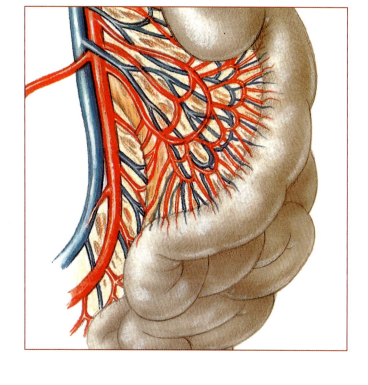

  游离空肠自体移植物(FJA)在微血管外科史上具有独特的位置,因为它是第一种用于人体移植的组织。Seidenberg 等[49]进行了多次犬实验,包括将 FJA 转移到头颈部以代替咽食管。1959 年,他们报道了 1 例因复发性癌接受咽食管切除术而行 FJA 的患者。该患者存活了 5d 直到因为脑血管意外而死亡。然而,尸检结果表明空肠移植切实可行。那次手术中并未使用显微镜。动脉吻合口是缝合起来的,而静脉吻合口则通过钽环假体进行连接[28]。

  虽然 1959 年标志着人体游离组织移植时代的开始,但是,在身体内进行组织转移并重新建立其循环的概念很早就已见于 Alexis Carrel[9]的著作中。1907 年,他报道了自己开展的器官移植动物模型的实验工作,包括成功地把一段空肠自体移植到颈部。他描述了完成微血管吻合后蠕动活动的恢复。

  1961 年,Roberts 和 Douglas[46]描述了第 1 例 FJA 成功移植并恢复了吞咽功能的病例。在引入手术显微镜实施微血管吻合后,该技术迅速地应用于临床和实验中。1966 年,Green 和 Som[17]进行了一系列的动物实验,包括借助显微镜进行 FJA 移植。另外,他们引入了裂开的空肠肠片移植物的概念,即沿着空肠的对系膜缘切开从而将其从一个黏膜内衬管变成一块扁平的黏膜片。从那时起,这种裂片空肠自体移植已被用于修复各种非环形的上呼吸消化道的缺损。

  除了作为报道的第一种用于移植的游离组织外,FJA 或许还是用于头颈部重建的游离瓣中被报道最多的。与手术技术、围手术期管理、术后功能有关的诸多内容将在本章详尽描述。

◆ 组织瓣的设计与应用

在作为游离皮瓣用于人体之前，空肠已作为带蒂肠移植物用于重建胸段食管。Wiillstein[59]于1904年报道了该技术。带蒂空肠段的转移需要切断前两个血管弓，依靠第三、四血管弓供血。然而，空肠最头端部分的缺血性坏死很常见，并且，该技术还受到食管缺损不能超越肺下静脉之上的限制[18]。1985年Chang等[10]引入了带蒂空肠"涡轮增压"的概念。为了解决带蒂空肠最头端缺血的问题，他们将第一或第二血管弓与颈部受体血管吻合以恢复血流。这种部分连接、部分游离的空肠段为替换全部胸段和颈段食管提供了有效的管道。

目前，空肠主要作为微血管自体移植物使用。根据缺损外形的不同，它最常作为黏膜管或黏膜片使用。几十年来，头颈外科医生一直在探求咽食管缺损可靠且具有功能的修复技术。20世纪40年代早期，Wookey推广、普及了带蒂颈部皮瓣，然而，该技术因需要多期手术而受到非议。支架上移植皮片也曾被推崇，但不久即为带蒂局部皮瓣所代替，其中最重要的就是1965年Bakamjian[2]介绍的用于咽食管重建的管状三角肌皮瓣。这项技术是一个重大的进步，然而，它依然受到必须要接受两期手术的限制。其他局部皮瓣，其中最重要的是胸大肌肌皮瓣，亦被做成上皮管道以期解决这个问题。然而，这些皮瓣常常因为体积太大而难以做成管状，因此，用于环形缺损的修复并不可靠。通过使用游离皮瓣可以部分地解决皮瓣体积过大的问题，只需一期手术即可容易地把游离皮瓣做成皮管[22]。

带蒂内脏器官组织瓣(如胃和结肠瓣)被广泛地用于替换胸段和颈段食管。然而，这两种黏膜瓣均需要大范围的腹部和胸部解剖、分离，这会带来各种并发症，并且，当缺损局限于颈部范围时不能保证重建的质量。胃上提修复术同样存在问题，其到达范围有限而不能修复向更上端延伸至口咽的缺损。当胃上提修复术被用于曾接受大剂量放疗的组织时，它的重量及引力的影响也会导致伤口愈合方面的问题。结肠介植有助于替代胸段食管，然而，它有限的可及范围限制其应用于延伸至颈部的缺损。结肠的菌群也会导致腹部和胸部感染的问题。

因此，FJA作为修复局限于颈部的环形缺损的解决方法应运而生，并得到推广[3,34]。血管化的回肠段也曾被使用[21]。由于不受腹部血管蒂的限制，FJA能够轻易地用于向更头端延伸至口咽及鼻咽的缺损。部分裂开、部分环周的空肠段可较好地满足以环形黏膜管替代咽食管，以扁平黏膜片替代高至颅底的整个咽后壁的需求。这种部分管形、部分裂开的设计也可用于颈段食管及喉部未受侵犯的下咽部缺损的重建，可保留喉的功能(图20-1)。

对于大多数患者，FJA管腔的管径与食管匹配良好。然而，在咽食管重建时，咽的开口可能要比FJA大得多。可沿着对系膜缘切开FJA头端部分从而获得一个更适于吻合的管径。舌切除术后缺损延伸至口腔，需要修复下颌骨内板以内的整个口腔底部时扩大管腔就更属必要。Jones等[25]推荐了一种FJA设计，即将裂开的空肠自身折叠从而有效地使管腔体积加倍。获得口腔的无张力缝合似乎能够补偿FJA自身缝合时相当

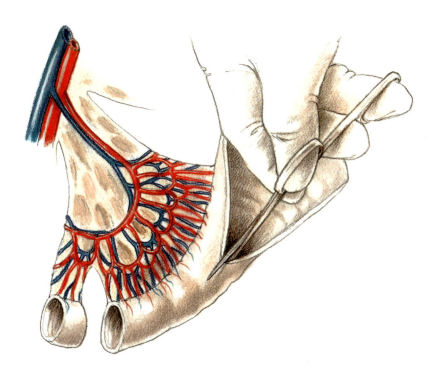

图 20-1   沿着对系膜缘可以将一个节段的空肠部分或完全地纵向切开。如此，能够得到一块完全扁平的黏膜片或一个部分管形、部分片状的黏膜。

长的缝合线。

    在考虑能够一期修复颈段食管或咽食管缺损的 3 种主要方法时，有许多关键点需要强调。胃上提修复术与结肠介植术是仅有的允许切除并替代胸段食管的方法。然而，需要以大范围的腹部和胸部解剖、分离为代价。另外，其向头端的延伸范围有限。胃上提修复术后的吞咽是另外一个问题，因为它导致早饱及食物反流进入口咽部和口腔。与剖腹手术相比，管形游离皮瓣的皮瓣设计更灵活，且几乎没有潜在并发症。然而，当颈段食管下缘位置非常低时，残留的胸段食管近端被塞入气管残端后面的有限范围内，此时常常难以进行管形皮瓣与食管之间的吻合。通过使用 FJA 及肠吻合器可以有效地解决这个问题。肠吻合器能够在不具备环形缝合所必需的暴露条件下实现安全、可靠的吻合。位于上纵隔的空肠食管吻合如果发生吻合口漏会带来额外的风险，并且，发现以及有效控制此类漏的能力尚显不足。最后，此处发生的狭窄问题远比发生于颈部的此类问题难于处理[44]。依据笔者的经验，"短近端食管"是一项获取 FJA 的明确指征，此外，在胸段食管本身未受癌症侵犯的情况下也是胃上提修复术的一种替代方案。

    FJA 已成功地应用于良性病变的咽食管重建，例如由于先前的手术、放疗等引起的狭窄，或经保守治疗无效的胃食管反流及瘘管等。重建可以使用片状或管状移植物，这取决于需要修复的黏膜的状况[7,23,26,37,43]。

    20 世纪六七十年代，口腔黏膜缺损的重建飞速发展。20 世纪 60 年代早期，主要强调重建一个防水密闭层，以及通过口腔造瘘以避免多期手术。随着新技术的引进，主要是游离皮瓣安全、可靠的移植，关注的重点发生了变化，功能恢复成为首要考虑的问题。在此理念指导下,用于替代口腔黏膜的组织的质量至关重要。实施舌部分切除仍希望保留舌的活动性时就需要薄而柔韧的组织,通过使用前臂桡侧皮瓣及足背皮瓣等菲薄的游离皮瓣易于实现,同时还能恢复组织的感觉功能。然而,将皮瓣引入口腔并不能精确地复制出口腔组织的本来特征。在这种情况下使用裂片 FJA 的好处在于其移植的是一种湿润的黏膜衬里[8]。对于因先前的放疗导致严重口腔干燥的患者来说,这种方法极具优势。动物实验研究证明 FJA 非常符合口腔的三维外形,而且其浆膜可黏附于裸露或部分切除的下颌骨[51]。Black 等[6]报道了空肠在口腔的另一种用途,他们移植FJA 以修复全腭缺损。黏膜面置于口腔侧,而浆膜面覆于缺损的鼻侧。这种方法可提供口腔与鼻腔的功能分隔,允许患者恢复经口营养。

在实验条件下,学者们也曾评估过用 FJA 替代那些已有气管狭窄症状的患者的气管。Jones 等[27]提出了将 FJA 应用于此目的的想法,并报道他们采用血管化黏膜片成功替换了 4 个气管环长度的气管的半周。Letang 等[31]使用了一段空肠管替换了狗颈段气管全长,他们将一根硅胶管作为腔内支架放置了 2 周。作者报道术后随访最长达 60d,12 条狗的结局良好。从上述研究可以得出这样的结论:FJA 有望成为气管的替代物,未发现气道分泌物过多的潜在问题。Constantino 等[13]从一组 8 只接受了气管环周置换的狗中得到了相似结果。虽然黏膜分泌物不会造成问题,但作者注意到了 FJA 的间歇性蠕动,可引起气道阻塞。即使放置临时性腔内支架以及在 FJA 外侧放置永久性刚性管网并与其缝接,这种现象仍会出现。他们关注不使用刚性结构,仅依靠 FJA 与颈部周围组织接触并纤维化以获得一个稳定的气道的可信度。生长抑素被用于减弱 FJA 的蠕动。

作为 FJA 应用的拓展,Zeismann 等[61]描述使用一段空肠以恢复喉咽切除术患者的说话能力。该肠管的一部分用于替换食管,一段与气管末端缝合以形成一个气流进入新咽喉的通道。空肠环的中点缝于口底,这样气管支的位置就高于咽空肠吻合口。通过该操作可以有效防止误吸。在 3 例接受此种方法治疗的患者中,有 2 例能够流利地说话,并且没有患者发生明显的误吸。

◆ 神经血管解剖

小肠从幽门部延伸到回盲瓣,分为 3 个节段:十二指肠、空肠及回肠。十二指肠与空肠以 Treitz 韧带为界。空肠和回肠通过肠系膜系于后腹壁,呈系列的环状排列。呈扇形的肠系膜容纳了空肠、回肠,肠系膜上动脉和静脉的分支,以及自主神经、淋巴结、淋巴管和数量可变的脂肪组织(图 20-2)。

肠系膜上动脉是腹主动脉第二个腹侧不成对的分支。空肠动脉(12~15 支)起源于肠系膜上动脉的左侧。它们的走行互相平行,每条血管发出两条动脉分支,相邻的动脉分支相互连接形成肠系膜内的动脉弓。这些动脉弓可发出第二级和第三级动脉弓,尤其在更远端。向空肠方向走行,每个次级动脉弓的内径更小。最后,小而直的血管(即直小血管)发出,它们交替地到达小肠的一侧或另一侧。供应空肠和回肠的静脉与动脉伴行,并汇入肠系膜下静脉。每一支肠系膜动脉通常有两支伴行静脉。

◆ 术前评估

在进行术前评估以确定是否存在进行自体空肠移植的禁忌证时,必须详细了解病

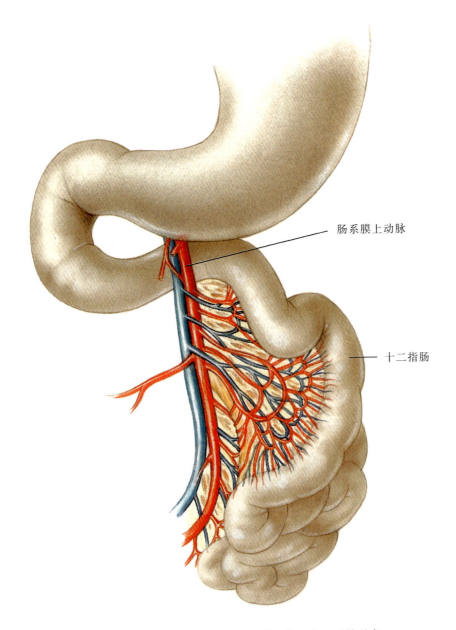

肠系膜上动脉

十二指肠

图20-2　十二指肠在 Treitz 韧带处向空肠过渡。空肠和回肠排列成一
系列的袢状。小肠的血供在肠系膜内与淋巴管及神经伴行。事实上作为
FJA 的空肠段可以在任一位点切取。

史并进行体格检查。不利于 FJA 移植的两个主要的受区因素是缺乏合适的受体血管
以及疾病蔓延至胸段食管[4]。存在两个问题中的任何一个都是使用胃上提修复术或结
肠介植术的绝对适应证。

　　有很多供区因素促使外科医生选择另外的重建方法。腹水的存在是获取 FJA 的
禁忌证。同样，对于慢性肠道疾病，如克罗恩病，外科医生应当改变其获取空肠段的计
划。实施自体空肠移植术的相对禁忌证包括先前施行过广泛腹部手术或者腹腔脓毒症
的病史，因为这两者均有导致腹腔粘连的倾向。肺储备能力降低的患者实施剖腹手术
发生术后并发症的风险更大，如果有合适的替代重建方法，应当考虑这方面的因素。获

取 FJA 的安全腹腔镜技术的发展或许能够大大降低剖腹手术的并发症。

◆ 手术技术

像其他所有侵及上呼吸消化道的大型头颈部手术一样，围手术期需给予抗生素。然而，因为下肠道受累，是否给予额外的抗菌预防措施，比如进行肠道准备，虽然已进行过讨论但仍存在争议。早在 1959 年，Lillehei 等[32]进行的狗实验研究表明，在对肠系膜上动脉夹闭 5h 之前提前进行肠道杀菌并不能提高狗的生存率。1979 年，McGill 等[35]在狗身上实施的另外一项实验显示，在对缺血 90min 的一段空肠再灌注之前对其进行腔内消毒并未减少黏膜损伤的程度。虽然少数学者提倡术前进行肠道准备，大多数学者并不认为在游离空肠移植时该操作是必要的[12,15-16]。

在使用 FJA 修复头颈部缺损时常常需要两个，有时是三个团队的共同合作。采集空肠段的手术条件必须达到显微外科医生的操作需求，因此，术前及术中交流对于手术成功十分必要。当负责重建的小组与病灶切除小组意见相左以及潜在的受体血管处于危险中时，有关人员必须加强沟通。

FJA 的大小由缺损的大小来决定。特定的节段必须由单一的血管弓供血，其营养血管应有足够的尺寸适于显微外科移植。通过透照肠系膜能够突显血管弓[12,14]，从而有助于选择合适的节段。文献中有一些关于切取空肠理想位点的争论：一些作者推荐恰好从 Treitz 韧带下开始切取，其他作者提倡从距离 Treitz 韧带 100~150cm 的地方开始[36,41,52]。事实上，这两点之间的每一个位点都曾被推荐过[3,30,42,52,58]。

FJA 应一直与腹部营养供应血管相连，直至头颈部缺损处准备完毕。必须以缝线标记出 FJA 的方向，这样可以获得咽食管的顺流重建。切取之前的血管准备通常需要在放大镜放大状态下实施。必须特别注意处理肠系膜静脉，因为它脆弱易受损伤。

文献中关于是否应采用药物疗法及低温疗法以提升 FJA 对缺血耐受能力的争议相当多。Fisher 等[15]提倡使用高渗灌注液注入肠系膜动脉从而稳定血管内皮以增强其耐受缺血的能力。有报道采用肝素化盐水持续注入 FJA 使其血管系统缺血[41,58]；然而，McKee 和 Peters[36]报道称在两组 FJA 移植患者中，是否使用肝素灌注液结果没有差异。

在重新建立组织瓣血液循环之前的移植过程中采用低温处理可以增加 FJA 对缺血的耐受力，这已属基本共识。Lillehei 等[32]证明如果将 FJA 冷却至 5℃，它可在缺血状态下存活 5h。McGill 等[35]报道将 FJA 冷却至 6℃~12℃之间，90min 缺血所致空肠壁受伤的程度会有明显改善。学者们推荐了多种详尽的方法来获取低温，比如，将一个玻璃杆系统置于管腔内，持续灌注 10℃的水[52]。

在确保缺血时间最短的大多数情况下，药物疗法及低温疗法是不必要的。Lillehei 等[32]以及 Mullens 和 Pezacki[38]报道在适温条件下在缺血达 2h 的动物模型中成功移植了 FJA。Reuther 等[45]也报道了 2h 热缺血的一些治疗价值，该操作使 FJA 黏液分泌物的量减少。有两种情况可能需要关注缺血耐受力的问题，并需要考虑在缺血期采用低温处理。Walkinshaw 等[57]报道与取自 Treitz 韧带附近区域的空肠段相比，取自远端的空肠段对缺血的耐受能力较弱。如果先前的腹部手术限制了选择 Treitz 韧带附近区域的空肠，外科医生就应该考虑缺血时间的长短。另一个需要考虑提高缺血耐受能力的情况是 FJA 移植失败后的补救手术。在第二次肠管缺血的准确时长不能确定的情况下,使用灌注和低温处理可能有助于增加补救成功的机会。

如前所述,在头颈部缺损处已经准备好,受体血管已经分离并在显微镜下检查之前,FJA 的血液循环不应该被阻断。由于种种原因,FJA 的嵌入应该在微血管缝合之前进行。在肠吻合完成之后可以更精确地测量血管蒂的长度及几何结构,从而确定 FJA 的准确位置[55]。肠的吻合,尤其是食管与空肠的吻合在技术上可能较难完成,近端食管残端位置低至胸廓入口时尤为如此。如果需在重新供血的肠管上实施吻合会更加困难,因为会出现末端出血、缺血后的充血,以及因担心干扰微血管吻合口而使 FJA 的活动度受限等情况。如前所述,喉咽食管切除术后的空肠与咽内径不匹配常常需要切开 FJA 的对系膜缘。如果 FJA 作为管形通道使用,应当将其按照顺流方向嵌入。另外,在嵌入缺血性肠管的时候使 FJA 处于轻微的拉紧状态很重要,因为,这样可以补偿重新供血后 FJA 的延长,从而避免管道冗余问题的发生。

学者们很早就提到了使用肠吻合器实施空肠食管吻合。这种技术只在那些特定的病例使用,例如无法实施环形缝合或者环形缝合很困难且不精确的病例。Schusterman 等[53]报道使用吻合器吻合后吻合口狭窄的发生率为 33%,与之相比,缝合后吻合口狭窄的发生率为 17%。Green 和 Som[17]反对使用连续缝合,因为,在他们的经验中这将导致吻合口狭窄的发生。使用吻合器很难施行近端咽空肠修补术,因为管径不匹配。在 FJA 嵌入及血运重建完成后,在不引起血管蒂扭曲的前提下应将所有多余的肠系膜用于覆盖肠吻合口。

在重建完成后,关闭创面,采用被动或负压引流。通常采用鼻胃管实施肠减压。肠道营养可通过空肠造口术得以有效实施。因为切取 FJA 及空肠空肠吻合修补常常导致术后肠梗阻,因此,直到术后 3d 或 4d 才能给予食物。

◆ 术后处理

除了头颈部大手术后的常规处理外,还必须强调监测 FJA 血液循环的问题。学者们已经提出了多种技术,然而,很少有技术能够达到理想监测方法的标准,包括:①连续;②快速检测任何动脉或静脉的受损;③无创;④可靠;⑤客观;⑥操作简便[56]。一些学者报道使用植入性装置监测循环状况,比如能够记录流经吻合口血流的多普勒超声探头。温度探头也被用于监测管腔黏膜面的温度变化[53]。所有植入性装置共有的问题是,当发生任何改变时,都无法马上明确是血液循环发生了改变还是探头脱落。

当缺损延伸入口腔或口咽时即可直接观察移植物,包括观察色泽、针刺出血以及人为刺激引起的蠕动。如果只有通过喉镜或者纤维鼻咽镜才能看到 FJA 时,就会引发一些问题[52,54],诸如视野受限、给患者带来不适,以及不能连续监测且必须由经验丰富的人员来操作等。

最可靠的 FJA 监测方法是直接观察该组织瓣的一部分。最初人们采用通过皮肤"窗口"将一部分浆膜面外置的方法进行监测,窗口用硅胶或皮片覆盖[24]。然而,最直接的方法是由 Katsaros 等[29]于 1985 年提出的。他们将一小段与"主要"空肠段完全隔离的空肠外置,外置空肠的供血血管通过总肠系膜与主血管蒂相连。笔者采用了这项技术且发现它很有效。为了避免可能弄脏颈部,要将空肠的两个断端吻合起来,然后将浆膜与其通过的皮肤切口缝合。必须在这个盲襻上开一个小口从而允许肠分泌物外流。

可以在监测窗周围放置一个造口袋以防止伤口感染。术后 5 ~7d 于局部麻醉下将外置的空肠切除并结扎肠系膜(图 20-3)。

通常在术后 7~12d 进行钡餐检查,这主要取决于先前是否实施了颈部放疗。当患者经口营养能够满足需求时就可以移除空肠造瘘管。对那些即将接受术后辅助性放疗的患者,我们常规将空肠造瘘管留置到治疗结束。

已经证实术后给予辅助性放疗不会有显著的并发症风险。数项研究证明 6000cGy 的剂量所产生的不良后遗症,即使有,也很少[5,15,54]。McCaffrey 和 Fisher[33] 报道了少量的病例,发现将 FJA 转移到先前接受过放疗的缺损处移植失败率增加。然而,接受 FJA 重建及术后放疗的患者组与类似的接受 FJA 移植但没有行术后放疗的患者组相比,并发症的发生率持平。Mustoe 等[39]在狗模型中确认了 FJA 对放疗的耐受力。尽管存在黏膜下炎症反应以及空肠皱襞变平的现象,他们没有发现黏膜脱落或狭窄形成的发生率上升。Gullane 等[19]报道术后放疗带来的功能受益,因为它能够减少黏液性分泌物的产生并减弱空肠的固有运动,而空肠固有运动的减弱有助于改善吞咽,因为这使空肠变成了一个更为被动的通道。

◆ 潜在的缺陷

FJA 在头颈部移植的结果部分取决于它们所修复的缺损的性质。大多数病例报道是关于应用 FJA 修复环周咽食管缺损的经验。对于该类缺损早期疗效的观察包括组织瓣移植成功、避免唾液瘘及狭窄的形成。移植成功的长期观察指标包括吞咽和语言功能。

FJA 移植是一种相对安全、可靠的重建方法。Shangold 等[50]对于文献报道的 633 个病例进行综述,其中围手术期死亡率为 4.4%,FJA 移植成功率为 91.1%。在使用 FJA 重建咽食管的病例中瘘管形成率约为 18%,在这些发展为唾液瘘的患者中,大部分瘘口位于空肠与咽的近端吻合口。有 2/3 的病例,瘘口无须额外手术即可痊愈。

在恢复了咽和食管的连续性之后,最重要的功能指标是经口进食的能力。吞咽功能可以在不同的层面进行评估,其中最基本的是患者通过口腔摄入能够满足所有的营养需求并保持正常体重的能力。然而,吞咽功能可根据患者能够食用的食物类型及进食一顿日常饮食所需的时间进行更为精确的评估,这两个因素对患者与家人一起在公共餐厅进餐的能力或意愿有重要影响。

在大部分关于 FJA 的已发表文献中找不到更详细的数据,然而,在 Shangold 等[50]的综述中,402 例患者中的 81.8%能够完全依靠经口进食摄取全部所需营养。大部分系列报道称,所有采用 FJA 进行重建的患者均有一定程度的吞咽困难。然而,值得注意的是这些咽食管重建中的缺损面积可能存在显著差异。那些同时失去了部分舌头的患者无论采用何种方法进行咽食管段重建势必存在更严重的吞咽问题[48]。

FJA 在吞咽过程中的实际作用存在一定的争议。虽然一些观察者坚持 FJA 通过协调蠕动在推进食团进入食管的过程中起了一定的作用,但是有相当多的证据反对这种观点[27,40,46]。压力及电测试表明 FJA 有一定程度的收缩活动,但是并没有出现协调性的收缩[30,46]。Nakamura 等[41]指出 FJA 的运动能力随着时间的推移而减弱。蠕动活动的减弱带来更为被动的管腔的形成, 这有助于解释为什么 FJA 重建之后随着时间的推

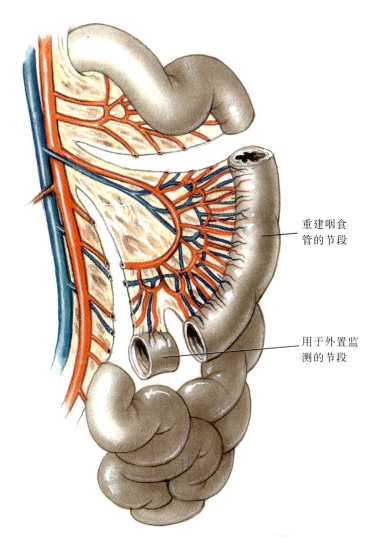

重建咽食
管的节段

用于外置监
测的节段

图 20-3   一小段空肠可以与 FJA 一起转移，并作为后
者循环状况的监视器。这个监视器的血供来源于移植肠
段的初级肠系膜血管。该初级肠系膜血管同时供应重建
所用空肠的主要部分。

移吞咽能力趋于改善。为了尝试消除 FJA 早期收缩的影响，Harashina 等[20]报道了一种
技术，获取的 FJA 的长度是缺损区的 2 倍。在其对系膜缘切开 FJA，然后自身缝合从而
使新形成的移植管腔直径加倍。该操作不仅使管腔增大了 1 倍，而且破坏了 FJA 的肌
环。据称使用该技术可以改善吞咽功能。

关于接受 FJA 重建术患者无喉语言功能康复的报道很少，这可能反映了患者在语
言功能恢复过程中会遇到很多困难。然而，Bafitis 等[1]报道他们将一个鸭嘴形假体放入
气管空肠衔接处，从而使一组 6 例患者全部能够发出声音。也有其他的关于接受 FJA
重建的患者能够获得实用的新食管发音的报道[50]。

有报道称切取空肠段后有一系列的腹部并发症。这些并发症的发生率为 5.8%。最
常报道的腹部并发症有腹部伤口裂开、肠梗阻、胃肠出血、经皮胃造瘘管渗漏以及持续

性肠梗阻[50]。

　　在所有用于头颈部重建的游离瓣中,FJA 的特别之处是其浆膜面,这也被认为是 FJA 不能重新血管化而需依靠其血管蒂的原因。有报道称,直至术后 18 个月横断血管蒂仍可能发生后期移植物坏死[47,54]。

　　各种各样其他潜在的问题亦已见诸于相关报道。有学者曾描述咽食管重建的冗余,这与 FJA 真实长度的错误估计有关,因为 FJA 移植时处于缺血状态[11]。与胃黏膜皱襞随时间推移而消失不同,空肠的环形皱襞趋向于长期存在。这些黏膜皱襞常滞留食物碎屑并会导致口臭[37]。

　　带有血管化黏膜的 FJA 移植是一种修复上呼吸消化道缺损的高度可靠且安全的方法。然而,该手术的成功需要成功地完成 5 个吻合:2 个微血管吻合以恢复血液循环,3 个肠吻合以恢复咽食管和小肠的连续性。任何一个吻合的失败都可能导致需进一步手术的显著并发症,延长住院时间以及可能严重影响患者功能及生活质量的长期后遗症。

参考文献

[1] Bafitis H. Stallings JO, Ban J. A reliable method for monitoring the microvascular patency of free jejunal transfers in reconstructing the pharynx and cervical esophagus. *Plast Reconstr Surg*, 1989, 83: 896–898.

[2] Bakamjian VY. A two–stage method for pharyngoesophageal reconstruction with a primary, pectoral skin flap. *Plast Reconstr Surg*, 1965, 36: 173.

[3] Berger A, Tizian C, Hausamen J, Schulz–Coulon H, Lohlein D. Free jejunal graft for reconstruction of oral, oropharyngeal, and pharyngoesophageal defects. *J Reconstr Micro Surg*, 1984, 1: 83.

[4] Biel MA, Maisel RH. Free jejunal autografi reconstruction of the pharyngoesophagus: review of a 10–year experience. *Otolaryngol Head Neck Surg*, 1984, 97: 369.

[5] Biel MA, Maisel RH. Postoperative radiation–associated changes in free jejunal autografts. *Arch Otolaryngol Head Neck Surg*, 1992, 118: 1037.

[6] Black P, Bevin G, Arnold P. One–stage palate reconstruction with a free neovascularized jejunal graft. *Plast Reconstr Surg*, 1971, 47: 316.

[7] Brain RHF. The place for jejunal transplantation in the treatment of simple strictures of the esophagus. *Ann R Coll Surg*, 1967, 40: 100.

[8] Buckspan GS, Newton ED, Franklin JD, Lynch JB. Split jejunal free –tissue transfer in oral pharyngo – esophageal reconstruction. *Plast Reconstr Surg*, 1986, 77: 717–728.

[9] Carrel A. The surgery of blood vessels, etc. *Johns Hopkins Hosp Bull*, 1907, 190: 18.

[10] Chang T, Wang W, Huang O. One–stage reconstruction of esophageal defect by free transfer of jejunum: treatment and complications. *Ann Plast Surg*, 1985, 51: 492.

[11] Coleman JJ, Searles JM Jr, Hester TR, Nahai F, Zubowicz V, McConnel FlVl, Jurkiewicz MJ. Ten years experience with free jejunal autograft. *Am J Surg*, 1987, 154: 394–398.

[12] Coleman JJ 3rd, Tan KC, Searles JM, Hester TR, Nahai F. Jejunal free autograft: analysis of complications and their resolution: *Plast Reconstr Surg*, 1989, 84: 589–595.

[13] Constantino P, Nuss D, Snyderman C, Johnson J, Friedman G, Narayanan K, Houston G. Experimental tracheal replacement using a revascularized jejunal autograft with an implantable macron mesh tube. *Ann Otol Rhinol Laryngol*, 1992, 101: 807.

[14] Deane LM, Gilbert DA, Schecter GL, Baker JW. Free jejunal transfer for the reconstruction of pharyngeal and cervical esophageal defects. *Ann Plast Surg*, 1987, 19: 499.

[15] Fisher SR, Cole TB, Meyers WC, Seigler HF. Pharyngoesophageal reconstruction using free jejunal position grafts. *Arch Otolaryngol Head Neck Surg*, 1985, 111: 747–752.

[16] Flynn MB,Acland R. Free intestinal autografts for reconstruction following pharyngolaryngoesophagectomy. *Surg Gynecol Obstet*,1979,749:858.

[17] Green GE,Som ML. Free grafting and revascularization of intestine. I. Replacement of the cervical esophagus. *Surgery*,1966,60:1012.

[18] Grimes OF. Surgical reconstruction of the diseased esophagus. Part I:Interposition of the jejunum. *Surgery*, 1967,61:325.

[19] Gullane P,Havas T,Patterson A,Todd T,Boyd B. Pharyngeal reconstruction:current controversies. *J Otolaryngol*,1987,16:169–173.

[20] Harashina T,Inoue T,Andoh T,Sugimoto C,Fujino T. Reconstruction of cervical oesophagus with free double–folded intestinal graft. *Br J Plast Surg*,1985,38:483–487.

[21] Harashina T,Kakegawa T,Imai T,Suguro Y. Secondary reconstruction of oesophagus with free revascularized ileal transfer. *Br J Plast Surg*,1981,34:17.

[22] Harii K,Ebihara S,Ono I,Saito H,Terui S,Takato T. Pharyngoesophageal reconstruction using a fabricated forearm free flap. *Plast Reconstr Surg*,1985,75:463–476.

[23] Hester TR,McConnel F,Nahai F,Cunningham SJ,Jurkiewicz MJ. Pharyngoesophageal stricture and fistula. *Ann Surg*,1984,199:762–769.

[24] Hester TR,McConnel FM,Nahai F,Jurkiewicz MJ,Brown RG. Reconstruction of cervical esophagus,hypopharynx and oral cavity using free jejunal transfer. *Am J Surg*,1980,140:487–491.

[25] Jones NF,Eadie P,Myers E. Double lumen–free jejunal transfer for reconstruction of the entire floor of mouth,pharynx,and cervical esophagus. *Br J Plast Surg*,1991,44:44.

[26] Jones B,Gustavson E. Free jejunal transfer for reconstruction of the cervical oesophagus in children. A report of two cases. *Br J Plast Surg*,1983,36:162.

[27] Jones R,Morgan R,Marcella K,Mills S,Kron I. Tracheal reconstruction with autogenous jejunal microsurgical transfer. *Ann Thorac Surg*,1986,41:636.

[28] Jurkiewicz MJ. Vascularized intestinal graft for reconstruction of the cervical esophagus and pharynx. *Plast Reconstr Surg*,1965,36:509.

[29] Katsaros J,Banis JC,Acland RD,Tan E. Monitoring free vascularized jejunum grafts. *Br J Plast Surg*, 1985,38:22.

[30] Kerlin P,McCafferty GJ,Robinson DW,Theile D. Function of a free jejunal "conduit" graft in the cervical esophagus. *Gastroenterology*,1986,90:1956–1963.

[31] Letang E,Sanchez–Lloret J,Gimferrer J,Ramirez J,Vicens A. Experimental reconstruction of the canine trachea with a free vascularized bowel graft. *Ann Thorac Surg*,1990,49:955.

[32] Lillehei RC,Goott B,Miller FA. The physiological response of the small bowel of the dog to ischemia including prolonged in–vitro preservation of the bowel with successful replacement and survival. *Ann Surg*, 1959,150:543.

[33] McCaffrey TV,Fisher J. Effects of radiotherapy on the outcome of pharyngeal reconstruction using free jejunal transfer. *Ann Otol Rhinol Laryngol*,1987,96:22.

[34] McDonough JJ,Gluckman JL. Microvascular reconstruction of the pharyngoesophagus with free jejunal graft. *Microsurgery*,1988,9:116.

[35] McGill CW,Taylor BH,Flynn MB,Acland RD,Flint LM. Effects of cooling and intraluminally administered antiseptics on surgically induced ischemia ofthe intestine in dogs. *Surg Gynecol Obstet*,1979,149:377–379.

[36] McKee DM,Peters CR. Reconstruction of the hypopharynx and cervical esophagus with microvascular jejunal transplant. *Clin Plast Surg*,1978,5:305.

[37] McLear P,Hayden R,Muntz H,Fredrickson J. Free flap reconstruction of recalcitrant hypopharyngeal stricture. *Am J Otolaryngol*,1991,12:76.

[38] Mullens JE,Pezacki EJ. Reconstruction of the cervical esophagus by revascularized autografts of intestine: an experimental study using the Inokuchi stapler and reporting the use of revascularized intestine to construct an artificial human larynx. *Int Surg*,1971,55:157.

[39] Mustoe T,Fried M,Horowitz Z,Botnick LE,Strome M. Reconstruction de l'oesophage cervical par trans-

plant libre d'anse jejunale. Etude experimentale chez la chien. *Ann Otolaryngol Chir Cevicofac (Paris)*, 1986,102:227-233.

[40] Meyers WC,Seigler HF,Hanks JB,Thompson WM,Postlethwart R,Jones RS,Akwai OK,Cole TB. Postoperative function of "free" jejunal transplants for replacement of the cervical esophagus. *Ann Surg*, 1980,192:439-450.

[41] Nakamura T,Inokuchi K,Suglmuchi K. Use of revascularized jejunum as a free graft for cervical esophagus. *Jpn J Surg*,1975,5:92.

[42] Nozaki M,Huang TT,Hayashi M,Endo M,Hirayama T. Reconstruction of the pharyngoesophagus following pharyngoesophagectomy and irradiation therapy:*Plast Reconstr Surg*,1985,76:386-394.

[43] Pash AR,Putnam T. Jejunal interposition for recurrent gastroesophageal reflux in children. *Am J Surg*, 1985,150:248.

[44] Peters CR,McKee DM,Berry BE. Pharyngoesophageal reconstruction with revascularized jejunal transplant. *Am J Surg*,1971,121:675.

[45] Reuther JF,Steinaw H,Wagner R. Reconstruction of large defects in the oropharynx with a revascularized intestinal graft:an experimental and clinical report. *Plast Reconstr Surg*,1984,73:345.

[46] Roberts RE,Douglas FM. Replacement of the cervical esophagus and hypopharynx by a revascularized free jejunal autograft:report of a case successfully treated. *N Engl J Med*,1961,264:342.

[47] Salamoun W,Swartz WM,Johnson JT,Jones NF,Myers EN,Schramm VL Jr,Wagner RL. Free jejunal transfer for reconstruction of the laryngopharynx. *Otolaryngol Head Neck Surg*,1987,96:149-150.

[48] Schecter GL,Baker JW,Gilbert DA. Functional evaluation of pharyngoesophageal reconstruction techniques. *Arch Otolaryngol Head Neck Surg*,1987,112:40.

[49] Seidenberg B,Rosznak SS,Hurwittes,et al. Immediate reconstruction of the cervical esophagus by a revascularized isolated jejunal segment. *Ann Surg*,1959,149:162.

[50] Shangold LM,Urken ML,Lawson W. Jejunal transplantation for pharyngoesophageal reconstruction. *Otolaryngol Clin North Am*,1991,24:1321.

[51] Sheen R,Mitchell M,Macleod A,O'Brien B. lntraoral mucosal reconstruction with microvascular free jejunal autografts:an experimental study. *Br J Plast Surg*,1988,41. 521.

[52] Shumrick DA,Savoury LW. Recent advances in laryngopharyngoesophageal reconstruction. *Acta Otolaryngol Suppl (Stockh)*,1988,458:190.

[53] Schusterman MA,Shestak K,de Vries EJ,Swartz W,Jones N,Johnson J,Myers E,Reilly J Jr. Reconstruction of the cervical esophagus:free jejunal transfer versus gastric pull-up. *Plast Reconstr Surg*,1990,85. 1-21.

[54] Theile DE,Robinson DW,McCafferty GJ. Pharyngolaryngectomy reconstruction by revascularized free jejunal graft. *Aust N Z J Surg*,1986,56:849.

[55] Urken ML,Vickery C,Weinberg H,Buckbinder D,Biller HF. Geometry of the vascular pedicle in free tissue transfers to the head and neck. *Arch Otolaryngol Head Neck Surg*,1989,115:954-960.

[56] Urken ML,Weinberg H,Vickery C,Buckbinder D,Biller HF. Free flap design in head and neck reconstruction to achieve an external segment for monitoring. *Arch Otolaryngol Head Neck Surg*,1989,115: 1447-1453.

[57] Walkinshaw M,Downey D,Gottlieb JR. Ischemic injury to enteric free flaps:an experimental study in the dog. *Plast Reconstr Surg*,1988,81:939.

[58] Wang ID,Sun YE,Chen Y. Free jejunal grafts for reconstruction of the pharynx and cervical esophagus. *Ann Otol Rhinol Laryngol*,1986,95:348.

[59] Wiillskin L. Ueber antethorakale Oesophago-jejunostomie und Operationen nach gleichem Prinzipo. *Dtsch Med Wochenschr*,1904,31:734.

[60] Wookey H. Surgical treatment of carcinoma of the pharynx and upper esophagus. *Surg Gynecol Obstet*, 1942,75:499.

[61] Zeismann M,Boyd B,Manktelow R,Rosen I. Speaking jejunum after laryngopharyngectomy with neoglottic and neopharyngeal reconstruction. *Am J Surg*,1989,158:321.

第21章

游离网膜和胃网膜

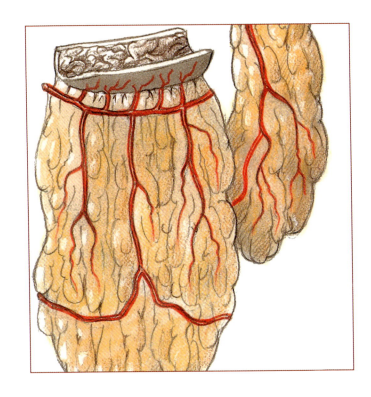

Mark L. Urken, M.D.
Mark L. Cheney, M.D.

几个世纪以来腹腔内网膜的功能一直备受临床医生及哲学家们的关注。Morison[23]将大网膜看做是"腹腔卫士"。Wilkie[37]总结了前人关于网膜功能的一些观点：Aristotle认为腹腔内网膜有保护内脏抵御寒冷侵袭的作用，Verhagen认为网膜可保护内脏避免因突然的震动和摩擦所导致的伤害。Hansen则认为在呼吸运动过程中，当胃充填时，网膜有助于向下牵拉胃以辅助横膈下移。某些时候，网膜甚至被赋予了近乎神化的"智慧和活动力"，它能搜寻损伤和疾病的部位。

然而，动物实验结果否定了网膜之前被赋予的很多功能，研究表明网膜不具备所谓的高智能和独特活动力。它只是随着横膈运动和肠蠕动而在腹腔内活动。网膜具有形成粘连的能力，该功能有助于隔离腹腔内的炎性物质和毒素。网膜还具有非常丰富的血管和淋巴网，可吸收大量的体液[30]。

Buncke[5]被认为是通过实验来研究大网膜移植可能性的第一人。他与Mclean[20]率先将大网膜作为游离组织瓣应用于临床，他们用大网膜修复头皮缺损，并在其表面覆盖皮片。不久以后，Harii和Ohmori[15]于1973年也报道了2例应用大网膜进行修复的病例，他们成功地应用网膜瓣修复了一例患者的头皮缺损以及另外一例患者的前额部缺损。另外，他们还报道了将胃网膜蒂作为受体血管以营养游离瓣用于胸壁重建。Kiricuta和Goldstein[19]则介绍了网膜在其他重建手术中的临床应用。

多年来，胃一直被视为用于上消化道修复的黏膜储备库。包括胃上提和倒置胃管在内的各种不同术式已经在特定的条件下被用于重建胸段和颈段食管[17,39]。1959 年，Siedenberg 等[32]报道了第一例在人体成功应用微血管技术将身体远处组织移植到头颈部的病例。他们在喉咽切除术后采用一段空肠来重建咽食管。1961 年，Heibert 和 Cummings[16]也报道了一例成功应用部分胃窦来重建咽和颈段食管的病例。这些学者将该技术的微血管层面描述为"侏儒手术"（lilliputian surgery），只在那些不能实施胃上提术或结肠间置术的情况下应用。

20 世纪六七十年代，人们对于胃作为备选供区的兴趣逐步降低，这主要是因为无论在临床上，还是在实验室里，外科医生和科研人员都热衷于应用游离空肠移植。Papachristou 领导的科研小组的实验工作重新燃起了人们使用游离胃黏膜瓣的兴趣。1977 年，他们报道了使用基于胃网膜左血管的带蒂岛状胃组织瓣，该组织瓣与大网膜一起穿过皮下隧道到达头颈部用于重建[28]。随后，Papachristou 等[29]于 1979 年发表的一篇文章中报道了他们使用游离胃黏膜瓣重建狗的部分咽和颈段食管的实验。这些组织瓣均以胃网膜左血管为蒂。虽然该技术在 16 只动物身上获得了成功（术后 1 周能够进食），但其中 1 只动物发生死亡值得关注。这个特例的胃黏膜瓣取自胃酸分泌的部分，该动物的死亡归因于与组织瓣相对的食管壁发生了溃疡性穿孔。基于从该动物所获得的经验，这些学者提醒不要从胃酸分泌部位切取胃窦黏膜瓣。

第一例大网膜和胃复合瓣成功移植的病例由 Baudet[3]于 1979 年报道，该组织瓣应用于咽造口的二期闭合。他选择了胃网膜右血管蒂，并于胃大弯更近端的位置切取黏膜。如此，血管蒂的长度达 30cm，这足以在腋区将其与肩胛下动静脉进行微血管吻合。大网膜铺于颈前区并以裂层皮片覆盖。患者术后第 17 天开始恢复经口进食。另外，重建区域所测得的 pH 值为 5。

随后，Panje 等[25]将胃网膜游离瓣技术进行推广，他们在 1987 年报道为 7 例口腔和咽部缺损的患者实施这种移植手术，其中 5 例获得成功。他们采用胃网膜右血管为蒂，并成功地应用一种吻合器在切取皮瓣的同时实施胃吻合。他们如此描述胃黏膜的特征，无毛组织，柔软且易于塑形，可以很好地用于复杂性上呼吸消化道三维缺损的修复。胃平滑的黏膜面比皮肤或空肠更适于消化道重建，因为后两者都容易滞留食物。移植术后数日胃黏膜皱褶就会变平坦，而空肠环状皱襞会持续存在，因此使得后者不够理想。与游离空肠一样，胃黏膜早期分泌大量黏液可能会有一些不利影响。随着时间的推移，黏液量会逐渐减少，但仍然足以缓解放疗后患者的口腔干燥。Panje 等[25]还提出将大网膜用于颈动脉的覆盖、软组织的充填以及作为裂层皮片的移植床。他们报道称，在术后的最初 6 个月，网膜瓣的体积会萎缩 50%。由于网膜瓣富含淋巴管道，我们有理由推测它具有减轻根治性颈清扫术后的面部水肿，形成免疫屏障以抑制肿瘤进一步扩散的优点。

Moran 等[22]在动物模型中研究了一系列与胃网膜瓣有关的问题，他们将一片胃黏膜瓣移植到口底，并在淋巴结切除术后用网膜修复颈部的缺损。直至术后 5 个月，pH 探头记录的口腔分泌物的 pH 为 6.4~6.9。组织学观察显示胃黏膜发生了萎缩和纤维化，这能够部分解释为何胃黏膜瓣泌酸减少。另外，向胃黏膜瓣注射 ^{99m}Tc-硫化锑胶体后进行的间质淋巴闪烁显影术显示胃网膜瓣内 2~3 个淋巴结摄取了注射物质，这种现象可被解读为网膜瓣具有提供引流通道以减轻水肿，并可能通过免疫监视防止肿瘤扩散的功能的初步证据。

◆ 组织瓣的设计与应用

    大网膜是一个双层腹膜,它像围裙一样从其与胃大弯及横结肠两个主要连接处悬下(图 21-1)。大网膜的血供来源于胃网膜左、右血管,它们在网膜上缘走行并在此处与胃相连。从这些血管发出许多网膜支,这些分支下行至大网膜的游离缘。这些在网膜内互相吻合的弓状血管使得在切取并拉长一段网膜组织后,仍能保证其活力[1,7]。网膜作为带蒂组织瓣已经广泛应用于从头颈部、胸部至会阴部的各种不同的重建[11-13,19]。

    不同的正常个体之间大网膜的长、宽差异很大。经过对 200 具尸体解剖及 100 例剖腹探查术的广泛研究,Das[7]报道网膜的大小与个体身高、体重大致相关。同时,他也提醒说利用这些参数预测任何一个个体的网膜长度和宽度的能力均有限。那些曾经行腹部手术或患过腹膜炎的患者的大网膜会产生明显的瘢痕及挛缩,因此,这些患者不

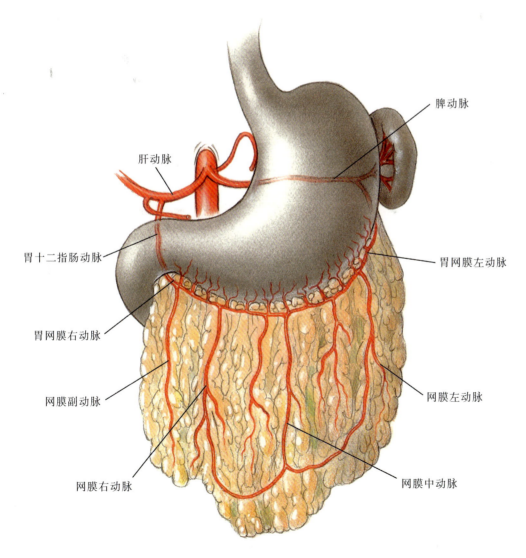

图 21-1   胃大弯及大网膜的血供来自胃网膜左、右动静脉。这些血管通常都起自腹腔干。4 条主要的网膜动脉如图所示,但是其分支形式及网膜内的吻合形式是可变的。

适于用网膜瓣进行修复和重建。

随着人们对腹内大网膜功能认识的不断加深,大网膜已逐渐用于解决各种不同的重建问题。1911 年,Rubin[30]摒弃了网膜能够自主活动、具有趋化性及智能并有助于其保护性功能的观念。他还驳斥了大网膜能够自行修复内脏穿孔以及使无活力组织血管再生的观点。但大网膜确有一些一直为人所称道的特性,即其能够与那些缺血、炎症或感染的组织粘连,从而使它们与腹内其他组织隔开,这是通过成纤维细胞及毛细血管内生实现的。虽然网膜并不能使坏死组织血管再生并恢复活力,但它可以环绕并包裹坏死组织。将网膜应用于破损的界面时,它能够通过激活凝血酶原以及使纤维蛋白原转化为纤维蛋白促进凝血。虽然大网膜不具备使坏死组织恢复活力的功能,但它可以通过毛细血管的内向生长使局部缺血组织形成新生血管。Yonekawa 和 Yasargil[38]将网膜应用于缺血脑组织的裸露面以研究其血管再生的功能。通过动物实验研究他们发现,去除蛛网膜后内生血管可有效预防大脑中动脉结扎可能导致的脑梗死。Vineberg[35]报道了其应用网膜使缺血心脏再血管化的经验。他的技术需要去除心外膜层,通过将乳内动脉植入左心室心肌重建心肌血运。另外,需将未进行血管吻合的游离网膜覆在心肌表面以作为纵隔血管内向性长入的通道。Vineberg 的研究旨在证明网膜是血管内生及预防大面积心肌梗死的重要途径。

网膜的最后一个特性是通过其丰富的淋巴管道吸收液体。据报道,它可以吸收腹膜腔产生的液体的 1/3。由于其强大的吸收能力和丰富的淋巴网络,人们推测,网膜对于四肢慢性淋巴水肿的治疗可能有效。然而,Harri[14]将其应用于临床以期解决该问题时,却发现网膜移植并不能减轻肿胀。尽管如此,人们仍在探讨在根治性颈清扫术后应用网膜以减轻颜面部水肿的可能性[25]。

在许多外科手术中网膜被当做一种保护组织使用,如腹股沟肿瘤根治性手术后,使用网膜包裹人工血管移植物[11]。Goldsmith 等[13]通过横膈上的切口移植带蒂网膜瓣以加强胸段食管的吻合口缝线。Goldsmith 和 Beattie[12]还描述了一种通过皮下隧道移植网膜以保护颈动脉拮抗唾液污染或者颈部皮瓣脱落导致的颈动脉暴露。Freeman 等[10]报道他们在完成胃上提术或者结肠间置术以修复咽喉食管全切除术所致缺损后使用网膜保护颈动脉,并取得了满意的疗效。

自 McLean 和 Buncke[20]最早报道应用网膜来修复大面积的头皮缺损以来,出现了大量关于网膜运用于相同目的的报道[15,18]。Brown 等[4]报道了他们应用游离网膜瓣覆盖由裂层肋骨移植物组成的无血供支架来修复面中部广泛缺损的一些经验。Panje 等[27]则进一步扩大了网膜游离瓣在头颈部缺损修复中的应用范围。这些缺损包括造瘘口复发癌以及上、下颌骨放射性骨坏死。

大网膜也已运用于四肢及头颈部骨髓炎的治疗。Sanger 等[31]报道成功治愈了一例慢性颅骨骨髓炎患者,首先进行彻底的清创,然后覆以血管化的网膜移植物并长期应用抗生素。他们之所以主张应用网膜作为被覆物是因为其十分柔软,具有可预见的血管供应,以及它有助于增加颅骨的血供从而促进抗生素的输送。Moran 和 Panje[21]报道在下颌骨放射性骨坏死的病例中于死骨清除术后应用游离网膜进行覆盖。由于网膜血管丰富且十分柔软,因此,它易于与组织切除后的遗留空间相匹配。这两个重要特性为许多学者所引用来解释为何采用该技术以解决相关临床问题。

　　游离网膜瓣在头颈部重建中的最后一个应用是填充软组织缺损以恢复面部轮廓。Wallace 等[36]最先报道应用网膜瓣来治疗半面短小症。他们认为网膜瓣非常适合解决这一问题，因为网膜瓣可被分隔为不同的区域，并且网膜填充侧面部的手感很自然。Upton 等[33]在更广泛的病例中使用游离网膜瓣纠正半面萎缩和半面短小症所致的面部畸形。手术的关键是在皮下制作 3 个囊袋，将网膜分开填入以防止因重力作用造成的术后移位。另外，这三部分网膜需与颞侧和面中区域的筋膜层缝合在一起。

　　Das 等[8]研究了使用非血管化的网膜移植物行软组织充填的长期疗效。在兔子模型中，他们发现网膜的周边区域因新生血管形成而存活，但中间区域的网膜组织却发生坏死，坏死面积与移植物面积成正比。术后 3 个月，一些较大的网膜瓣仅剩下移植时重量的 37%，但从更长的时间来看，移植物的重量随着动物体重的增加而成比例地增加。

　　如前所述，Heibert[11]和 Cummings[16]在 20 世纪 60 年代早期成功开展了第一例游离胃黏膜瓣移植。他们将一部分胃黏膜制成管状来修复咽食管的环形缺损。胃有丰富的血管分布，因而可以移植大面积的黏膜用于头颈部任意大小的黏膜缺损的修复。Baudet[3]描述了胃网膜游离复合瓣的移植(图 21-2)。事实上，网膜几乎适用于以上描述的所有指征。另外，可以将一小块网膜外置于缝线外作为整块组织瓣血供的监视器[34]。Calteux 等[6]描述利用胃网膜瓣重建全舌切除术后患者的口腔。网膜用于包裹下颌骨，也可以置于黏膜移植物下方以提供足够的体积。这些学者报道从胃大弯和胃体可切取 15cm×10cm 大小的黏膜。术后 6 周，以五肽胃泌素刺激移植的胃黏膜产生酸性分泌物并进行测量，结果发现其酸度不到正常胃酸酸度的 1/25。口腔分泌物的 pH 值为 7.0，未报道有口腔溃疡和食管溃疡发生。Panje 和 Moran[26]报道胃黏膜移植物的分泌物呈碱性，并将其归因于组织学发现的胃腺进行性萎缩。另外一个决定移植胃黏膜分泌物特性的因素是它已经去神经化且不再接受迷走神经支配。切断迷走神经干后，基础胃酸分泌水平平均下降 85%，最大胃酸排出量则减少 50%。去神经后的胃壁细胞对循环中的胃泌素的敏感性也显著降低，无疑，移植胃黏膜中的壁细胞也会出现这种情况。

　　有两个主要因素决定在胃大弯切取黏膜的位置。首先需注意幽门附近区域的狭窄，它可导致胃出口梗阻；第二个因素与血管蒂的长度有关。尽量在胃大弯近端切取黏膜，这样可以获得更长的胃网膜右动、静脉。

　　神经血管解剖的血供非常丰富，因而能够实施胃上提之类的手术。胃网膜左、右动静脉是供应胃大弯的主要血管。这两条动脉均是腹腔干的终末支。胃网膜右动脉起源于胃十二指肠动脉，后者是肝总动脉的分支。不同个体腹腔干的分支形式有相当大的差异，因而胃十二指肠动脉会有各种不同的起源，它可以来源于肠系膜上动脉或直接由主动脉发出。胰十二指肠上动脉通常在胃网膜右动脉沿着胃大弯走行之前发出前、后两支。胃网膜左动脉是脾动脉的一个分支，后者可在距离脾门不同距离处发出(图 21-1)。这两个动脉系统发出一系列体支供养胃。胃网膜左、右动脉之间有着不同程度、不同解剖水平的吻合。它们沿胃大弯相互吻合，通过胃体分支在胃黏膜下层吻合，以及通过网膜支在网膜内吻合[9]。

　　与胃网膜左动脉相比，胃网膜右动脉在大小以及沿着胃大弯走行的距离方面通常更具优势。胃网膜右动脉的直径在 1.5~3.0mm 之间，而胃网膜左动脉的直径在 1.2~2.9mm 之间。网膜主干动脉的分支形式是可变的，然而，通常有网膜右动脉、左动

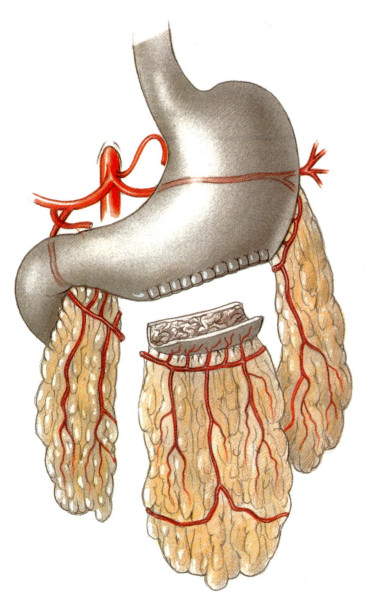

图 21-2　已经切取了一块胃网膜瓣，胃部的创口也已关闭。胃部创口可利用吻合器械进行有效的吻合。胃网膜右动脉是供应该组织瓣较合适的选择。绝对不要靠近幽门部切取胃黏膜以防止胃出口梗阻。向更上端分离以及在距幽门更远处切取黏膜瓣能够获得更长的血管蒂。可以切取一部分或者整个大网膜用于移植。

脉、中动脉以及一条起自胃网膜右动脉近端的网膜副动脉(图 21-1)。网膜血管的分支模式有 5 种不同的类型。从手术的角度来说，如果需要延长或分隔大网膜，对于特定的患者而言，这些分支形式的存在非常重要[1,33]。

◆ 潜在的缺陷

微血管手术极大地扩展了可用的供区以及可供选择的用于头颈部特定缺损修复的组织范围。利用来自胃肠道的黏膜瓣修复上呼吸消化道的黏膜缺损的需求是不言而喻的。然而，该技术需要剖腹手术，这一点也不能轻视。外科医生必须考虑这样一个关键问题，即从腹腔切取的组织是否能够带来明显的功能和美学优势，从而值得冒险施行腹腔手术。

　　胃网膜瓣切取术后可发生许多腹内并发症,包括胃瘘伴发腹膜炎,以及腹内脓肿形成。Upton 等[33]建议在胃大弯和横结肠之间做缝合,如此可避免肠扭转的发生。胃出口梗阻是另外一个潜在问题,如果切取的黏膜量太大或切口太接近幽门就可能发生这种情况。术前应该详细询问病史及体格检查,对于那些有过腹部手术和腹腔感染的患者应该避免手术。胃出口梗阻和消化性溃疡病史是应用胃网膜瓣的禁忌证。

　　应当充分估计术后分泌物过多的情况,保证气道的通畅至关重要。人们对于网膜移植后体积缩小的程度仍存争议。Ohtsuka 和 Shioya[24]报道术后长期随访移植物体积没有变化,而 Panje 和 Moran[26]则指出在术后 3 个月内网膜萎缩的范围在 20%~50%。

参考文献

[1] Alday E,Goldsmith H. Surgical technique for omental lengthening based on arterial anatomy. *Surg Gynecol Obstet*,1971,135:103–107.

[2] Azuma H,Kondo T,Mikami M,Harii K. Treatment of chronic osteomyelitis by transplantation of autogenous omentum with microvascular anastomosis. *Acta Orthop Scand*,1976,47:271.

[3] Baudet J. Reconstruction of the pharyngeal wall by free transfer of the greater omentum and stomach. *Int J Microsurg*,1979,1:53.

[4] Brown R,Nahai F,Silverton J. The omentum in facial reconstruction. *Br J Plast Surg*,1978,31:58–62.

[5] Buncke HJ. Early experimental omental transplantation by microvascular anastomosis. In:Transactions of the Sixth International Congress of Plastic and Reconstructive Surgery. Paris:Masson,1976:58.

[6] Calteux N,Hamoir M,van den Eeckhaut J. Vanioijck R. Reconstruction of the floor of the mouth after total glossectomy by free transfer of a gastro–omental flap. *Head Neck*,1988,10:512–516.

[7] Das S. The size of the human omentum and methods of lengthening it for transplantation. *Br J Plast Surg*,1976,29:170–174.

[8] Das S,Cragun J,Wheeler E,Goshgarian G,Miller T. Free grafting of the omentum for soft tissue augmentation:a preliminary study. *Plast Reconstr Surg*,1981,68:556–560.

[9] El–Eishi H,Ayoub S,Abd–el–Khalek,M. The arterial supply of the human stomach. *Acta Anat*,1973,86:565–580.

[10] Freeman J,Brondbo K,Osborne M,Noyek A,Shaw H,Rubin A,Chapnik J. Greater omentum used for carotid cover after pharyngolaryngoesophagectomy and gastric "pull –up" or colonic "swing." *Arch Otolaryngol Head Neck Surg*,1982,108:685–687.

[11] Golldsmith H,Beattie E. Protection of vascular prostheses following radical inguinal excisioas. *Surg Clin North Am*,1969,49:413–419.

[12] Goldsmith H,Beattie E. Carotid artery protection by pedicled omental wrapping. *Surg Gynecol Obstet*,1970,130:57–60.

[13] Goldsmith H,Kiely A,Randall H. Protection of intrathoracic esophageal anastomoses by omentum. *Surgery*,1968,63:464–466.

[14] Harii K. Clinical application of free omental transfer. *Clin Plast Surg*,1978,5:273–281.

[15] Harii K,Ohmori S. Use of the gastroepiploic vessels as recipient or donor vessels in the free transfer of composite flaps by microvascular anastomoses. *Plast Reconstr Surg*,1973,52:541–548.

[16] Hiebert CA,Cummings GO Jr. Successful rephcement of the cervical esophagus by transplantation and revascularization of a free graft of gastric antrum. *Ann Surg*,1961,154:103–106.

[17] Heimlich H. Use of a gastric tube to replace esophagus as performed by Dr. Dan Gauriliu of Bucharest. *Surgery*,1957,42:693.699.

[18] Ikuta Y. Autotransplant of omentum to cover large denudation of the scalp. *Piast Reconstr Surg*,1975,55：490-493.

[19] Kiricuta I,Goldstein A. The repair of extensive vesicovaginal fistulas with pedicled omentum：a review of 27 cases,*J Urol*,1972,108：724-727.

[20] McLean D,Buncke H. Autotransplant of omentum to a large scalp defect,with microsurgical revascularization. *Plast Reconstr Surg*,1972,49：268-274.

[21] Moran W,Panje W. The free greater omental flap for treatment of mandibular osteoradionecrosis. *Arch Otolaryngol Head Neck Surg*,1987,13：425-427.

[22] Moran W,Soriano A,Little A,Montag A,Ryan J,Panje W. Free gastro-omental flap for head and neck reconstruction：assessment in an animal model. *Am J Otolaryngol*,1989,10：55.

[23] Morison R. Functions of the omentum. *BMJ*,1906,1：3.

[24] Ohtsuka H,Shioya N. The fate of free omental transfers. *Br J Plast Surg*,1985,38：478-482.

[25] Panje WR,Little AG,Moran WJ,Fergnson M,Scher N. Immediate free gastro-omental flap reconstruction of the mouth and throat. *Ann Otol Rhinol Laryngol*,1987,95：15-21.

[26] Panje W,Moran W. Gastric mucosal and omental grafts. In：Baker S,ed. Microsurgical Reconstruction of the Head and Neck. New York：Churchill Livingstone,1989：261.

[27] Panje W,Pitcock J,Vargish T. Free omental flap reconstruction of complicated head and neck wounds. *Otolaryngol Head Neck Surg*,1989,100：588-593.

[28] Papachristou DN,Fortner J. Experimental use of a gastric flap on an omental pedicle to close defects in the trachea,pharynx or cervical esophagus. *Plast Reconstr Surg*,1977,59：382-385.

[29] Papachristou DN,Trichillis E,Forner JG. Experimental use of free gastric flaps for the repair of pharyngoesophageal defects. *Plast Reconstr Surg*,1979,64：336-339.

[30] Rubin IC. The functions of the great omentum. A pathological and experimental study. *Surg Gynecol Obstet*,1911,12：117-131.

[31] Sanger J,Maiman D,Matloub H,Benzel E,Gingrass R. Management of chronic osteomyelitis of the skull using vascularized omental transfer. *Surg Neurol*,1982,18：267-270.

[32] Seidenberg B,Rosenak S,Hurwitt E,Som M. Immediate reconstruction of the cervical esophagus by a revascularized isolated jejunal segment. *Ann Surg*,1959,149：162.

[33] Upton J,Mulliken J,Hicks P,Murray J. Restoration of facial contour using free vascularized omental transfer. *Plast Reconstr Surg*,1980,66：560.

[34] Urken ML,Weinberg H,Vickery C,Buchbinder D,Billet HF. Free flap design in bead and neck reconstruction to achieve an external monitoring segment. *Arch Otolaryngol Head Neck Surg*,1989,115：1447.

[35] Vineberg A. Revascularization of the right and left coronary arterial systems：internal mammary artery implantation,epicardiectomy,and free omental graft operation. *Am J Cardiol*,1967,19：344-353.

[36] Wallace J,Schneider W,Brown R,Nahai F. Reconstruction of hemifacial atrophy with a free flap of omentum. *Br J Plast Surg*,1979,32：15-18.

[37] Wilkie D. Some functions and surgical uses of the omentum. *BMJ*,1911,2：1103.

[38] Yonekawa Y,Yasargil M. Brain vascularization by transplanted omentum：a possible treatment of cerebral ischemia. *Neurosurgery*,1977,1：256-259.

[39] Yudin S. The surgical construction of 80 cases of artifaciul esophagus. *Surg Gynecol Obstet*,1944,78：561-583.

Technical Considerations for Free Flap Transfers

移植的技术考量

第22章

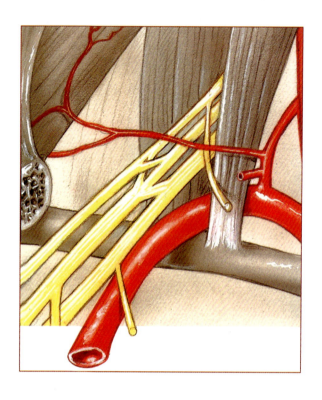

头颈部游离组织移植的受体血管选择

Mark L. Urken, M.D.

　　游离组织在头颈部的成功移植依赖于很多因素。其中最基本的一点是切取的组织范围必须由供区动脉和静脉供血。组织瓣的设计和(或)径线有时可能会超出这个范围,从而造成在原本血供良好的组织瓣内出现一些区域的局部缺血。

　　进出移植组织瓣的血液的运输依赖于精确地切取营养血管蒂、仔细地准备头颈部的受体动静脉以及技术完美的微血管吻合。此外,尚需留意血管蒂的几何结构以防头颈部活动引起张力过大和(或)扭曲[8]。在这一点上,用于头颈部移植的游离组织瓣明显不同于用于四肢重建的游离组织瓣,因为后者容易固定。另外,预防微血管蒂区域的感染绝对必要,因为与局部组织瓣相比,游离组织瓣抵抗细菌侵袭的能力要差得多。组织瓣植入的过程必须运用非常细腻的手法以防形成唾液瘘[9]。组织瓣的方向也十分重要,因为要确保将血管化最好的那部分组织用于食管的防水封闭。注意颈部适当的引流有助于避免蓄积的血液或乳糜导致继发感染。最后,对于接受大剂量放疗的伤口,愈合不良的问题使患者有更大的唾液瘘形成的风险,应该采取其他必要的措施。对于颈动脉置换(此时咽部受到侵犯)的患者,笔者常规地建立了一个可控的咽部造口。对于这些患者,保护旁路移植物不受唾液污染是防止发生致命性事件的关键问题。同样,在极有可能形成唾液瘘时,也应当以相同的方式保护微血管蒂。对于特定的患者,笔者主张以血管化良好的组织覆盖血管蒂,这可能需要转移其他的健康组织来覆盖颈部的营养蒂。也许需要联合应用部分背阔肌与肩胛区游离组织瓣。有时,笔者也会用胸大肌覆盖颈部。笔者描述了一种包括部分筋膜和皮下组织在内的改良型前臂桡动脉瓣,在发生唾液漏时用于保护微血管蒂[7]。

◆ 一般原则

为了确保头颈部微血管手术的成功,受体血管的选择是最关键的环节之一。这个区域众多的血管为其提供了广泛的选择。然而,动脉粥样硬化、先前的放疗或者手术可能大大减少了选择的余地。术中仔细选择受体血管能够明显地促进血运重建的进程并减少缺血时间。

笔者的习惯是在切取皮瓣之前选择并分离受体血管。在可能的情况下,试着找到多个动脉或静脉并从中选择。如果有另外的供体静脉存在,为了保险起见,常规做2个静脉吻合。几乎在所有情况下,在开始吻合之前就完成了大部分皮瓣的植入。这一点绝对重要,原因如下:①皮瓣植入咽和口腔的缺损处有赖于最大化的显露,然而,当术者担心已完成的血管吻合会破裂时,这种显露就会受到限制;②缺血组织瓣便于植入,因为它可使术者免于受到血运重建后发生出血和充血的困扰;③一旦组织瓣植入,供体血管的位置即已固定,从而避免了根据猜测来判断对血管蒂施加的张力。

即使经过精心计划,也常常难以完全确定组织瓣植入后供体血管将位于何方。多重受体动静脉的存在为供体血管位置的变化留有很多空间。在组织瓣切取之前准备好受体血管为术者提供了更大的自由度和信心,不必过分担心在组织瓣缺血期间花费时间精确、细致地植入组织瓣。

除了可用性之外,在选择受体血管时还有多种因素必须考虑。缺损的位置对决策过程有很大的影响。关于受体血管的接近状况,颅底重建与口腔重建有很大差别。下颌骨节段性缺损的位置也对受体血管选择有影响。对于颈动脉分叉位置偏高而需下颌角重建的患者,有可能难以完成与颈外动脉分支之间技术完美的微血管吻合。当部分缺损位置偏前方时情况就不会如此。

选择的特定的组织瓣受到供体血管直径和长度的内在限制。虽然供体血管长度不足是更常见的问题,但是,术者也可能受限于供体血管能够缩短多少以获得一个更合适的几何结构,诸如髂嵴瓣之类的组织瓣尤为如此,因为,伴行的静脉常常不适于吻合,直到它们汇合形成一支直径足够大的静脉。如果身体同侧先前经历过根治性颈清扫术将严重地限制受体血管的可用性。高龄以及先前的放疗可能导致动脉粥样硬化,这也会限制其可用性。最后,原发肿瘤的直接扩散或者局部转移也可能限制医生的选择。

微血管手术的一个基本原则是当外科医生感觉很舒适并且能够获得最佳的显微视野时,他才能够实施最佳的显微外科技术。在头颈部游离组织移植中,在选择受体血管时,应当考虑到这一因素。在修整供体和受体血管之前必须依据上述原则调整好头位。头颈部病灶切除手术通常需要垫肩使颈部处于伸展位。然而,在颈部处于伸展姿势时实施微血管吻合常常会增大受体缺损区与受体血管之间的距离。在大多数情况下,尤其是当血管在颈部走行距离较长时,笔者提倡移除垫肩以获得更为正常的术后位置关系。

◆ 受体动脉的选择

颈部受体动脉的两个主要来源是颈外动脉和甲状颈干的分支。由于其可用性并接近大部分头颈部缺损,颈外动脉的下部分支通常是最合适的。由于甲状腺上动脉处于更靠下的位置,所以一般是最常用的分支。甲状腺上动脉必须解剖至其在颈外动脉的起点处以获得足够的活动度。直至其分叉处,该血管适合吻合的部位通常长达数厘米。当头端分支不可及,而且甲状腺上动脉直径不匹配时,可将供体血管与颈外动脉进行端侧吻合。必须在距颈动脉分叉头端至少2~3cm处实施动脉切开术,以减少短暂性闭塞及吻合口出血造成的潜在并发症的风险。颈外动脉或其分支的可利用性可能受年龄、放疗诱发的动脉粥样硬化以及来自原发性或淋巴转移肿瘤的直接扩散的限制。对于使用经过放疗的颈部血管的担心更像是曾有的对先前经过放疗的患者是否延迟使用游离组织瓣的争论。依笔者的经验,这一因素对游离组织瓣的成功移植没有重要影响。Mulholland 等[5]对比了放疗患者与非放疗患者的游离组织瓣移植成功率,放疗组的失败率是 3.5%,与报道的非放疗组 2.9%的失败率没有显著性差异。他们发现只有两种因素对游离组织瓣移植失败有影响:受体床的术后感染,放疗与游离组织瓣移植术之间的时间跨度。后者的原因及重要性都不明确。

甲状颈干的分支,尤其是颈横动脉,常可在颈清扫术中保存下来,就很多方面而言,它可作为一个更好的受体动脉。在斜方肌下面,沿着颈横动脉的走行能够追踪很长一段距离。即使在颈后三角发出一些分支,该血管的直径一般也能够满足微血管吻合的需要。结扎并切断颈横动脉末梢后可以将它转位到颈中部并作为受体动脉使用。根据笔者的经验,该血管比颈外动脉的分支更少发生动脉粥样硬化,然而,它更易受血管痉挛的影响。另外,在给先前经过放疗的患者实施微血管手术时,颈横动脉常常位于放射剂量最大的区域之外。颈横动脉末端在颈中部的位置允许术者在充分显露的情况下进行一次顺利的显微外科手术。使用颈横动脉的另一个好处是供体动脉的全长都可以使用,而无须修整成一个直径更小的血管。颈外动脉分支接近受体缺损处,这常常迫使医生修整供体血管以避免血管蒂冗余。使用颈横动脉允许供体血管全长及其最大管径得到使用。为防止冗余而修整颈横动脉使其更接近动脉主干,通常会导致管腔更大。

颈横动脉的可用性很少受到肿瘤侵犯的限制。而颈横动脉不能被使用的两个最常见的原因是颈清扫术中被结扎及其走行中的解剖变异。尸体解剖显示多达 20%的颈横动脉直接起源于锁骨下动脉并且可能穿过臂丛迂回走行,这严重限制了它用于转位的适用性。如果不能在颈部下方内侧颈横动脉的正常位置确认它,则手术医生应当探查臂丛外侧的区域。

◆ 受体静脉的选择

颈部有 3 个主要受体静脉可用于大部分游离组织移植。颈外静脉和颈横静脉在根治性颈清扫术中常常能够保留下来。改良型颈清扫术保留下来的颈内静脉可作为游离组织瓣很好的血液回流通道。

很多医生通常觉得颈前静脉是个不错的选择,然而,由于大部分接受游离组织瓣移植的患者需要气管切开,从而使得这些静脉的远端处于危险中。气管切开术时颈前静脉的医源性损伤，或者是不可避免的造瘘口炎症使颈前静脉成为一个欠佳的选择。

　　头静脉可用做静脉移植物或者受体静脉的来源。只有当其他备选静脉不适用且同侧颈部有一个很好的受体动脉时，笔者才决定使用头静脉。如果受体动脉位于对侧颈部，我们也会优先将静脉蒂置于对侧。我们最常在组织瓣补救手术需要一个新的受体静脉时使用头静脉。切取该静脉的方法在图 22-1 和图 22-2 中说明。通过上提胸三角肌瓣的远端显露三角肌胸大肌间沟，如果需要，此举可作为该组织瓣的延迟术。必须特别注意转位的头静脉的支点，头静脉在该处正好位于锁骨下并进入锁骨下静脉。避免该区域的扭结和挤压对于手术的成功而言至关重要。有时，我们会在锁骨表面制作一个小凹以防止头静脉的移动和挤压。

　　在二期重建中，如果受体静脉缺乏，那么可考虑使用逆行静脉引流。例如，甲状腺上静脉远端可用于提供通过甲状腺的引流，颞浅静脉远端可用于提供头皮顶部的引流[5]。较之逆行静脉引流，使用长的静脉移植物至对侧颈部或者头静脉转位是一个更好的选择。

◆ 特别注意事项

　　在特定的情况下，使用静脉移植物补植以获得一个无张力的血管蒂从而适应头颈部的全方位移动是必要的[2]。在大多数重建中，仔细选择受体血管、游离组织瓣的类型

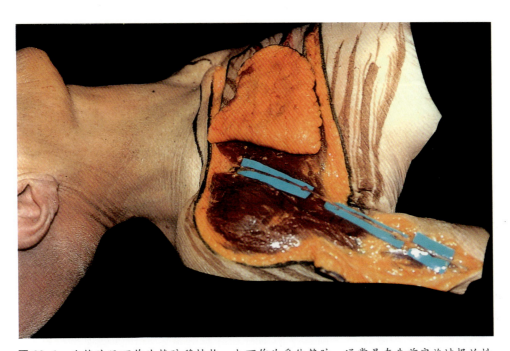

图 22-1　头静脉既可作为静脉移植物，也可作为受体静脉，通常是在先前实施过根治性颈清扫术的情况下应用。头静脉的显露可以通过多种不同的方法完成。然而，为了避免影响任何潜在的重建选择，笔者常规地将胸三角肌瓣远端提起。该操作不仅显露了头静脉，而且在需要使用胸三角肌瓣时起到延迟作用。头静脉可以在手臂内向远端追踪直至需要的长度。其长度可用缝线进行测量，支点恰好位于锁骨下，如此可明确是否已经获取了足够的长度。当确定长度是否合适时，必须考虑静脉在锁骨上窝处的凹形路径。头静脉远端的显露可通过一个纵形切口或一系列横向台阶式切口得以实现。

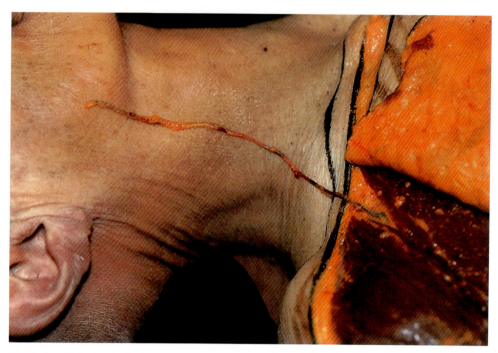

图 22-2 随后进行头静脉的结扎和切断。头静脉越过锁骨转位至与受体静脉吻合的位置。应特别留意头静脉在锁骨处的转向，这里是可能发生扭结或挤压导致静脉阻塞最关键的位点。

以及植入过程中组织瓣的定向有助于避免对静脉移植物的需求。

　　由于缺损处和颈部受体血管之间的距离较大，颅底重建成为需要静脉移植物补植最常见的情况。在一些患者，可以使用颞浅动静脉。然而，根据笔者的经验，尤其是颞浅静脉通常不适于作为一个可靠的受体血管。

　　在头颈部显微外科手术中有时需要静脉移植物。在受体血管很可能不足的"问题"重建中应当预料到对静脉移植物的潜在需求。当为抢救一块移植失败的组织瓣而进行紧急手术时，外科医生应当预料到需要静脉移植。事实上从任何部位都可以切取静脉移植物。术者常常能够在外科手术野中寻找到头静脉，然而，外科医生最常使用的是大、小隐静脉。在止血带的控制下很容易获取下肢静脉移植物。完成切取后，近端要用微血管夹或打结进行暂时堵塞，并在远端灌注肝素。该操作有助于识别任何需要结扎的侧支。温和的灌注压也有助于使静脉移植物膨胀以便能够在不低估其长度的情况下植入。

　　曾有报道在组织瓣移植之前在下肢施行动静脉分流术以帮助确保至少有两条吻合血管开放。数日后进行延迟的游离组织移植。在游离组织瓣转移时放置静脉移植物，显微外科医生可以选择静脉移植物先与受体血管还是供体血管吻合。支持创造一个至受体血管的临时性动静脉分流的观点是由于它能够减少热缺血时间，并能对近端的血管吻合进行检验[3-4,6]。然而，Acland[1]警告说该技术有在移植物动脉末端形成"高流量血栓"的倾向。作为选择，可在开始吻合静脉和组织瓣血管来创造一个静脉移植物盲襻。这种血管吻合的操作可在"类实验室"的条件下在边桌上轻松地实施。把静脉襻合适的定向以适应静脉瓣是必要的。组织瓣植入后，可在适于吻合受体动脉和静脉的位置切断静脉襻。

静脉移植物的使用在头颈部显微外科手术中是很重要的一部分。对运用静脉移植物的预期需求不应该使外科医生决定不使用游离组织移植。精细的计划和细腻的手法使得静脉移植物的使用并不会对手术的成功率产生不利的影响。

从中央颅底到颈部，可以通过脸颊中央的皮下隧道或者耳廓前方的皮下隧道传送血管蒂。第一种方法虽然更直接，但皮下隧道的制作是在不可视的情况下实施的，且不能确定隧道中血管蒂的确切方向。如果使用静脉移植物且静脉移植物与组织瓣血管之间的吻合被埋藏时，这种方法可能会特别棘手。当完成静脉移植物与颈部受体血管吻合，血流建立后，没有方法可以评估这种吻合。如果组织瓣血流贫乏或者观察到隧道内渗血就很难处理。

一个更合适的制作血管隧道的方法是通过耳前切口分离提起颊部皮下瓣。虽然该径路不够直接，但是，该方法提供的显露解决了之前提到的问题。在任何一种情况下，血管蒂走行路线必须有被动引流系统引流。

注意受体血管的选择、血管蒂的几何结构以及显微血管外科的细微之处有助于消除对该技术的一些猜测，并且能够避免一些可能发生的并发症。虽然每个外科医生的技能均必须沿其经验曲线发展，但是遵循之前提出的原则和建议能够促使其成功率尽快接近 100%。

参考文献

[1] Aland R D. Refinements in lower extremity free flap surgery. *Clin Plast Surg*, 1990, 17: 733-744.

[2] Biemer E. Vein grafts in microvascular surgery. *Br J Plast Surg*, 1977, 30: 197-199.

[3] Gronga T, Yetman R. Temporary arteriovenous shunt prior to free myo-osseous flap transfer. *Microsurgery*, 1987, 8: 2-4.

[4] Hallock G. The interposition arteriovenous loop revisited. *J Reconstr Microsurg*, 1988, 4: 155-159.

[5] Mulholland S, Boyd J, McCabe S, Gullane P, Rotstein L, Brown D, Yoo J. Recipient vessels in head and neck microsurgery: radiation effect and vessel access. *Plast Reconstr Surg*, 1993, 92: 628.

[6] Threlfall G, Little J, Cummerie J. Free flap transfer—preliminary establishment of an arteriovenous fistula: a case report. *Aust N Z J Surg*, 1982, 52: 182-184.

[7] Urken ML, Futran N, Moscoso J, Biller HF. A modified design of the buried radial forearm free flap for use in oral cavity and pharyngeal reconstruction. presented at the annual meeting of the American Society for Head and Neck Surgery, Los Angeles, California, April 1993. Arch Otolaryngol Head Neck Surg [in press].

[8] Urken Ml, Vickery C, Weinberg H, Buchbinder D, Biller HF. Geometry of the vascular pedicle in free tissue transfers to the head and neck. *Arch Otolaryngol Head Neck Surg*, 1989, 115: 954-960.

[9] Urken ML, Weinberg H, Buchbinder D, Moscoso JF, Lawson W, Catalano PJ, Biller HF. Microvascular free flaps in head and neck reconstruction: report of 200 cases and review of complications. *Arch otolaryngol Head Neck Surg*, 1994, 120: 633-640.

Nerve Graft Donor Sites
神经移植供区

第23章

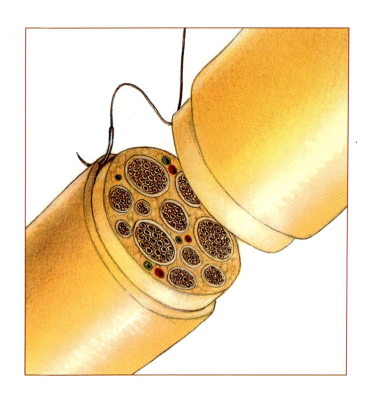

前臂内侧皮神经移植

Mack L. Cheney，*M.D.*

在过去的 20 年里，人们对周围神经的内部解剖以及影响其功能恢复的因素有了更好的理解。随着理解的加深，加之显微外科学的发展，神经修复的功能结局变得更容易预测。应用自体神经移植修复头颈部切除手术后造成的脑神经缺损已经成为公认的技术[1-5]。耳大神经及腓肠神经是传统的首选神经供体。然而，正中神经的分支——前臂内侧皮神经——近期已成为修复脑神经和感觉神经缺损的另一选择[6-10]。该神经支配肘前窝及前臂腹侧的感觉（图 23-1）。该神经所在的供区及其解剖特点使其在修复周围神经缺损中具有许多优势，这可能会使其成为一个非常有用的手术选择。

◆ 组织瓣的设计与应用

前臂内侧皮神经对于分支性周围神经缺损的修复具有诸多优点：可切取的神经长度达 20~25cm；其横断面直径为 1.5~2.0mm，与大多数脑神经（Ⅴ，Ⅶ,，Ⅹ，Ⅺ，Ⅻ）的直径一致，而这些神经常常在头颈部手术中受损。此外，该神经的近端（即由臂丛内侧束发出的部位）的直径与面神经管内走行的面神经相似，因此可用于颞骨内移植。前臂内侧皮神经向远端走行时逐渐变细并呈分支状，这非常类似于面神经远端的外周分布形态，因此，该神经非常适用于修复面神经主干与其外周分支之间的缺损。

另外，由于供区位于前臂内侧，因此切口非常隐蔽。神经移植后前臂感觉缺失区一般局限于前臂 6cm×6cm 的面积范围内，并且可预见，该感觉缺失区面积通常会在术

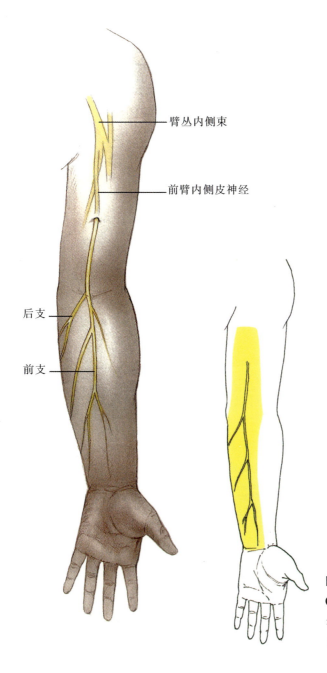

臂丛内侧束

前臂内侧皮神经

后支

前支

图 23-1　前臂内侧皮神经主要起源于臂丛内侧束,由 C8 和 T1 神经腹支组成。当其进入臂部后,位于肱动脉的浅面,并与贵要静脉紧密伴行。在肘部,它分为前、后两支,支配前臂尺侧屈肌及伸肌表面的感觉。

后 6~12 个月减小。在行病灶切除时第二组手术医生可以在神经供区同时进行操作以加快手术进程。

◆ **神经血管解剖**

　　前臂内侧皮神经起自臂丛的内侧束,与尺神经相邻,含有来自于 C8 和 T1 的神经纤维[11-13]。它位于腋动脉的内侧,更远端则位于肱动脉的前内侧。在上臂中下 1/3 交界处从肱筋膜内侧穿出与贵要静脉紧密伴行。并在此处分为前、后(尺侧)两支[11]。

　　其前支从肘正中静脉的浅面或深面穿过,然后发出数个分支,支配前臂的前内侧皮肤,并延伸至腕部。较小的尺支,又称为后支,向后走行至肱骨内上髁,然后发出分支支配前臂后内侧皮肤。

◆ 解剖变异

Masear 等[7]解剖了 50 具尸体,结果发现 78% 的标本前臂内侧皮神经起源于臂丛内侧束,22% 的标本起源于臂丛下干。在 54% 的标本中前臂内侧皮神经和臂内侧皮神经(T1)具有共同的起源,起自臂丛内侧束或是下干。如果这两支神经具有共同的起源,它们在距共同起点的远端平均 6cm 处分开。有 26 例前臂内侧皮神经发出第 2 个内侧皮神经分支[14]。

Masear 等[7]发现在肱骨内上髁上方平均约 14.5cm 处前臂内侧皮神经分为前支和后支。这两个分支与贵要静脉伴行,直到后支转向尺侧。前支通常在肘近端 6cm 至肘远端 5cm 区域发出 2~5 个分支。研究还发现 35% 的标本中有关节支至肘部[14]。

前臂内侧皮神经支配包括上臂远侧、肘窝前内侧、鹰嘴后侧以及从腹侧中线至背侧中线的前臂内侧区域的皮肤的感觉。

◆ 潜在的缺陷

前臂内侧皮神经移植一般不会发生并发症,但在解剖分离过程中,需要注意防止因不慎造成臂中部正中神经的损伤[15]。这可以通过以贵要静脉为标志来辨别前臂内侧皮神经进行避免。除了这一潜在的问题外,过分向前臂内侧皮神经的近端解剖可能导致臂丛的损伤。

血管意外损伤并不常见,然而,由于贵要静脉及肱动脉与前臂内侧皮神经的行程关系密切,因此,在切取移植神经时,这些结构必须确认且要避免损伤。

◆ 术前评估

术前需对拟行前臂内侧皮神经移植患者的上臂进行严格的检查。该区域皮下组织过多会对切取神经造成一定的困难,因而此类患者并不十分适合移植该神经。另外,应仔细检查上臂及腋区有无瘢痕,因为该区域以往的手术或创伤都是使用该神经作为供体移植神经的相对禁忌证。术前还应告知患者神经移植可能导致皮肤区域性感觉缺失。

◆ 术后伤口护理

神经移植物切取后,使用双极电凝止血,皮下组织分两层缝合。术区不需要常规引流,但供区需加压包扎 48h。抬高作为供区的手臂以减少肢体肿胀。

组织瓣采集技术

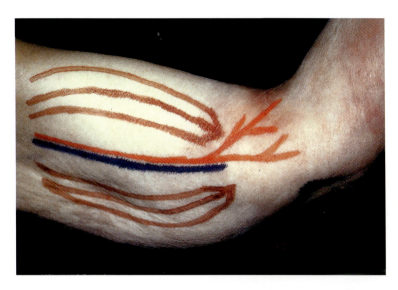

图 23-2　肱骨内上髁是进行解剖及辨认前臂内侧皮神经的重要体表解剖标志。此外,应触诊并标记分隔肱二头肌与肱三头肌的筋膜平面。使用近端止血带可使贵要静脉充盈从而便于确认。整个上肢消毒后用绷带包裹,供区可与头颈术区相延续。

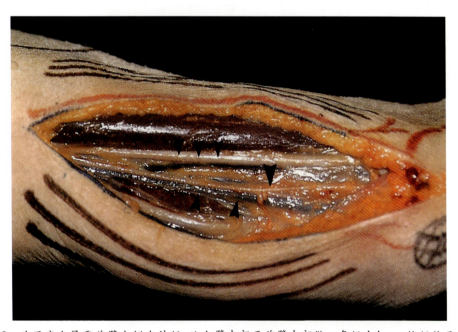

图 23-3　为了完全暴露前臂内侧皮神经,从上臂中部至前臂中部做一条纵向切口,恰好位于上肢正中矢状面的内侧。从上端开始分离皮下组织,直至显露并确认贵要静脉(2 个小箭头所示)。贵要静脉从肱筋膜穿出,在臂部下行时其位置更加表浅。前臂内侧皮神经(大箭头所示)与贵要静脉紧密伴行,在确认贵要静脉后就容易确认并分离前臂内侧皮神经。在肱二头肌和肱三头肌筋膜间解剖时要非常小心,因为正中神经(3 个小箭头所示)正好位于贵要静脉的上面,要避免损伤。确认前臂内侧皮神经的近端后,即可循其走行向远端分离,直至获得足够长度的神经移植物。前臂内侧皮神经前支在肘窝有固定的分支形式,一般分为较粗的 3~5 个终末支。上臂皮下组织过多的患者神经及贵要静脉较难寻找。这种情况下,重要的是不要向肌筋膜内分离过深,因为这将增加损伤正中神经的危险。

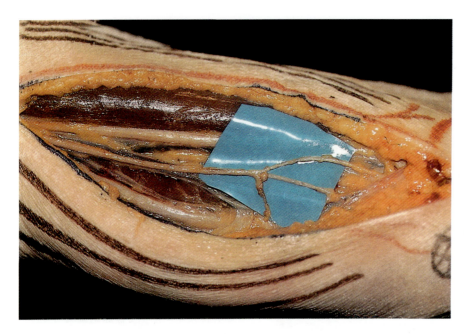

图 23-4 前臂内侧皮神经的近端分离完成后，辨认其分支，继续分离其远端分支以获得足够的长度。供区分两层关闭，一般不需要引流，上肢轻加压包扎。

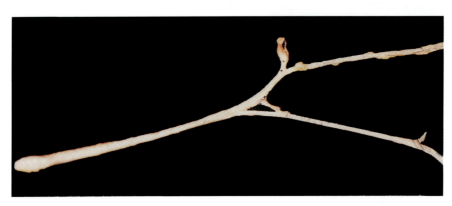

图 23-5 前臂内侧皮神经的直径、长度及分支形式稳定。

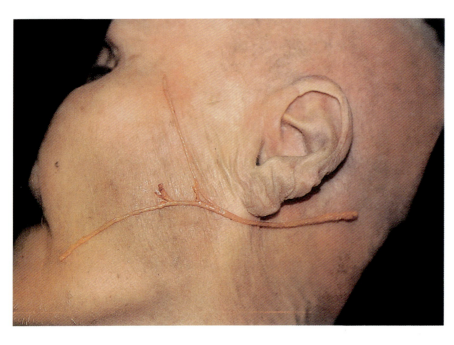

图 23-6 移植神经可用于桥接从颞骨内至面部远端部位的面神经缺损。

参考文献

[1] Dellon AL,Mackinnon SE. Injury to the medial antebrachial cutaneous nerve during subital tunnel surgery. *J Hand Surg [Br]*,1985,10b:33.

[2] Izzo KL,Aravabhuni S,Jafri A,Sobel E,Demopoulos JT. Medial and lateral antebrachial cutaneous nerves: standardization of technique,reliability and age effect on healthy subjects. *Arch Phys Med Rehabil*,1985,6: 592.

[3] Kimura I,Ayyar DR. Sensory nerve conduction study in the medial antebrachial cutaneous nerve. *Tohoku J Exp Med*,1984,142:461.

[4] Louie G,Mackinno SE,Dellon AL,Petterson GA,Hunter DA. Medial antebrachial cutaneouslateral femoral cutaneous neurotization in restoration of sensation to pressure-braring areas in a paraplegic:a four year fol-low-up. *Ann Plast Surg*,1987,19:572.

[5] Mackinnon SE,Dellon AL. Surgery of the Peripheral Nerve. New York:Thieme,1988.

[6] Mackinnon SE,Dellon AL,Patterson GA,Gruss JS. Medial antebrachial cutaneous-lateral femoral cutaneous neurotization to provide sensation to pressure -bearing areas in paraplegic patients. *Ann Plast Surg*, 1985,14:541.

[7] Masear VR,Meyer RD,Pichora DR. Surgical anatomy of the medial antebrachial cutaneous nerve. *J Hand Surg*,1989,14a:267.

[8] Millesi H. Interfascicular nerve repair and secondary repair with nerve grafts. In:Jewett DL,McCarroll HR, eds. Nerve Regeneration and Repair:Its Clinical and Experimental Basis. St. Louis:CV Mosby,1980:299.

[9] Millesi H. Microsurgery of peripheral nerves. *Hand*,1973,5:157.

[10] Millesi H. Nerve grafting. *Clin Plast Surg*,1984,11:105.

[11] Millesi H. Technique of peripheral nerve repair. In:Tubiana R,ed. The Hand. vol. 3. Philadelphia:WB Saunders;1988:557.

[12] Nunley JA,Ugino MR,Goldner RD,Regan N,Urbaniak JR. Use of the anterior branch of the cutaneous nerve as a graft for the repair of defects of the digital nerve. *J Bone Joint Surg [Am]*,1989,71A:563.

[13] Race CM,Saldana MJ. Anatomic course of the medial cutaneous nerves of the arm. *J Hand Surg*, 1991,16a:48.

[14] Sunderland S. Nerves and Nerve Injuries. 2nd ed. Edinburgh:Churchill Livingstone,1978.

[15] Woodworth RT. Essentials of Human Anatomy. 6th ed. Oxford,UK:Oxford University Press,1978.

第24章

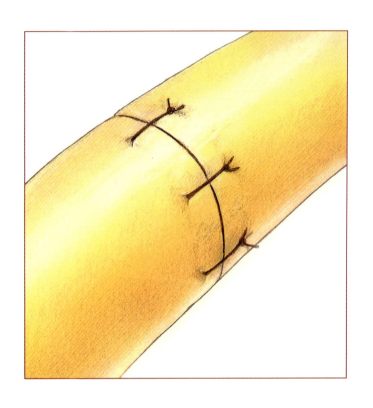

腓肠神经
移植

Mack L. Cheney，*M.D.*

    腓肠神经是用于修复多种周围神经的常用供体神经[1-5,9,12]，促使其广泛应用的众多优点包括其直径非常适合脑神经的修复，以及它有足够的长度(40cm)可用于广泛性神经缺损的桥接。此外，因获取该皮肤感觉神经所造成的神经功能缺损一般很少致病。该神经相对容易获取，这使得两个手术小组同时在供区和受区分别进行操作成为可能，因此可以加快手术进程。

◆ 组织瓣的设计与应用

    已报道两种获取腓肠神经的基本方法[6,11]。沿着腓肠神经走行从外踝至腘窝做一条纵向切口或多条横向切口的方法均被提倡过。另外，可采用神经和肌腱剥离器从小腿分离和切取腓肠神经。当使用神经剥离器时，可以通过外踝后面的一个小切口找到腓肠神经，然后利用剥离器械向近端分离[7]。近端神经的切断需要对神经加以纵向的柔和牵引，然后使用剥离器的刀刃切断神经。该技术只适于获取简单的无分支的神经移植物，因为使用神经剥离器不能保留腓肠神经的周围支。一种更直接接近腓肠神经的方法是做一个起自外踝后方并沿小腿向上延伸至能获得足够长度神经之处的纵向切口。在找出足够长度及分支类型适宜的神经后，将腓肠神经从神经床上移走。切取腓肠神经后的潜在并发症是横断神经的远端形成神经瘤。为了防止这种情况的发生，应当把腓肠神经的远端置于腓肠肌肌腹中并缝合固定[8]。

腓肠神经最常被用于头颈部以恢复面神经断裂后的面部活动。交叉面神经移植常常需要两期手术以实现长期面瘫病例的恢复。通常反向植入腓肠神经,以使来自小腿的神经的远端与面部非麻痹侧面神经的近支吻合。将神经以这种朝向植入的原理是再生轴突不会像将神经移植物顺行放置那样从侧支丢失。利用 Tinel 征可以监测神经生长的进程。选择合适的时间,通常是距初次手术 1 年,移植一块游离肌瓣到面部,并且再神经化至交叉的面腓肠神经移植物的末端。

除了作为常规非血管化神经移植物使用外, 腓肠神经也可作为血管化移植物使用[2-5]。腓肠神经的血供可有多种来源,包括一段动脉化的小隐静脉、腓动脉的皮支或者胫后动脉的肌支。许多研究提示将血管化的神经移植物应用于血供不佳的受体床能够改善周围神经修复术后的功能恢复[1-2,5,8]。

◆ 神经血管解剖

腓肠神经由腓肠内侧皮神经和腓神经的腓肠外侧皮支的单一交通支汇合而成[2-3]。主要的神经组成,即腓肠内侧皮神经,起自位于腘窝内的腓肠肌两头之间的胫神经。该神经在小腿后部于肌筋膜深面下行一段距离(不同个体间该距离差异较明显),然后穿出筋膜,在外踝处与小隐静脉紧密相邻但位于小隐静脉深面。神经和静脉在外踝与跟腱之间的外侧肌间隔内走行,神经在此点发出几个分支绕脚踝向远端走行并支配踝关节后面和外侧面以及足外侧面皮肤[7]。该神经没有主要分支,直到其在足外侧面分为两个稳定的分支。因为神经走行非常接近腓肠肌的外侧头,因此,如果需要额外长度的神经移植物,能够在肌筋膜的表面找到它。

◆ 解剖变异

Ortiguela 等[10]描述了从 20 条下肢中获得的腓肠神经从大腿远端向踝关节走行的情况。寻找、确认了构成腓肠神经的分支并测量了它们的长度和直径。在所有的肢体中均存在腓肠内侧皮神经和腓肠神经。20 条下肢中,19 条存在腓肠外侧皮神经;16 条来自腓肠外侧皮神经的腓神经交通支参与了腓肠神经的构成。在 80% 的病例中,腓肠神经由腓肠内侧皮神经和腓神经交通支汇合而成;另外 20% 的病例,腓肠神经仅起自腓肠内侧皮神经。在 94% 的病例中,腓神经交通支起自腓肠外侧皮神经。此外,他们还注意到,如果腓神经交通支存在,它的直径比腓肠内侧皮神经要大,因此,也是可用的神经移植材料。

◆ 潜在的缺陷

虽然文献中描述过痛性神经瘤,但是,按照前述方法处理神经远端残肢后这种情况并不常见。这一神经供体的缺点是手术切口必须置于小腿的较低位置。这对女性患者来说不够理想,因为由此产生的瘢痕有增宽的趋势且不易遮盖。

◆ 术前评估

必须在切取腓肠神经移植物之前仔细检查腿部的皮肤表面。手术之前任何提示皮肤缺血的征象均应该引起重视。腿部存在缺血性损害的患者不适宜切取该神经移植物。

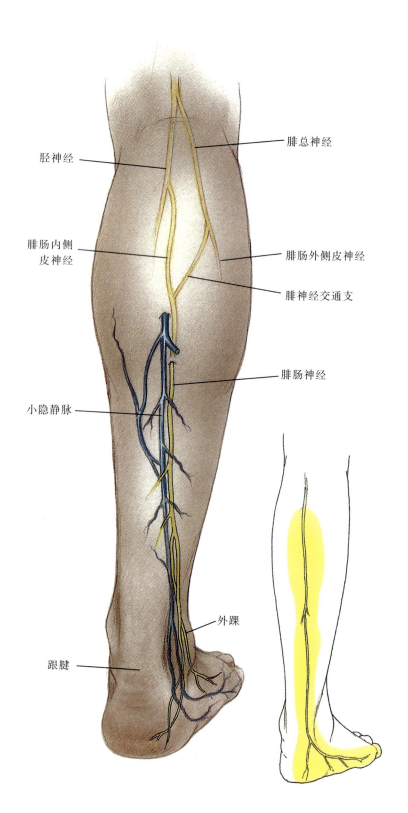

胫神经

腓肠内侧
皮神经

小隐静脉

跟腱

腓总神经

腓肠外侧皮神经

腓神经交通支

腓肠神经

外踝

图 24-1 腓肠神经支配小腿外侧面以及足部外侧和背侧的感觉。腓肠神经最常见由两个分支汇合而成：腓肠内侧皮神经和腓肠外侧皮神经的分支，后者称为腓神经交通支。腓神经交通支与腓肠内侧皮神经的汇合点多变，可出现在小腿的任何位置。腓肠内侧皮神经是胫神经的一个分支，并且，在大部分个体中它是腓肠神经的主要组成部分。腓肠内侧皮神经和腓肠神经近端走行于小腿深筋膜深面腓肠肌两头之间。在小腿的远端腓肠神经位于肌筋膜的浅面。腓肠神经穿出筋膜的位点可变，但通常位于小腿中部。腓肠神经发出感觉支到小腿下外侧、跟骨外侧面以及足背面及外侧的皮肤。其终末支为足背外侧皮神经，后者也支配小趾外侧面。

另外，应注意既往下肢手术可能导致的瘢痕形成及影响腓肠神经总体状况的体征，并选择另外的替代性供区。

◆ 术后伤口护理

术后创面并不需要常规引流，而是给予适度的加压包扎。对于存在深静脉血栓形成高风险的患者，可以给予低剂量肝素，鼓励所有患者早期下床活动。对于糖尿病患者，应特别关注早期蜂窝织炎的征象，需要使用静脉注射抗生素进行积极的治疗。

组织瓣采集技术

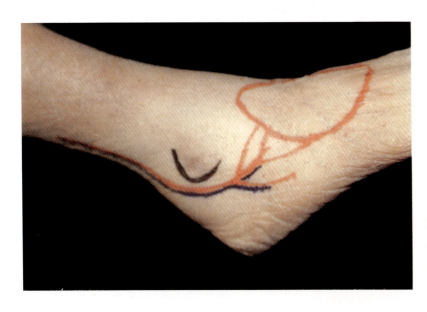

图24-2　定位腓肠神经的关键体表标志是外踝。初始切口安排在该骨性标志后方旨在寻找绕过踝关节后面进入足外侧的小隐静脉。

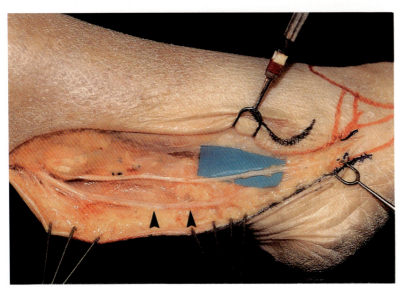

图24-3　解剖腓肠神经从识别小隐静脉（箭头所示）开始，它位于腓肠神经的外侧。一直向上解剖至腓肠肌外侧头是为了获得足够长度的神经移植物。远端的解剖可延伸到足的外侧面直至其神经分叉处。依据神经缺损修复的需求，考虑应用腓肠神经移植物的分支模式。

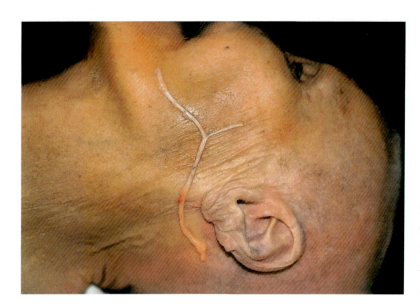

图 24-4 腓肠神经移植物可用于从颞骨延伸至面部外周的较长的面神经缺损的修复。值得注意的是腓肠神经移植物通常只有两个主要分支，这限制了它应用于更为复杂的面神经分支模式的重建。

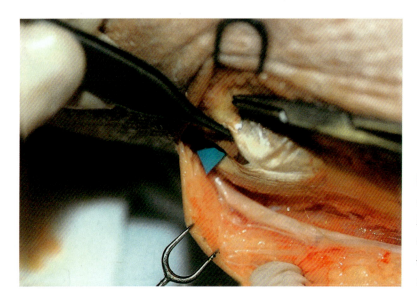

图 24-5 为了防止腓肠神经远端神经瘤的形成，腓肠神经的近端残肢应当置于腓肠肌肌腹中。在肌筋膜上做一个切口，使神经残肢能够放置并固定于肌腹中。在肌肉中做一囊袋后，将神经远端置入腓肠肌并永久缝合以固定。分层缝合供区的软组织。

参考文献

[1] Doi K, Kuwata N, Kawakami F, Tamaru K, Kawai S. The free vascularized sural nerve graft. *Microsurgery*, 1984, 5: 175.

[2] Doi K, Kuwata N, Sakai K, Tamaru K, Kawai S. A reliable technique of free vascularized sural nerve grafting and preliminary results of clinical applications. *J Hand Surg*, 1987, 12a: 677.

[3] Doi K, Tamaru K, Sakai K, Kuwata N, Kurafuji Y, Kawai S. A comparison of vascularized and conventional sural nerve grafts. *J Hand Surg*, 1992, 17a: 670.

[4] Gilbert A. Vascularized sural nerve graft. *Clin Plast Surg*, 1984, 11: 73.

[5] Gu YD, Wu MM, Zheng YL, Li HR, Xu YN. Arterialized venous free sural nerve grafting. *Ann Plast Surg*, 1985, 15: 332.

[6] Hakin FM, Jaeger SH, Beddings A. Autogenous Sural nerve grafts: a harvesting technique. *Orthopedics*, 1955, 8: 1160.

[7] Hill HL, Vasconez LO, Jurkiewicz MJ. Method for obtaining a sural nerve graft. *Plast Reconstr Surg*,

1986,1：177.

[8] Mackinnon SE,Dellon AL. Surgery of the Perpheral Nerve. New York：Thieme,1988.

[9] May M. *The Facial Nerve*. New York：Thieme,1986.

[10] Ortiguela ME,Wood MB,Cahill DR. Anatomy of the sural nerve comples. *J Hand Surg*,1987,12a：1119.

[11] Rindell K,Telaranta T. A nwe atraumatic and simple method of taking sural nerve grafts. *Ann Chir Grynecol*,1984,73：40.

[12] Ruben LR. The Paralyzed Face. St. Louis：Mosby Year Book,1991.